Schizoaffektiv – überbordende Innenwelten

Ich danke meiner Familie und meinen Freunden.
Ich möchte mich außerdem bei den Menschen bedanken,
die mir ihre Zitaterlaubnis eingeräumt haben, und mir
somit bei der Entstehung dieses Buches ermöglichten,
entsprechende Kapitel aufbauend auszuführen. Ich danke dem
Psychoanalytiker Paul Brutsche, dem Physiker Gary-Bruno-
Schmid, der Kuratorin Inge Jadi, dem Psychiater Markus
Preiter, dem Theologen Uwe Wolff und dem Physiker und
Psychologen Walter von Lucadou.

»Ich habe oft das Gefühl gehabt, dass die Kranken nicht
erklären können und die Gesunden nicht verstehen.«
(Arzt nach dem eigenen Durchleben einer schizophrenen
Psychose)

SUSAN OTTO

Schizoaffektiv – überbordende Innenwelten

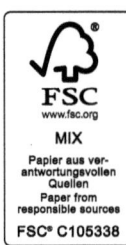

Bibliografische Information der Deutschen Nationalbibliothek:

Die Deutsche Nationalbibliothek verzeichnet diese Publikation
in der Deutschen Nationalbibliografie; detaillierte bibliografische
Daten sind im Internet über http://dnb.dnb.de abrufbar.

Satz, Umschlaggestaltung, Herstellung und Verlag:
BoD - Books on Demand

ISBN 978-3-7460-6954-8

Inhalt

Begriffserklärungen

Bei den folgenden Begriffserklärungen handelt es sich nicht um Fachbuchdefinitionen, sondern um Beschreibungen, die ich aus meiner subjektiven Krankheitserfahrung als Betroffene und aus Beobachtungen zusammengetragen habe. Aufgrund dessen ist es möglich, dass einige Aspekte einer vollständigen Definition unerwähnt bleiben.

Schizophrenie:

Bei der Schizophrenie handelt es sich um eine psychische Erkrankung, die akut oder chronisch verlaufen kann und die durch eine andauernde Störung des Empfindens, der Wahrnehmung und der Ich-Identität gekennzeichnet ist. Krankheitstypisch ist die Veränderung der Gedankeninhalte und deren Qualität. Die Krankheit beginnt oft mit einer Veränderung der gewohnten Empfindungsstrukturen bezüglich des eigenen Ich. Infolge dessen, setzt ein rapider Verfall aller kognitiven Fähigkeiten ein. Zusammenhänge können nicht mehr erfasst werden, die Sprache verarmt und die gedanklichen Verbindungen und Äußerungen des Betroffenen werden unlogisch und nicht mehr nachvollziehbar. Die Seele gerät in einen Zustand der Entrückung. Da diese Entrückung vom Betroffenen als befremdlich wahrgenommen wird, geht die Krankheit je nach Ausrichtung der Phase mit Angst und sozialer Isolation einher. Im schlimmsten Fall bewirkt die Schizophrenie die Auflösung des spezifischen Wesenskerns, den Zerfall der Persönlichkeit. Bei der chronischen Verlaufsform wird sie oft von Depressionen begleitet.

Die Phasen der Schizophrenie werden begleitet von einer Positiv- bzw. Negativsymptomatik. Die Positivsymptomatik ist das, was zum normalen Erleben dazukommt, z.b. Wahn, Beeinflussungsgedanken, Halluzinationen. Die Negativsymptomatik ist das, was vom normalen Erleben weggenommen wird, z.b. Depression, Angst, kognitive Störungen.

Ich möchte hier die Definition von drei unabhängigen Fachärzten erwähnen, die die Schizophrenie folgendermaßen charakterisieren:

— *»Es handelt sich um eine Reihe von Krankheiten, die verschiedene Gründe haben aber in einem gewissen Moment ihrer Entwicklung dasselbe Bild aufweisen.«* (Norman Satorius, Psychiater)

— *»Die Schizophrenie ist durch ein Auseinanderfallen von Denken, Fühlen und Realität gekennzeichnet. Die Welt der Betroffenen zersplittert.«* (Eugen Bleuler, Schweizer Psychiater)

— *»Die Schizophrenie ist wie ein Chamäleon. Es gibt keine goldene Regel für ihre Definition. Es handelt sich vielmehr um eine Gruppe von Erkrankungen, die sich irgendwie ähnlich darstellen. Ursächlich bei ihrer Entstehung sind Genetik und psychosoziale Faktoren.«* (Frank Schneider, Professor für Psychiatrie)

Bipolare Störung

Die bipolare Störung ist eine zumeist phasenhaft verlaufende Erkrankung, die durch einen Wechsel von einer pathologisch ausgeprägten Hochstimmung (Manie) hin zu einem krankhaften Stimmungstief (Depression) gekennzeichnet ist. Auch ein umgekehrter Verlauf ist möglich. Der Wesenskern der Erkrankung, liegt in den gegensätzlichen Auslenkungen der Affekte. Anders als bei der Schizophrenie, findet kein Persönlichkeitsverfall und keine wesentliche Beeinträchtigung der kognitiven Funktionen statt. Die bipolare Störung kann von psychotischen Symptomen, wie Wahnvorstellungen begleitet werden, jedoch ist das Wahnerleben mit der zugrundeliegenden Phase (Manie bzw. Depression) kongruent. Ein Maniker wird in seiner Hochstimmung keine Suizidgedanken entwickeln. Anders verhält es sich, wenn ein Patient von einer Manie unmittelbar in eine Depression fällt, aber weiterhin eine manische Getriebenheit zugrunde liegt. In einer solchen Phase ist die Wahrscheinlichkeit einer Selbsttötung am größten. Die Ich-Identität wird nicht in der Form erschüttert, wie die eines Schizophrenen.

Schizoaffektive Psychose

Die schizoaffektive Psychose ist ein Konglomerat, bestehend aus Symptomen der Schizophrenie, sowie der bipolaren Störung. Die schizoaffektive Psychose umfasst die gesamte Bandbreite der emotionalen Ich-Erschütterungen, beginnend bei der Depression, die mit einer Paranoia einhergehen kann, bis hin zum Größenwahn und Beziehungswahn bei manischer Grundstimmung. Alle Formen des Wahns können sich hier entwickeln. Die Anfänge des Persönlichkeitsverfalls, der zerfallenden Ich-Identität, können ebenfalls eingeläutet werden. Sie führen jedoch nicht unbedingt in die Sackgasse eines irreversiblen Verfalls. Die schizophrenietypische Positiv- bzw. Negativsymptomatik wird von den extremen Affektauslenkungen, den Hoch- und Tiefphasen der bipolaren Störung begleitet. Das Wahnerleben bekommt dadurch eine Dynamik, die sich wiederum auf die Wahninhalte auswirken kann. Auch bei dieser Erkrankung kann es zu Ruhephasen kommen.

Psychose:

Eine allgemeine und überaus treffende Definition des Begriffs der Psychose nach dem Psychotherapeuten Gary Bruno Schmid:

»Psychose ist ein außergewöhnlicher Zustand der geistig-seelischen Haltung, der durch eine derart intensiv erlebte Subjektivität im Sinne von veränderten äußeren und inneren Wahrnehmungen – insbesondere des eigenen Ichs – geprägt ist, dass das ihm entsprechende Verhalten von den Mitmenschen kaum oder gar nicht nachvollzogen werden kann und den Betroffenen in Isolation und Einsamkeit bannt. Eine psychotische Störung liegt vor, wenn mindestens eins der folgenden Symptome vorhanden ist: desorganisiertes Verhalten, Halluzinationen, Wahnphänomene, Zerfahrenheit im Denken.«

Symptomfreies Intervall:

Phasen der Symptomfreiheit, die für den Betroffenen eine Möglichkeit zur Regeneration darstellen. Je nach Schwere und Anzahl der Krankheitsphasen, können symptomfreie Intervalle von der sogenannten Residualsymptomatik begleitet werden, die eine Regeneration erschwert oder gar verhindert.

Residualsymptome:

Unter diesem Begriff werden die Überbleibsel einer psychischen Krankheit nach dem Abklingen der Akutphasen zusammengefasst. Diese Symptome entwickeln sich schleichend aber chronisch und machen sich durch körperliche und vor allem sensorische Überempfindlichkeit bemerkbar.

Schizophrenie –
Die Auslöschung des Ich

Was uns befremdet, kann uns nicht sympathisch sein. Unter einem Schizophreniepatienten stellt man sich landläufig den personifizierten Schrecken vor. Jemanden, der allem Menschlichen entrückt ist. Ein finsteres Mysterium, dessen Seelenleben gleichzeitig fasziniert und abstößt. Ein Gesicht mit leeren Augen oder verzerrter Mimik. Schizophrene zeigen uns Gesichter, fern der Heimat. Gesichter, aus denen wir nicht lesen können, weil wir nur deuten können, was uns vertraut ist. Wir können nur dann Sympathie empfinden, wenn uns ein Gesicht von einem Gefühl erzählt, das wir selbst schon einmal hatten: Trauer, Freude, Wut, Panik, Erstaunen, Angst. Wenn die Grenzen des Ich jedoch im Begriff der Auflösung sind, dann fusionieren diese Gefühle in einem Schmelztiegel der Gegensätzlichkeiten. Dann wird eine aufgeheiterte Grundstimmung vom Gefühl der latenten Traurigkeit begleitet. Beide Stimmungen können scheinbar grundlos existieren, also ohne äußeren Anlass. Dieser emotionale Kontrast ist in seiner Gleichzeitigkeit ein Symptom der Krankheiten aus dem schizophrenen Formenkreis. In psychiatrischen Fachzeitschriften und Prospekten sind, sobald das Thema Schizophrenie thematisiert wird, oft Grimassen und Gesichter abgebildet, in die der Schrecken gefahren ist. Der Leser soll durch die karikaturesken und plakativen Darstellungen von Gefühlszuständen einen Einblick in das Gemüt eines Schizophreniepatienten erhalten. In einem psychiatrischen Krankenhaus, bieten sich dem Besucher jedoch andere Bilder. Im Angesicht eines Schizophreniepatienten werden wir selbst zu Autisten, zu Analphabeten, die die Geschichte, die ein solches Gesicht erzählt, nicht erfassen können. Welch eine Ödnis und Tristesse muss einer Seele zugrunde liegen, die nur noch den sogenannten »toten Blick« in die Welt wirft? Welcher Umstand hat dem Blick seine Lebendigkeit genommen? Was tritt an die Stelle des Ich, wenn es sich auflöst? Das Gesicht ist die Offenbarung der Seele, doch nicht jedes Gesicht erzählt eine Geschichte. Manche Patienten haben ihr Buch nach Kapitel X einfach geschlossen, für die Außenwelt unzugänglich gemacht, und ihr Gesicht ist gewissermaßen erstarrt. Sie zeigen schließlich gar keine mimische Regung mehr, erscheinen leblos. Diese Weltabgewandtheit, die sich im leeren Blick offenbart, kann ein Anzeichen für die sog. »schizophrene Verpuppung« sein, einem chronischen Rückzugsverhalten, welches infolge einer Kapitulation vor sämtlichen zwischenmenschlichen Interaktionen eintritt. Tatsächlich ist es jedoch so, dass sich in der unausgewogenen Mimik von Schizophreniepatienten eine interfamiliäre Schieflage widerspiegelt, ein Zusammenkommen von gegensätzlichen Gefühlen in Verbindung mit paradoxen Kommunikationsmustern. Emotionale Kontraste, die ihm über Jahre hinweg, vorwiegend unbewusst, aufgebürdet wurden und denen er durch sein kindliches Abhängigkeitsverhältnis nicht entkommen konnte. Die Übertragung dieser emotionalen Verwirrungen auf das Kind trägt zusammen mit anderen Faktoren, zum Ausbruch der Krankheit bei. Ich gehe im Kapitel: »Das Bestreben, den anderen verrückt zu machen« näher auf diese Mechanismen ein.

Wir empfinden Empathie, wenn der Gesichtsausdruck zur Situation passt. Doch was empfinden wir für Menschen, die auf dem Friedhof lachen? Menschen, deren Blick so bohrend und durchdringend ist, dass wir annehmen, von ihnen müsse Gefahr ausgehen? Was sagt uns die Asymmetrie eines Gesichts, dessen rechter Mundwinkel nach oben und dessen linker Mundwinkel nach unten zeigt? Was halten wir von Menschen, die die Bühne einer vollbesetzten Oper stürmen, um durch ein Megaphon »Freude schöner Götterfunken« zu verkünden? Menschen, die politische oder kulturelle Großveranstaltungen aufsuchen, um ein einzelnes Opfer zu verhöhnen oder gar tätlich anzugreifen? Was empfinden wir, wenn wir in der Tageszeitung die Schlagzeile lesen: »Psychisch Kranker überwältigt Hobbypiloten«? Aus dem Kleingedruckten des Artikels würde schließlich hervorgehen, dass der psychisch Kranke den Hobbypiloten gewaltsam überwältigte, mit dessen Hubschrauber entkam, und schließlich zwischenlandete, um ihn mit einem Motor vom Schrottplatz zu einer »Speed-Machine« umzubauen, mit der Begründung, Ufos aus dem Gebiet vertreiben zu müssen.

Wir ahnen die Gefahr, die von diesen Menschen ausgehen kann, und trotzdem sehen wir sie als bemitleidenswerte Randfiguren, als tragische Figuren, die man aus dem Augenwinkel heraus maximal belächelt, bevor sie in der Truhe der Bedeutungslosigkeit verschwinden. Sie werden belächelt, weil ihre Taten so wenig von Kalkül motiviert sind, dass sie gewissermaßen planlos agieren, ihre Taten unausgegoren erscheinen und ihnen keinerlei vorsätzliche Boshaftigkeit zugrunde liegt. Manchmal ist eine solche Tat sogar ein letzter verzweifelter Versuch, überhaupt irgendwie mit der Außenwelt zu interagieren. Es ist der Wahn oder die emotionale Zwangsjacke, aus der die Betroffenen auszubrechen versuchen, bevor man sie in psychiatrischen Kliniken oder im Falle von Kapitalverbrechen in forensischen Strafanstalten unterbringt.

Die Problematik, die in einer psychischen Krankheit wurzelt, ist jedoch nicht greifbar, da es sich um eine Erkrankung der Seele handelt, welche immateriell ist. Deswegen ist sie für die Psychiatrie in letzter Konsequenz auch nicht vollständig begreifbar. Einen kranken Geist kann man nicht, wie etwa ein Organ, austauschen und durch einen gesunden ersetzen. Seine Existenz ist vielmehr eines der vielen ungelösten Rätsel, die uns die Natur stellt. Ein Rätsel, das der Ursachenforschung bedarf.

Die Affekte eines kranken Geistes können sich von jetzt auf dann ohne ersichtlichen Anlass ins Gegenteil verkehren. Im Patienten wirken psychische Kräfte, denen er ausgesetzt ist und die sein Handlungsmuster formen. Der Anlass dieses Vorganges ist für den Beobachter nicht immer ersichtlich. Der Kranke agiert nicht nachvollziehbar von innen heraus. Sein Handeln wird von seiner angespannten Innenwelt motiviert und schließlich durch einen äußeren Impuls ausgelöst. Mechanismen, die für den außenstehenden Beobachter unzugänglich sind. So kann es zum Beispiel sein, dass ein Patient infolge der Residualsymptomatik unter erhöhter Lärmempfindlichkeit leidet und aggressive Anfälle bekommt, wenn er einem erhöhten Lärmpegel ausgesetzt ist, dem er nicht entkommen kann, z.B. Kindergeschrei in einem Reisebus. Die erhöhte Lärmempfindlichkeit ist das Resultat einer herabgesetzten Reizschwelle, die den Betroffenen übermäßig empfindlich gegenüber sämtlichen Sinnesreizen macht.

Welche Welt betritt ein Patient, bei dem es wieder »soweit ist« oder besser gesagt, in welche Welt wird er von den fremdartigen Energien katapultiert?

Fallbeispiel: Der Zerfall der Persönlichkeit

Einen sehr tragischen Fall von Schizophrenie erlebte ich an einem Betroffenen, namens Jürgen. Es war im Frühjahr 2004, als mein guter Freund Mike mir ein paar seiner Kumpels im betreuten Wohnen vorstellen wollte. Wir fuhren also gemeinsam zu dem Wohnheim, welches sich in einem Neubaugebiet befand. Ein liebloses Wohnsilo, dessen Treppenhaus Requisiten aus finstersten DDR-Zeiten bereithielt: eine schwarze PVC-Überstülpung an dem kalten Geländergriff, schmucklose Gardinen in trostlosem dunkelweiß, die »Adieu Tristesse« zu sagen schienen. Eine ewig gestrige und unpersönliche Stimmung lag in der Luft. Von Zuwendung und menschlicher Geborgenheit fehlte jede Spur. Wir gingen nach oben, klingelten und Jürgen öffnete die Tür zur WG. *»Ach, Hallo ...«,* murmelte er in einem niedergeschlagenen Tonfall, der eine Mischung aus Unterwürfigkeit und Resignation zum Ausdruck brachte. Es war kein »Ach, Hallo«, im Sinne von einer freudigen Begrüßung. Der Tonfall der Stimme erhob sich also nicht, wie es bei einer freudigen Begrüßung normalerweise der Fall ist, sondern der Tonfall sank ab. Auch schien es so, als hätten seine Worte nicht die Kraft, wirklich nach außen zu dringen, sondern eher so, als würde er sie selbst verschlucken. Die Ausläufer der einzelnen Worte, glichen einer Leier. Die Worte waren also nicht kurz und prägnant, sondern nach hinten hinausgezogen. Insgesamt klangen sie eher wie ein Klage-Sprechgesang.

Man musste also schon seine gesamte Aufmerksamkeit auf ihn richten, wenn er begann, etwas von sich zu geben. Jürgen war von kleiner, gedrungener Statur, doch zusätzlich zu seiner kleinen Körpergröße, machte er auch noch einen Buckel, so, als wolle er in der Masse verschwinden. Sein Kopf neigte etwas nach vorn und wenn er etwas erzählte, neigte er ihn seitlich, ähnlich einem Hund, der den Befehlen seines Herrchens lauschte. Er war also das ganze Gegenteil einer stolzen, selbstbewussten Erscheinung. Der Ausdruck in seinen Augen war durchzogen von einer melancholischen Hoffnungslosigkeit, doch er war auch flehend und fragend zugleich. Sein Verhalten und seine Augen sagten Folgendes: *»Schön, dass ihr da seid. Ich kann weder etwas mit euch, noch mit mir selbst anfangen und weil ihr jetzt da seid, muss ich weg, um dann wiederzukommen und festzustellen, dass sich an der Ausgangssituation nichts geändert hat. Zu mehr bin ich nicht fähig.«*

Die Ausläufer seiner Ober- und Unterlider waren nach unten gebogen, was ihn optisch zu einer traurig wirkenden Erscheinung machte. Nachdem er uns die Tür öffnete und hereinbat, trafen wir auf eine kleine Gruppe relativ unkoordinierter Männer und auf einen Wellensittich, der so sehr im Kontrast zur Gesamtsituation stand und so wenig ins Bild passte, wie ein neonfarbenes Toastbrot im Hintergrund von Davinci's »Mona-Lisa«. Durch die Anwesenheit des Wellensittichs sollten die Männer scheinbar ihre Fähigkeit des sozialen Aspekts der Fürsorge ausbauen. Wir standen also inmitten eines großen WG-Zimmers, in dem ungefähr fünf mehr oder weniger verwirrt erscheinende Männer mit verschiedenen Amtshandlungen beschäftigt waren, deren Ausgang jedoch unbestimmt war. Ich war mir also nicht sicher, warum diese Männer gerade das taten, was sie denn taten bzw. unterließen. Es war kein vernünftiges Ziel ihres Handelns absehbar. In der Mitte des Zimmers stand ein Tisch mit Stühlen und Jürgen sagte, dass wir uns ruhig setzen könnten. Im selben Moment verließ er jedoch das Zimmer ohne ersichtlichen Grund. Mike setzte sich schließlich in einen Sessel. Auf einem anderen Sessel saß Theo, den wir beide schon aus dem psychiatrischen Krankenhaus Marienthal kannten und der aufgrund einer schweren Gehirnverletzung erkrankte. Er stammelte ein paar belanglose Sätze, die thematisch nichts miteinander zu tun hatten und wenn man darüber lachte, begann auch er zu lachen. Doch dieses Lachen war so wenig von dieser Welt, dass uns allein der Anblick auch wieder zum Lachen animierte. Dieses Lachen war kein freundliches Lachen, es war auch kein Lachen als Resultat eines gelungenen Witzes, es war kein zynisches und kein verhöhnendes Lachen. Es war einfach ein grundloses Lachen, ein Lachen, das aus einer noch unerschlossenen Ecke des Universums zu kommen schien. Ein Lachen, von dem man nicht wusste, ob es der erlebten Tragik und der Abfolge von Ereignissen mit ungünstigem Ausgang trotzt oder ob es aus diesen Aspekten gewachsen ist. Theo hatte stahlblaue Augen, die vor Wahnsinn leuchteten und diesen durchdringenden Blick, den ich oft bei Patienten festgestellt habe. Auf seinem Gesicht befanden sich Narben und auch auf seinem Kopf. Wenn er lachte, sah man seine spitzigen Eckzähne und schwarze Zahnlücken. Die Anordnung der verbliebenen Zähne und das sich zum Dreieck verformende Gesicht mit den beiden gigantisch leuchtenden aber ausdrucksleeren Ausstülpungen, schienen eine absurd paradoxe und doch erheiternde Geschichte zu erzählen.

Während Jürgen ziellos mit einer zerknüllten Plastiktüte in der Hand durch die Wohnung irrte, sah ich mich in dem WG-Zimmer um. Eigentlich sah es so aus, als sollte sich die kleine Gruppe von Männern und wir, die Gäste, zum gemeinsamen Kaffeetrinken und Kuchenessen an den langen, schmalen Tisch in der Mitte des Raumes platzieren. Ich erinnere mich daran, dass zumindest eine Torte auf dem Tisch gestanden hat und sich Jürgen der Herausforderung des Kaffeekochens stellte. Er kündigte es jedenfalls an. Es schien mir in diesem Moment noch unmöglich, dass in dieser Atmosphäre irgendeine Art von Gemeinsamkeit hergestellt werden könnte. Jürgen irrte noch eine Weile unkoordiniert und ziellos in der Wohnung umher und kam schließlich zu uns. Er schien vergessen zu haben, dass es nun Kaffee und Kuchen geben sollte und stammelte ein paar zusammenhanglose Sätze vor sich hin, deren Inhalt jedoch uns gegolten hat. Was mir an seinen inhaltlichen Äußerungen auffiel, war die Tatsache, dass sie keinen logischen Ursprung und keine schlüssige Aussage hatten. Außerdem rissen seine Gedanken mitten im Satz ab, er verlor den roten Faden, der sowieso schon relativ kurz war. Er begann also einen Satz und mitten im Satz verlor er den Gedanken, hielt inne und begann ein völlig anderes Thema: »*Und, wie gehts Euch so? Mir geht's naja … Wir wollen ja dann zusammen Kaffee trinken. Ich weiß auch nicht, mein Vater hat mich nie gut behandelt. Das war damals in Hessen …*«

Sein Blick fiel zu Boden und die Hilflosigkeit seiner Gesamterscheinung verunsicherte mich, da ich so etwas zuvor noch nie erlebt hatte. Jürgen stellte sich immer ganz dicht zu uns, wenn er etwas erzählen wollte, so als suche er Schutz und Zuflucht. So, als wären wir Felsen in einer Brandung. Es war ihm völlig unmöglich, auch nur einen zusammenhängenden Satz zu äußern, der zur Situation gepasst hätte oder eine zielgerichtete Aussage mit einem gewissen Sinngehalt. Die reduzierte Mimik und Gestik stand im Kontrast zu einer körperlichen Rastlosigkeit. Jürgen hielt es nie lange an einer Stelle aus, er setzte sich auch nie, sondern blieb stehen, gab einen Satz von sich, den er nicht zu Ende führen konnte und hastete dann in irgendein

Nebenzimmer, jedoch ohne Plan und Ziel. Diese gedankliche Zerfahrenheit gepaart mir einem intensiven Bewegungsdrang, stelle ich mir für den Betroffenen als besonders belastend vor. Das, was einen psychisch Kranken von einem geistig Behinderten maßgeblich unterscheidet, ist die gruselige Tatsache, dass der psychisch Kranke seinen geistigen Verfall bei vollem Bewusstsein miterlebt. Er merkt also, dass er verblödet. Der geistig Behinderte kann darüber nicht reflektieren. Er ist eingeschränkt, macht sich darüber aber keine Gedanken, weil er sich aufgrund der Eingeschränktheit gar keine Gedanken machen kann. Beim psychisch Kranken verengen sich die geistigen Spielräume, was zur Folge hat, dass die Persönlichkeit und das gedankliche Spektrum auf ein Mindestmaß schrumpfen. Das ist die ausgeprägteste Form von Persönlichkeitsverfall, die ich jemals bei einem Schizophreniepatienten erlebt habe. Diese Art der Schizophrenie ist degenerativ.

Der Betroffene muss in einem Martyrium des geistigen Verfalls mit ansehen, wie seine Persönlichkeit nach und nach zerfällt. Er muss miterleben, dass seine Gedanken keiner Ordnung mehr folgen und auch nicht mehr aufeinander aufbauen. Er muss sich damit abfinden, dass seine Gedanken nur noch auf ganz flacher Ebene an ihm vorbeihuschen und seine Unfähigkeit, sie zu strukturieren, ihn in völliger Überforderung und Hilflosigkeit zurücklässt. Diese Hilflosigkeit manifestiert sich schließlich auch äußerlich in Körperhaltung, Mimik und Gestik. Der Betroffene kann sein Umfeld irgendwann nicht mehr darüber hinwegtäuschen, dass er zu dem geworden ist, der er nun mal ist. Und diese Tatsache beängstigt ihn selber am meisten. Die Ungewissheit, was die Schizophrenie noch mit ihm vor hat, ist wie der Blick in einen dunklen Abgrund, dessen Tiefe nicht zu erahnen ist.

Ganz anders verhält sich das Erscheinungsbild der schizoaffektiven Psychose. Auch hier erleben sich Patienten als von sich selbst entfremdet. Im Gegensatz zur reinen Schizophrenie, bündelt sich jedoch hier eine geistige Kraft, die in eine ganz bestimmte Richtung ausagiert wird und die den Patienten nahezu obsessiv erscheinen lässt. In der Schizophrenie zerfließt diese geistige Kraft zu einem Emotions-, Gedanken- und Handlungskauderwelsch, der den Kranken schließlich in einem Zustand der Verwirrung zurücklässt.

Ich möchte an einem weiteren Fallbeispiel den Kontrast zwischen den oben beschriebenen Symptomen des Schizophreniepatienten Jürgen und den Symptomen der schizoaffektiven Psychose am Fall von Alex, einem Mitpatienten herausstellen:

Fallbeispiel: esoterische Weltabgewandtheit

Alex: »*Wovon lebst Du?*«
Ich: »Ich bekomme Erwerbsminderungsrente.«
Alex: »*Kannst du dir das erklären? Rente: Aus dem englischen to rent = mieten. Sie stehen noch in deiner Schuld aus einem früheren Leben. Weil sie dich früher ausgebeutet haben, bekommst du nun Rente. Das ist die Gerechtigkeit von oben.*«

Alex setzte sein breitestes Lachen auf und legte seinen Kopf dabei etwas schräg in meine Richtung und ich konnte nicht widerstehen infolge dieses aufklärenden Geistesblitzes mit zu lachen. Diese Tatsache war im esoterischen Sinn logisch und irgendwie erhebend. Wenn ich dieses Statement zukünftig als Antwort auf die Frage geben würde, warum ich berentet bin, würde ich mich dabei jedenfalls besser fühlen, als langwierig mein seelisches Problem als Ursache zu erklären und mich rechtfertigen zu müssen. Alex war mir aufgrund seiner Affinität zur Esoterik vertraut und er betrachtete mich nicht als ein personifiziertes böhmisches Dorf, oder als jemanden, den man nur aus der Distanz heraus beäugt, so, wie ich es in dieser Zeit oft erfuhr. Vor mir stand jemand, der die weltlichen Banalitäten hinter sich gelassen und eine Sichtweise kultivierte, die Fachärzte als »magisches Denken« bezeichnen. Das erkannte man daran, dass er einer bestimmten Zahlenkombination eine besondere Bedeutung zuschrieb. 734. Diese Zahlen zierten auch sein Nummernschild. Alex hatte etwas närrisches an sich. In liebenswert-abgehobener Art und Weise.

Er war ein Mann, der auf der psychiatrischen Station durch sein Erscheinungsbild herausstach, da er optisch sehr geordnet wirkte. Er war etwa Mitte vierzig und trug sein schulterlanges, blondes Haar zu einem akkuraten Zopf gebunden. Außerdem besaß er diese optische Geschliffenheit, die von seinem gewinnenden Charisma unterstrichen wurde. Er hatte blaue, glasklare Augen und diesen durchdringenden Blick. Auf den ersten Blick entsprach er nicht dem typischen Psychiatriepatienten. Alex wurde wegen Jähzorn zwangseingewiesen. Er bedrohte seine Lebensgefährtin im Streit und schnitt die Telefonkabel durch.

Er fuhr einen Passat und auf der Ablagefläche hinter seiner Frontscheibe lagen dutzende Sonnenbrillen, unabhängig von der Jahreszeit. Im Kofferraum befanden sich seine Samurai Schwerter, die er bei Gelegenheit stolz präsentierte. Er wollte nun den Weg des friedvollen Kriegers einschlagen. Diese Art der Lebensführung ist eine Philosophie des Autoren Dan Millman, beruhend auf den Prinzipien des Zen-Buddhismus. Er trug stets eine Kette mit einer silbernen Plakette, auf der die Symbole aller Weltreligionen eingestanzt waren. Er zeigte mir diese Kette fast jedes Mal, wenn wir uns zufällig trafen, weil wir immer wieder auf dieselben Themen zu sprechen kamen.

Ich hatte vorher kaum einen Menschen getroffen, der ein Gespräch nicht über einen Smalltalk eröffnete, über belanglose Fragen: »Wie geht es dir« oder »Das Wetter macht einem zu schaffen, nicht wahr?« Alex war anders. Er kam auf einen zu, und bezog sich sofort aufs Wesentliche.

Wenn man sich mit Alex unterhielt, bekam alles einen neuen Sinn. Ein Sinn, der eigentlich ein alter war und der sich einem nur erschließen würde, wenn man jedes Wort zu seiner Wurzel zurückverfolgte. Ein zusammengesetztes Hauptwort erscheint in einem ganz anderen Licht, wenn man die einzelnen Wortbedeutungen separiert und ihrem Wesen auf den Grund geht.

»Dies-seits, Jen-seits, Para-dies. Fällt dir was auf? Para- und Jen haben dieselbe Bedeutung. Das Paradies ist also das Hiesige, was drüben ist. Das Hiesige auf der anderen Seite.«

»Mein Opa wird bald 96. Die Bezeichnung »Vorfahre« rührt daher, weil er schon vor mir vor-gefahren ist in diese Welt und mein Sohn als mein Nachfahre, ist erst nach-gefahren, nachdem ich schon hier unten verweilte.«

»Wenn du unter dem Begriff Schicksal, geschicktes Heil verstehst, dann sprechen wir dieselbe Sprache.«

Wir benutzen Worte, ohne darüber nachzudenken und verwenden sie so inflationär und unbedacht, dass sie zur Bedeutungslosigkeit verkommen. Alex ging zur Wurzel der Wortbedeutung zurück. Er ging so aufmerksam an das Wort heran, dass man annehmen könnte, man hätte es mit dem Meister der Worte zu tun. Andererseits war er so sehr in diesem Thema, dass ihn nichts Weltliches von seiner Analyse abzubringen vermochte. Eine Unterhaltung jenseits der sorgfältigsten Wortaufschlüsselung schien unmöglich. Damit meine ich keinen Smalltalk, sondern Fragen, die man aus Interesse am Gegenüber stellt. Man erfuhr nichts über sein emotionales Befinden. Es schien so, als hätte er seine emotionale Welt hinter der Übergeordneten eingeschlossen und isoliert. Oder er hatte sie seiner *Ver-rückung* geopfert.

Die Frage: »Gefällt dir die Arbeit in der Fabrik?« wurde gezielt ignoriert oder ins Philosophische transportiert:

»Wenn mein Chef in der Fabrik auf mich zukommt und mir erzählen will, wie ich etwas zu machen habe, dann deute ich nur mit dem Zeigefinger nach oben und sage: Der dort oben, das ist mein einzig wahrer Chef und nur der sagt mir, wo es lang geht. Und wenn ein Kollege sich erdreistet und mir Anweisungen geben will, dann sage ich: Wir sehen uns nachher vor der Tür.«

Dabei zeigte er mir seine Faust und riss seine Augen auf.

Er sagte das mit einem Grinsen im Gesicht, so, als hätte diese Methode der Problemlösung schon immer funktioniert. In jedem zwischenmenschlichen Gefüge, sah er sich als oberste Instanz. Aber er wirkte dabei niemals arrogant, weil er freundlich und zugewandt war und seine Ausführungen stets mit einem breiten Grinsen garnierte. Er schaffte es wirklich, Menschen zu entflammen und auf Erkenntnisse aufmerksam zu machen, die es wert waren, überdacht zu werden.

Im Sommer traf ich Alex zufällig auf dem örtlichen Supermarkt-parkplatz. Ehe ich mich versah, hatte er mich am Haken, was bedeutet, dass er mich in einen »Monolog« verwickelte. Alex war oft so intensiv in seiner Materie, dass die neuesten Erkenntnisse in puncto »Begriffsaufschlüsselung« und »esoterische Weltab-gewandtheit« nur so aus ihm herausschossen. Es gab keine Zeit zum Innehalten, weder für ihn als aktiven Redner, noch für mich als teilüberforderten Zuhörer. Wir standen in der prallen Mittagshitze und wichen keinen Millimeter in den Schatten. Die Informationen waren zu relevant und durften um keinen Preis durch eine körperliche Interaktion unterbrochen werden.

Alex gestikulierte raumeinnehmend und setzte nach jeder neu vermittelten Erkenntnis sein närrisches Grinsen auf. Seine blauen, kristallklaren Augen leuchteten und drangen durch mich hindurch, wie das Licht einer ganzen Galaxie, die von Menschen jedoch nicht erschlossen werden konnte. Optisch hatte er frappierende Ähnlichkeit mit Hardy Krüger Junior.

Viele Leute gingen an uns vorbei und drehten sich auffällig zu uns um. Alex lächelte sie alle an und grüßte sie teilweise freundlich. Auf dem Fahrradweg auf der anderen Seite der nahegelegenen Straße, fuhren Männer vorbei, die ihm zurie-fen und ihm von Weitem zuwinkten. Es waren Arbeitskol-legen und Bekannte, die ihn auch aus der Ferne erkannten. Alex schien sehr beliebt in seiner Fabrik.

Nach etwa einer halben Stunde in der prallen Sonne, gingen wir endlich in den Supermarkt, in dem die Filialleiterin gerade damit beschäftigt war, eine neue Mitarbeiterin anzulernen.

»*Ach, siehe da, die Chefin.*«, bemerkte er extrovertiert und unüberhörbar für jeden.

»*Neulich habe ich mit der Chefin und den Angestellten zusammen hier Kaffee getrunken. Ich bin einfach in den Aufenthaltsraum gegangen und habe mich zwischen den Herrschaften platziert, um ihnen den übergeordneten Sinn ihres Arbeitslebens zu erörtern.*«

Es fiel mir auf, dass die Chefin und die Angestellten Alex befremdlich beäugten um dann schnell das Weite zu suchen. Sie grüßten ihn zwar kurz mit skeptischem Gesichtsausdruck zurück, gaben aber durch ihre Körpersprache zu verstehen, dass sie keinen Wert auf Gesellschaft legen.

Bei einem erneuten, zufälligen Treffen, kamen wir auf das Thema »Reue« zu sprechen. Alex sagte:

»*Durch eine Entschuldigung kann man die Dinge nicht ungeschehen machen, im Gegenteil. Wenn man sich entschuldigt, bekommt die Sache eine unnötige nachträgliche Bedeutung. Man sollte sich nicht entschuldigen, denn dadurch würde man nur noch mehr Gewicht auf etwas Vergangenes legen, was im gegenwärtigen Moment keine Bedeutung mehr haben sollte. Alles, was passiert, hat seinen Grund, also wozu sollte man sich entschuldigen?*«

Einmal kam mir der Gedanke, dass ich mir eigentlich den Mund von Entschuldigungs-Bekundungen fusselig reden müsste, wenn ich mich für jede Unannehmlichkeit, die ich anderen Menschen zugemutet habe, entschuldigen würde.

Deshalb machte Alex' Sichtweise für mich Sinn. Ich bin auch der Überzeugung, dass nichts ohne Grund geschieht und dass sich in zwischenmenschlichen Beziehungen oft eine Dynamik entwickelt, die nichts mit dem Willen des Menschen zu tun hat, sondern die in einen Automatismus übergeht, in dem der Mensch nicht anders reagieren kann, als er es tut.

Sollte ich deshalb für den Rest meiner Zeit mit einem schlechten Gewissen leben? Oder würde ich es mir durch diese Sichtweise zu einfach machen?

Im Sommer lud ich Alex zu einer meiner Grillpartys ein, die ich mit Freunden und Bekannten jährlich in unserem Garten organisierte. Er kam überraschend, denn er sagte vorher weder zu noch ab. Er stand gegen 21 Uhr einfach da und ich war freudig überrascht. Im Laufe des Abends präsentierte er mir seine neue Errungenschaft: Ein »Cardsharp«. Ein Messer in Form einer Kreditkarte mit entsprechender Hülle. Aus der Hülle zog er ein flaches, silbriges Gebilde, ähnlich einer Kreditkarte, an dessen Ende sich ein Messer befand, welches in der Optik einer Klaue gehalten war.

»Mit dieser Kreditkarte kann man auch ungedeckt bezahlen«, meinte er. Es sei ein Messer aus dem Anglerbereich.

Alex unterhielt sich an diesem Abend vorwiegend mit einem meiner Gäste. Die beiden Männer standen nebeneinander und unterhielten sich, als Alex plötzlich einen Schritt zur Seite ging und bemerkte: »*Ich bin verrückt! VER-RÜCKT.*« Mit seinen Händen ahmte er nochmals die Bewegung nach, dass er nun einen Schritt zur Seite gegangen war und deshalb ver-rückt.

Auf die Frage meines Gastes, wie er das Wort »Nachrichten« interpretierte, meinte Alex:

»*Nachdem sich etwas zugetragen hat, richtet man darüber. Man urteilt im Nachhinein*«, oder: »*Über das tägliche Leid wird nochmal nach-gerichtet, im Sinne von: Richtet die, die sowieso schon am Boden liegen.*«

Der Weg des friedvollen Kriegers als Eigentherapie gegen ein jähzorniges Temperament, die Samurai Schwerter im Kofferraum, die sprechenden Fäuste und das Kreditkartenmesser.

Im Psychosevietnam würde er mit diesen Waffen nicht weit kommen.

Die schizophrene Dekompensation

Die schizophrene »Entgleisung« kann, wie in den Fallbeispielen geschildert, auf völlig unterschiedlichen Wegen erfolgen:

Die pathologische Zerstreutheit, als Resultat der Auflösung des Ich, raubt dem Betroffenen alle geistigen Ressourcen. Einige Patienten müssen sich dem Lauf dieser Zerstreutheit ergeben und dekompensieren in einem Zustand von sog. Bewegungs- bzw. Satzstereotypien, während andere Patienten in ein Wahngebäude gedrängt werden. Je tiefer der Betroffene in den Wahn gerät, desto mehr verfeinert sich diese Idee, die wie eine sichere Festung für das provisorische Ich des Patienten wirkt. Es ist das Ich im abgesicherten Modus.

Der Patient, der zum Opfer seines eigenen Zerfalls wird, findet das letzte statische Element in Satzstereotypien. Das bedeutet, dass er im Verlaufe eines Tages einen einzigen Satz oder auch nur ein Wort tausendfach wiederholt. So beobachtete ich es an einem Patienten, der durch die Flure der psychiatrischen Station lief und unaufhörlich den Satz: »Ich zerfließe, ich zerfließe …« von sich gab. Eine andere, sehr alte Patientin, wurde von motorischer Unruhe geplagt und versuchte, sich selbst durch unaufhörliches Serviettenfalten zu ordnen und zu beruhigen. Dabei gab sie immer wieder denselben Satz von sich. Diese Vorgehensweise bildete für die Frau den letzten Halt des Ich.

Dem Auseinanderfallen und der Auflösung der Persönlichkeit im Falle von Jürgen, steht eine glasklare, unerschütterliche, engmaschige Ich-Struktur innerhalb des Wahns, im Falle von Alex gegenüber. Dem dynamischen Prozess des Zerfließens, steht die statische Idee des strukturierten Wahns gegenüber, der darüber hinaus eine bohrende Logik in sich birgt und sich weit weg von dem Etikett der »vorzeitigen Verblödung« angesiedelt hat, wie Bleuler die Schizophrenie einst charakterisierte.

Ich möchte darauf hinweisen, dass die Schizophrenie bzw. die schizoaffektive Psychose einen Menschen nicht bösartig macht. Sie ist ein Störfaktor der Ich-Identität, dessen Dynamik in Abriss und unvollständigem Wiederaufbau der

Ich-Strukturen besteht. Sie macht den Betroffenen unberechenbar, aber auf die Eigenschaften, die im Wesenskern liegen, hat sie keinen Einfluss. Je nach Temperament kann ein Schizophrener defensiv harmlos aber auch offensiv handelnd sein. Er kann introvertiert oder exaltiert sein und dies ist manchmal phasenabhängig. Ich persönlich kenne aus meinem Umfeld keinen einzigen Fall von Schizophrenie, der das Klischeebild der gespaltenen Persönlichkeit des Dr. Jackyll und Mr. Hyde aus Robert Louis Stevensons gleichnamigen Roman verkörpert.

Die Schizophrenie an sich macht einen Menschen also nicht gut oder böse. Sie nistet sich vielmehr in das Bewusstsein des Betroffenen ein, wird als etwas fremdartiges erlebt und durchsetzt zunächst die charakterbildende Persönlichkeitsschicht, um sie schließlich im akuten Stadium zu zersetzen. Sie legt sich also nicht wie ein Schleier über die Persönlichkeit um dann wieder zu entschwinden, wie beispielsweise eine vereinzelte Wahnvorstellung im Rahmen eines Deliriums oder nach einer Narkose.

Die Schizophrenie wirkt aus dem Hintergrund heraus mit dem Ziel der Persönlichkeitsauflösung. Der Betroffene wird mit fremdartigen Gedanken konfrontiert und befindet sich schließlich in einer unbekannten Welt, in der sein Handlungsspielraum so eingeengt ist und das Gewicht der Themen, die ihn belasten so schwer, dass er dazu gezwungen ist, in seiner Welt genau so zu reagieren, wie er es tut. Von seinem Standpunkt aus, ist diese Entscheidung, gerade so zu handeln und nicht anders, genau richtig. Für den objektiven Betrachter hat er längst die Grenzen gesellschaftlicher Konstrukte wie Moral, Distanzwahrung und situationsangepasstem

Verhalten überschritten. In der Welt des Patienten existieren diese Konstrukte nicht, denn seine Welt ist so fließend und in ihrem Fluss so bleiern, dass der Betroffene nichts darin findet, was ihm selbst Halt geben könnte. Der Patient kann sich an nichts festhalten, er wird von den Geschehnissen in seiner Welt einfach mitgerissen. Kontrolle existiert nicht mehr, weder über Gedanken, noch über Taten. Dieses Unvermögen der Kontrolle erstreckt sich auf die gesamte Lebensführung des Betroffenen.

Angenommen eine Maus befindet sich in einem Käfig, in dem sich zwei Hebel befinden und wird mit einer Situation konfrontiert, in der es um Leben und Tod geht. Man hat ihren Käfig geöffnet und eine Katze davor positioniert. Vorher hat man die Maus darauf konditioniert, dass der schmale Hebel »Flucht« und der breite Hebel »Gefahr« bedeutet, indem man die Maus mehrfach lebensbedrohlichen Situationen ausgesetzt hat, in denen sie entscheiden konnte, ob sie den schmalen oder den breiten Hebel betätigt. Sie hat nun aus Erfahrungswerten gelernt, dass sie die Betätigung des schmalen Hebels in Sicherheit bringt. Sie entscheidet sich also für den schmalen Hebel.

Ein Schizophreniepatient im akuten Verfolgungswahn befindet sich in genau dieser Situation. Wenn es jedoch keinen Hebel zur Flucht gibt, dann hat er keine andere Möglichkeit, als die Bedrohung selbst anzugreifen oder es zumindest zu versuchen. Das muss er aus Gründen der Selbsterhaltung tun. Im akuten Verfolgungswahn geht es um Leben und Tod. Ich werde die Wahndynamik zur besseren Verständlichkeit später ausführlich beschreiben. Wenn ein Patient sein Leben von außen bedroht sieht, dann wird er flüchten und falls er nicht flüchten kann, wird er angreifen, oder, um aus seiner Perspektive zu sprechen, sich verteidigen. Er wird es aber in fast keinem Fall unversucht lassen, die Flucht anzutreten, denn die Schreckenszenarien, die sich bis dahin in ihm abspielten, sind so unerträglich, dass ihn die Angst vor weiteren Schreckenszenarien, die zusätzlich draußen durch ihn ausgelöst würden, geradezu verschlingt. Dieser Zustand führt ihn oft in die soziale Isolation, die den Wahn wiederum begünstigt. Menschen mit Paranoia, werden keine überlaufenen Veranstaltungen oder Orte aufsuchen, die ihre Angst nur noch um ein vielfaches potenzieren würden. Patienten, die unter paranoider Schizophrenie leiden, werden von ihren Ängsten derart gelähmt, dass sie sich in den meisten Fällen unauffällig und leise in die soziale Isolation begeben und dem Klischeebild des Axt-schwingenden Psychopathen so gut wie nie entsprechen.

Der Geist eines Menschen, der an Schizophrenie erkrankt, ist wie ein Krug aus Porzellan, der durch eine Erschütterung rissig wird. Diese Risse geben den Weg in eine andere Welt frei. In eine übergeordnete Welt, von der die Nicht-Erkrankten abgeschirmt sind. Die Gesunden haben die intakten Wände ihres Porzellankruges »Realität« getauft.

Die Andersartigkeit der Wahrnehmung

Beim psychisch Kranken sind die Wahrnehmungs- und Deutungsgrenzen der Realität über einen bestimmten Zeitraum hinweg verschoben oder sie lösen sich ganz und gar auf. Nach einigen bipolaren Phasen innerhalb der schizoaffektiven Störung, habe ich es selbst so erlebt, dass sich die

Bewusstseins-Grenzen erst verengen und erstaunlicherweise später erweitern. Erstaunlich deshalb, weil ich während meiner ersten Krankheitsphase (paranoide Depression) davon ausging, geistig irreversibel zu verfallen.

Infolge der Krankheit, entwickelt der Patient eine Residualsymptomatik, die seine Sensibilität bezüglich sinnlich erfassbarer Außenreize dramatisch erhöhen kann, sodass seine Wahrnehmung Phänomene einordnen muss, mit denen er sich vorher nicht konfrontiert sah. Infolge des "magischen Denkens", der sog. Pseudo-Logik der Patienten, findet in deren Weltbild eine Umstrukturierung des Wesentlichen statt, welches die Grenzen der logisch definierten Welt überschreitet. Der psychisch Kranke projiziert eine andere Wirklichkeit in die Welt, als der gesunde Mensch. Diese andere Auffassung der Realität wird dann als krankhaft klassifiziert, wenn deren Ausläufer im sozialen Miteinander sichtbar werden und der Kranke im sozialen Umfeld auf Widerstände stößt oder etwa für sich selbst und andere eine Gefahr darstellt.

Wenn die Gedankenebene zur Handlungsebene durchbricht, gibt dies oft Anlass, einen psychisch Kranken gegen seinen Willen in psychiatrische Behandlung zu bringen. Dazu muss gesagt werden, dass unser Kulturkreis eine relativ engmaschige Auffassung vom Begriff der Normalität hat. Dass das Spektrum menschlicher Verhaltensweisen in alle Richtungen ausufern kann, sieht man in den Tragödien der griechischen Mythologie, welche das Fundament der europäischen Astrologie bildet. Es ist verblüffend, dass eine charakterliche »Schieflage«, die uns durch die übermäßige Ausprägung einer bestimmten Eigenschaft, wie z.B. Jähzorn innewohnt, einerseits zu einer psychiatrischen Diagnose beitragen, also als Krankheit deklariert werden kann und andererseits durch die Analyse des Geburtshoroskops als Anlage unserer individuellen Entsprechung exakt nachvollzogen werden kann.

Das animalische Ur-Potential und die Instinkte des Menschen, lassen sich nicht vollständig untergraben. Es ist eine Frage des Zusammenspiels bestimmter äußerer, sozialer Faktoren und bestimmter persönlicher Faktoren, die dazu führen können, dass der Mechanismus der Selbstkontrolle aus den Fugen gerät.

Harmlose Spinner, die lediglich in einer bizarren Fantasiewelt leben und ein relativ isoliertes Dasein führen, werden oft nicht als psychisch krank entlarvt. Erst, wenn diese Fantasien oder Vorstellungen auf der Handlungsebene umgesetzt werden und diese Umsetzung einen anderen Menschen störend beeinträchtigt, wird Verdacht geschöpft. Auch wenn die Umsetzung bizarrer Vorstellungen den Betroffenen selbst maßgeblich schädigt, ist es offensichtlich, dass eine Therapie erfolgen muss. Betroffene können beispielsweise zu der Überzeugung gelangen, dass sich in ihrem Blut lebensgefährliche Partikel befinden und um diese loszuwerden, kommen sie auf die Idee, sich die Pulsadern aufzuschneiden. Dass sie aufgrund von Verbluten ebenfalls sterben würden, ist ihnen in diesem Stadium des Wahns nicht mehr bewusst.

Weitere Beispiele zu konkreten inhaltlichen Überzeugungen, liefert das Buch »Tod durch Vorstellungskraft« von Gary Bruno Schmidt:

»Jemand, der an einer schizophrenen Psychose leidet, fühlt sich vielleicht wie hypnotisiert; er hört Stimmen; er fühlt sich verfolgt;

er glaubt, ihm würden Gedanken eingegeben, gelesen, kontrolliert oder weggenommen. Während der Psychose kann ein sonst vernünftiger Mensch meinen, dass ihm die Zehn Gebote in den Weisheitszahn eingepflanzt wurden; er kann seinen Penis abschneiden und aufessen oder seinen Körper mit Messerschnitten oder Zigarettenbrandmarken versehen, um sich selbst besser zu spüren oder um sich von seinen noch gravierenderen seelischen Schmerzen abzulenken; er kann auf die merkwürdige Idee kommen, eine »Zaubermedizin« aus seinem eigenen Kot und Urin im Aschenbecher zusammenzumischen und diese mit einer von der Station gestohlenen Spritze in das Kniegelenk zu spritzen.

Eine Person, die unter einer depressiven Psychose leidet, kann der Überzeugung sein, dass ihr Gehirn eine Pfütze voller Gewürm sei, dass sie schon tot sei und deswegen ihre eigene Verwesung riechen könne, dass ihre Haut in Fetzen von ihrem sonst nackten Skelett herabhänge u.a.m. Sie könnte versuchen, mit einer Bohrmaschine das Ungeziefer aus ihrem Kopf zu entfernen, bzw. in ein Bestattungsunternehmen einbrechen und sich neben eine Leiche in den Sarg legen usw.

Im gegenteiligen Zustand der manischen Psychose kann ein Mensch unbeirrt sicher sein, dass er merkwürdige Wesen aus dem Leib gebäre, dass er Jesus Christus sei, dass er unendlich reich oder mächtig sei und entsprechend handeln: schnell mal eine Villa kaufen, oder Geld verteilen, mal kurz am anderen Ende der Welt vorbeischauen. Man könne alles machen, alles erreichen, wenn man nur die Zeit nutze: 20 Luxus-Autos bestellen oder einen rasenden Zug einhändig stoppen.«

Die Gedanken sind frei und der menschliche Gedankenpool ist so unendlich tief, dass man einen Menschen nicht ausschließlich wegen der Qualität seiner Gedanken für psychisch krank erklären kann. Für ein solch vernichtendes Etikett, müssen Gedanken, Emotionen und Handlungen über einen bestimmten Zeitraum so auffällig, beeinträchtigend und persönlichkeitsfremd sein, dass der Betroffene im Fluss seines Lebens komplett stagniert oder er durch sein Handeln die Lebensqualität von anderen Menschen derartig bedroht, dass diese Hilfe von außen holen müssen und diese Hilfe heißt oft Polizei oder sozialpsychiatrischer Dienst.

Gedanken sind nur dann frei, solange sie sich jenseits des Dunstkreises von Etikettierung, Bewertung und Verurteilung befinden. Sobald Gedanken jedoch in irgendeiner Weise durch das gesprochene Wort Ausdruck finden, scheint ihnen diese Freiheit augenblicklich genommen.

Beispiel: Es ist kein Geheimnis, dass Eheleute in bestimmten Phasen ihrer Ehe schonmal an Mord gedacht haben. Sie haben diese Gedanken zwar im Normalfall nicht auf die Handlungsebene umgesetzt, aber der Gedanke, seinen Partner umzubringen, ist nichts Ungewöhnliches. Derartige Gedanken bilden auch in familiären Krisensituationen eine Art kompensatorisches Ventil. Jedoch redet niemand darüber, um sich einer vernichtenden Etikettierung zu entziehen, die unweigerlich erfolgen würde.

Der Unterschied zwischen Realität und Wirklichkeit

Realität ist ein wissenschaftlich abgeklärtes Fundament und gleichzeitig ein Argument, was uns davon abhalten soll, einer subjektiven Erfahrungsebene, die dem realistischen Erleben widerstrebt und die wissenschaftlich durch das Fehlen messbarer Parameter nicht besiegelt ist, eine Gültigkeit zu geben.

Realität ist eine Frage der Aufmerksamkeit. Das wissen vor allem Menschen, die jemals von einer Wahnvorstellung geplagt wurden. Wenn ich aus dem Fenster schaue und sehe die Felder und Wiesen, die Häuser und Bäume, dann ist das Realität. Es ist Realität, weil man sich übereinstimmend darauf geeinigt hat, dass diese Dinge realistisch sind. Man gewöhnt sich daran und schenkt diesen Elementen keine weitere Aufmerksamkeit. Trotzdem sind sie da. Es gibt jedoch im Umkehrschluss Dinge, die nicht objektiv »da« zu sein scheinen, die man jedoch durch Aufmerksamkeit erzeugen kann.

Eine evozierte Wirklichkeit beinhaltet Phänomene der energetisch feinstofflichen Ebene. Diese Phänomene lassen sich in den Grenzbereichen der außersinnlichen Wahrnehmung, der Telepathie, der Jenseitskontakte, der Synchronizität oder des Wahrträumens ansiedeln.

Ich gehe in dem Kapitel »*Außersinnliche Wahrnehmung im Rahmen psychischer Erkrankungen*« näher darauf ein.

Materie ist nichts anderes, als zu Form gewordene, verdichtete Energie, die wir als sichtbare und sinnlich erfassbare Welt definieren. Nicht jede Form von Energie ist sichtbar.

Dennoch ist sie vorhanden und in einem gewissen geistigen Zustand nimmt man wahr, dass man mit dieser Form der Energie in Wechselwirkung tritt. Genau hier liegt der Unterschied zwischen Realität und Wirklichkeit. Wir wissen, wie die Realität draußen aussieht. Die innere Realität sollte jedoch nicht ungeachtet bleiben. Jeder Mensch hat seine innere Realität: Seine Wahrnehmung und die Interpretation dieser. Kein Mensch, der jemals durch die Täler der bipolaren Störung, der schizoaffektiven Psychose oder der Schizophrenie geschleudert wurde, überlässt einem Unbeteiligten die Deutungshoheit seiner subjektiven Wahrnehmung. Das ist ungefähr so, als wenn sich ein Maulwurf rein gedanklich in die Lage eines Vogels versetzen will, um aus seiner Sicht dann dem Vogel zu erklären, wie sich das Fliegen für diesen anfühlen müsste.

Ein Umstand, der durch das Fehlen von wissenschaftlichen Erkenntnissen noch nicht als Realität deklariert werden konnte, kann trotzdem eine Wirklichkeit sein. Eine Wirklichkeit, die noch nicht durch Messungen nachgewiesen werden konnte. Die innere Realität, die höchst subjektiv ist und die jeder Mensch in sich birgt, unterscheidet sich von der äußeren Realität dadurch, dass sie nicht konform ist. Wenn fünf Leute aus demselben Fenster schauen, sehen sie alle dieselben Bäume und dieselbe Sonne, wenn sie jedoch nach innen schauen, in sich selbst und ihre innere Realität dann untereinander vergleichen, dann sehen sie grundverschiedene Aspekte ihres Denkens, Fühlens und Seins, die sich, trotz ähnlicher Erfahrungen, diametral gegenüber stehen können. Die Interpretation eigener Erlebnisse basiert immer auch auf den Empfindungen, die diese mit sich bringen. Für Empfindungen wie für Gedanken, gibt es kein Messinstrument.

Zu erwähnen wäre hier die subjektive Empfindung über Zeit oder Schmerz, die sich von Mensch zu Mensch unterscheidet. Zwei Menschen können unabhängig voneinander dieselbe Zeitspanne als unterschiedlich lang empfinden. Ähnlich verhält es sich beim Empfindungsspektrum für Schmerzen. Während Person A Geburtsschmerzen als den stärksten Schmerz überhaupt empfindet, empfindet Person B den Schmerz nach einem Beinbruch viel belastender, obwohl auch eine Geburtserfahrung bestand. Dieses Empfinden ist möglicherweise für Person B ein Anlass, um zu Person A zu sagen: »Jetzt stell dich nicht so an.« Diese Aussage resultiert aus der Annahme, dass alle anderen genauso empfinden, wie man selbst. Das ist ein Trugschluss. Demnach gibt es also Menschen mit einem sog. »dicken Fell« und die »Dünnhäutigen«, die vergleichsweise schnell aus dem Gleichgewicht zu bringen sind.

In der Psychiatrie wird diese Dünnhäutigkeit als »Vulnerabilität« bezeichnet.

Wahn – das Ich im luftleeren Raum

Eine Fehlinterpretation der Realität entsteht, wenn ein bestimmtes Thema im Bewusstsein eines psychisch kranken Menschen zu viel Raum einnimmt und andere Aspekte der Realität und des täglichen Lebens aus dem Bild gedrängt werden. Wenn sich der gedankliche Spielraum derartig schmälert und gleichzeitig vertieft, dass man von seinen eigenen Gedanken in die Reserve gezwungen wird. In die existentielle Reserve. War ein Gedankenspiel gestern noch unaufdringlich und neutral, kann es übermorgen schon eine ganz andere

Färbung besitzen. Eine ganz andere Schwere, eine bleierne Schwere, die sich, je nach Gemütszustand gegen das eigene Ich richten kann. Das passiert, wenn aus der Abfolge von vielfältigen Gedanken, ein einzelner Gedanke vom Bewusstsein fixiert wird und daraufhin Raum einnimmt. Die Energie folgt der Aufmerksamkeit. Ein Gedanke kann das gesamte Bewusstsein ausfüllen, wenn er sich dem Betroffenen nur penetrant genug aufdrängt. Die dynamische Abfolge verschiedener Gedanken, weicht schließlich der Fixierung auf einen einzigen Gedanken und die Realität im Außen erstarrt, während der innere Gedanke lebendig wird. So entsteht ein Wahn.

Beispiel: Ein Schizophreniepatient sieht sich durch eine innere Stimme dazu veranlasst, unbedingt dafür zu sorgen, dass seine hochschwangere Schwester und deren Mann ihrem neugeborenen Kind einen russischen Namen geben, da das Kind ansonsten von Familienmitgliedern, die schon tot sind, für »stammbaumunwürdig« erklärt würde. Diese Tatsache würde schließlich Unheil über gesamte die Familie bringen. Der Patient wird nun all seine geistigen und körperlichen Ressourcen aufwenden, um diesen Gedanken, diese Idee, die ihm eingegeben wurde, zu realisieren.

Weiteres Beispiel: Eine psychotische Frau sieht auf einer Jalousie im Krankenhaus rote Flecken. Sie interpretiert diese Flecken sofort als Blut, ohne jedoch die Möglichkeit mit einzubeziehen, dass es sich auch um Spritzer von einer rötlichen Bratensauce handeln könnte, da die Patienten ihr Essen auf den Zimmern zu sich nehmen. Da sie die Spritzer als Blut interpretiert, gelangt sie zu der Überzeugung, dass in dem Krankenhaus Morde stattfinden. Im Wahn werden alternativ in Frage kommende Aspekte der Realität einfach nicht abgerufen. Ihre paranoide Grundstimmung lässt nur diese Interpretation zu, weil sie im Wahn davon ausgeht, dass alle Menschen ihr etwas Böses wollen und ihr nach dem Leben trachten. So vermutet sie in harmlosen Details die schlimmstmöglichen Begebenheiten, ohne die Möglichkeit auf einen umfassenden Abgleich mit der Realität. Ihre gesamte Aufmerksamkeit gilt nur noch dem Gedanken: »Alle wollen mir etwas Böses.« Unter dem Gewicht dieser Überzeugung, ist eine normale Gedankenabfolge zu alltäglichen Themen nahezu unmöglich.

Ein Wahn ist immer der Bestandteil einer Erkrankung aus dem psychiatrischen Bereich. Er tritt niemals losgelöst auf, sondern immer im Rahmen einer Schizophrenie, der bipolaren Störung, der Altersdemenz, des Deliriums in Folge von Alkoholmissbrauch oder als Folgeerscheinung von bewusstseinserweiternden Drogen. Er kann also endogen, von innen heraus entstehen oder durch Substanzen, die dem Körper von außen zugeführt werden. Der Wahn schneidet den Betroffenen komplett von dem ab, was der objektive Betrachter als Realität bezeichnet.

Hirnorganisch ist anzumerken, dass die rechte Gehirnhälfte eine Kompensationsfunktion übernimmt. Laut Hirnforschung entsteht ein Wahn dann, wenn Areale der linken Hirnhälfte geschädigt sind. Die rechte Hirnhälfte versucht in diesem Fall, die Aufgaben der linken Hirnhälfte zu übernehmen und als Resultat der kompensatorischen Ausgleichsfunktion, entsteht ein Wahn.

Der Wahn ist zu vergleichen mit einem mehrfach heran gezoomten Landschaftsmotiv. Wenn der Fotograf ein bestimmtes Detail einer Landschaft trotz Objektnähe mit der

Zoomfunktion 20-fach vergrößert, dann würde man auf dem entwickelten Bild durch den starken Vergrößerungseffekt vermutlich gar nicht erkennen, worum es sich bei dem Motiv handelt, weil ein wesentlicher Teil dieser Landschaft fehlt und dadurch das Erkennungsprogramm in unserem Gehirn nichts Brauchbares identifizieren kann. Der Wahnhafte jedoch erklärt sich aus diesem vielfach vergrößerten Bruchstück heraus die ganze Welt. Seine subjektive Welt.

Ein Sinnbild
Der Wahn schließt den Betroffenen mit ein paar Gegenständen in einem dunklen Raum ein, in den ihm niemand folgen und aus dem ihn niemand befreien kann. Die Gegenstände existieren tatsächlich in der Außenwelt. Sie werden jedoch vom Wahnhaften in einer vielfach erhöhten Bedeutung wahrgenommen und interpretiert, während alle anderen Aspekte der Umgebung ausgeblendet werden. Nehmen wir an, bei den Gegenständen handelt es sich um ein Bilderbuch mit Symbolen, beispielsweise ein Mäanderband, einen Taschenrechner mit nur zwei funktionierenden Zahlentasten (Null und Plus), um eine Hundeskulptur mit einem blauen und einem grünen Auge und um eine Rose ohne Blütenblätter.

Da der Wahnhafte nun von der Außenwelt abgeschnitten ist, beschäftigt er sich gedanklich mit den verfügbaren Gegenständen, die ihn jedoch zunächst in ihrer unheimlichen Bedeutsamkeit befremden. Danach gleicht er seine Erinnerungen mit den Gegenständen ab und versucht, in seiner gedanklichen Innenwelt Pendants dazu zu finden. Er versucht, existente Entsprechungen dieser Gegenstände in den Erinnerungen an seine reale Vergangenheit zu finden:

»Ist mir das Bild von verschiedenfarbigen Augen in meiner Vergangenheit schonmal irgendwo begegnet? Kenne ich jemanden, der dieses Phänomen aufweist? Ach ja. Mein ehemaliger Arbeitskollege, der mir immer den Rauswurf aus dem Unternehmen prophezeit hat. Nun ist er gestorben und in anderer Form, diesmal als Hund in mein Leben zurückgekommen!«

Er kann seinen Wahn nun noch weiter ausbauen, indem er den Symbolgehalt des Hundes herausdeutet. Er setzt den Hund in Beziehung zu seinem Arbeitskollegen. (Beziehungswahn)

»Welchen Symbolgehalt könnte die Rose ohne Blütenblätter, also lediglich ein Rosenstiel für mich persönlich haben? Die Rose an sich ist ein Vanitas-Symbol und symbolisiert Vergänglichkeit. Dann ist die Rose ohne Blüte der Beweis dafür, dass ich gar nicht mehr lebe. Ich bin schon tot, bzw. mich gibt es gar nicht.«
(Nihilistischer Wahn)

»Der Taschenrechner mit den beiden Zahlentasten Null und Plus will mir symbolisieren, dass ich bald verarmen werde und nicht mehr im mehrstelligen Bereich zu rechnen brauche!« (Verarmungswahn)

»Geben mir die Symbole aus dem Bilderbuch Hinweise auf ein früheres Leben? Das Mäanderband weißt mich darauf hin, dass griechisches Blut durch meine Adern fließt! Ich muss in dunkler Vergangenheit griechische Vorfahren gehabt haben!« (Beziehungswahn)

Wenn der Wahnhafte, wie im Beispiel, Entsprechungen in der Realität oder eine schlüssige Interpretation findet, stellt sich eine erste Harmonisierung seines Weltbildes ein. Es entsteht in ihm eine Halt gebende Sinnstruktur. Er setzt die Gegenstände nun zueinander in Beziehung, obwohl sie objektiv gesehen nichts miteinander zu tun haben. Und doch haben sie eine Gemeinsamkeit: Sie tauchen alle gleichzeitig vor dem geistigen Auge dieses Menschen auf. Es sind die Requisiten seines Wahns.

Wenn er die Gegenstände zueinander in Beziehung setzt, könnte das so aussehen:

Da es sich bei einem der Symbole aus dem Buch um einen Mäander handelt, der in einer bestimmten Ausführung auch als »laufender Hund« bezeichnet wird, und aufgrund der Tatsache, dass dieses Ornament aussieht wie ein Labyrinth, aus dem es keinen Ausweg gibt, könnte er zu der Überzeugung gelangen, dass er für immer in diesem Labyrinth gefangen ist und er selbst den laufenden Hund verkörpert, der niemals den Ausgang findet.

Er könnte jedoch auch die Hundeskulptur als formvollendete Entsprechung des laufenden Hundes interpretieren und infolge dessen ein anderes Wahngebäude errichten. Die Interpretation eines Gegenstandes bleibt immer eindeutig bzw. einseitig. Es entstehen also nicht mehrere Interpretationen nebeneinander, sondern pro Symbol gibt es eine unerschütterliche Interpretation, die sich im Wahngebäude des Betroffenen verankert.

Die Gegenstände beginnen nun, im übertragenen Sinne auf ihn einzuwirken. Sie drängen sich ihm auf und werden Teil seiner Überzeugung.

Bei der Auswertung der Gegenstände, kommt es auf die Grundstimmung des Betroffenen an. In der Hochstimmung einer Manie, kann der Hund zur Gottheit umgedeutet werden, wenn es in der Mythologie eine Gottheit mit verschiedenfarbigen Augen gibt.

In der Depression kann der Hund als Bote der Unterwelt umgedeutet werden, als Wegbereiter ins Totenreich, als Lebensbedrohung.

All diese Symbole scheinen etwas im Schilde zu führen, was den Betroffen involviert. Da er von der Realität isoliert ist, muss er sich von seinem Wahn involviert fühlen, denn wenn er selbst kein Bestandteil seines Wahns wäre, dann wäre er gar nichts. In Abwesenheit von allem anderen, sind wir selber nichts. Dieser Zustand ist für das menschliche Ich nicht zu ertragen. Diese Involviertheit ist eine Art von unbewusster Sinnstiftung. Da der Wahnhafte nun mit den Gegenständen in einem dunklen Raum eingeschlossen wurde, arrangiert er sich mit diesen und bastelt sich eine für ihn zusammenhängende Geschichte daraus, weil diese Story das einzige sein wird, was ihm einen Halt gibt. Vorausgesetzt, er wurde nicht zuvor vom Wahn in den Suizid getrieben.

Aus meiner Perspektive als Patient, empfinde ich den Wahn als solchen als das krankhafte Gegenteil des ebenfalls pathologischen Aufmerksamkeitsdefizitsyndroms. Das ADS-Syndrom bezeichnet die Unfähigkeit zur dauerhaften Konzentration auf einen bestimmten geistigen Vorgang. Der Wahn hingegen hat eine Lupenfunktion für ein ganz bestimmtes Thema. Im Wahn kann man sich jedoch nicht mehr aussuchen, wofür man sich interessiert, denn er bildet unaufgefordert die

Kulisse der geistigen Bühne. Er ist in seiner Beschaffenheit so massiv, dass er dem Betroffenen nicht nur verbietet gedanklich zu entkommen, er verwehrt ihm sogar die Idee, überhaupt erst anzunehmen, dass er entkommen könnte. Der Wahn ist das Konzentrat einer Idee und weil der Geist extrem auf Konzentrate reagiert, hat der wahnhafte Mensch keine Entscheidungsgewalt über seine Handlungen. Er agiert so, wie es ihm der Wahn diktiert.

Der Wahn ist die höchste Form der unfreiwilligen Selbstzentrierung. Neben der genetischen Veranlagung, kann die langfristige Überstrapazierung bestimmter Gehirnareale dazu führen, dass sich ein Wahn ausbildet. Dazu gehört die übermäßige und langfristige Konzentration auf ein einziges Thema, bereits vor Ausbruch der Krankheit. Ich ergänze diese Faktoren um die Komponente einer dauerhaften gesellschaftlichen Isolation, in der ein gesundes Rückkopplungsverhalten nicht gegeben ist. Erwähnt sei an dieser Stelle auch der Wahn, der durch einen dauerhaft auf den Betroffenen gerichteten, externen Hass verursacht wird, der sich zunächst auf energetischer Ebene in ihm manifestiert und der mit seiner ganzen Durchschlagskraft in einem paranoiden Wahn durchbrechen kann und vom Betroffenen zunächst als Fremdenergie wahrgenommen wird, was ja auch tatsächlich so ist. Diese Form von Wahn führt oft zu Suizidgedanken.

Der Wahn katapultiert den Betroffenen in einen Mittelpunkt und zwingt ihm bis zur Unkenntlichkeit verzerrte Lebensthemen und vermeintliche Zusammenhänge auf, von denen er verschlungen wird und die sein eigenes Selbst mit der Unkenntlichkeit infizieren. Wo genau liegt diese Verzerrung?

Sie liegt in der Überbetonung bestimmter Gedanken, die unter einem komplett wesensfremden Gefühlszustand anschwellen, daraufhin das ganze Bewusstsein einnehmen und das Ich in letzter Konsequenz darunter zum Einsturz bringen.

Beispiele für weit verbreitete Wahnvorstellungen im Rahmen einer Paranoia, Depressionen und Manie:

— Ich bin Jesus und muss die Welt retten. (Manie)
— Alle Menschen beobachten mich. Sie sehen mir an, dass etwas mit mir nicht stimmt. Ich bleibe am besten zu Hause. (Paranoia)
— Ich bin minderwertig und werde verblöden. Ich sehe den Verfall meiner geistigen Qualität, während ich andere für ihre geistigen Fähigkeiten bewundere. Ich bin wertlos und nicht liebenswert, weil ich geistig verfalle. (Depression)

Was ein vom Wahn Verfolgter erlebt, ist zwar keine objektive Realität, aber es ist Wirklichkeit. Man sieht hier, dass die Gedanken des Betroffenen immer um ihn selbst kreisen und um die Interaktion (den Auftrag seines Wahns), in der er zum Rest der Welt steht. Dabei scheinen seine krankhaften Gedanken über ihn zu urteilen und ab- bzw. aufwertend zu wirken. In der Schizophrenie sind es die Stimmen, die auf- oder abwertend wirken, im Wahn ist es die depressive oder manische Grundstimmung.

In jedem Fall wird deutlich, dass dem Betroffenen im Wahn das eigene Ich am meisten im Wege steht. Die ganze Welt scheint sich an sein Ich zu haften, vernichtend auf ihn zu stürzen. Der Wahnhafte kann nicht mehr differenzieren und ist unfähig, die Realität seiner eigenen Bedeutsamkeit richtig einzuschätzen, weil er nicht in die Realität eingebunden ist.

Die tragenden Säulen des Ich

Gesunde Menschen verfügen über innere Polster, die die tragende Säule des Ich stützen und die dafür sorgen, dass Fragmente des Ich in greifbare Lebensthemen eingebunden werden, z.B.: Ich in der Familie, Ich an der Arbeit, Ich in der Freizeit. Weltliche Lebensthemen sind wie eine Ablenkung, die das Selbst in ein Fahrwasser (Dynamik aus Selbsteinbringung, Involviertheit, Interaktion mit dem zwischenmenschlichen Umfeld und Rückmeldung) bringen, in dem das archaische Potential der Innenwelt unter Verschluss gehalten wird und nicht zum Durchbruch kommt. Aus dieser Dynamik heraus, kann ein gesundes Selbstwertgefühl generiert werden, das eine weitere solide Grundlage bildet. Dazu gehört auch ein natürlicher Verdrängungsmechansimus bezüglich bestimmter Eigenschaften, die uns zwar innewohnen, die wir jedoch nicht auf der bewussten Ebene als Teil unserer Person zugehörend integrieren können oder wollen. Die Verdrängung dieser Eigenschaften, stellt die Ausprägung unseres Selbstbewusstseins sicher.

Ein weiterer tragender Aspekt ist eine starke energetische Konstitution, die den Menschen unempfindlich gegenüber Fremdeinflüssen macht, ein dickes Fell. Ein weiteres stützendes Polster, ist die Fähigkeit, die Rückkopplungen, die von außen kommen, immer wieder auszuwerten und auf den neuesten Stand zu bringen und dadurch das Maß der Bedeutsamkeit des eigenen Ich der Realität anzupassen, die durch Rückkopplungen geschaffen wird. Durch die Rückmeldung des Umfeldes, in dem ich mich gerade befinde. Fehlen diese Rückkopplungen durch soziale Isolation, mangelhafte Kommunikation und einem resultierenden Mangel an Input, dann agiert das Ich im luftleeren Raum. Es greift auf die Informationen zurück, die im innersten Wesenskern abrufbar sind.

Der psychisch Kranke hat den Faden verloren. Den Verbindungsfaden zu seiner mitmenschlichen Umwelt. Das Maß für die Einschätzung der eigenen Bedeutsamkeit, wird somit fehlgeneriert, weil die realistischen Maßstäbe zur Einschätzung wegfallen. Irgendetwas in ihm scheint dafür zu sorgen, dass er sich komplett aus der Realität ausklinkt. Selbst wenn er zur Arbeit geht oder bei seiner Familie ist, kann er sein wahres Ich nicht mehr dort einfließen lassen, denn dieses wurde längst vom Diktator Wahn ausgelöscht und durch eine Attrappe ersetzt, die seinen Gedanken befiehlt: »Ich muss den 11-stelligen Code für das neue Mammutprojekt der Luftraumfahrtbehörde entschlüsseln, das bin ich ihnen als Geheimagent schuldig.« Sein Ich ist eingebunden in Geschehnisse von oberster Priorität und in der Draufsicht von oberster Absurdität. Dieses Ich kann sich nicht mehr in verschiedene Richtungen zerstreuen, um sich von sich selbst abzulenken. Dieses Ich konfrontiert den Wahnhaften nur noch mit sich selbst.

Kommunikation

Nicht psychisch erkrankte Menschen, schaffen Verbindungen zu ihren Mitmenschen, indem sie sich mitteilen, indem sie gemeinsame Erlebnisse haben, dieselbe Realität miteinander teilen und sich dann darüber austauschen. Sie stellen also über Kommunikation und gemeinsames Erleben, eine Verbindung her und über die Auswertung dieser gemeinsamen Erlebnisse oder Interessen, wird ihre Verbindung gestärkt und es entsteht ein Erlebnis-Austausch-Kreislauf.

Der Wahnhafte, der zu ausgeprägter Introversion neigt, erschafft Verbindungen in seiner Innenwelt, die für den Beobachter konfus und unlogisch erscheint, weil ihm diese Welt nicht umfassend, sondern nur bruchstückhaft vermittelt werden kann. Später verbindet der Wahnhafte seine Innenwelt mit dem, was draußen geschieht. Er knüpft also erst Verbindungen in sich selbst und erlebt später die Geschichte dazu.

Der Gesunde kann nur durch direkte Kommunikation in der persönlichen Begegnung eine Verbindung herstellen. Das Ich des Wahnhaften jedoch bricht unter der Tatsache zusammen, dass alles mit allem kommuniziert, unentwegt und auf einer wortlosen Ebene, die niemals schweigt.

Ein Wahn ist dadurch gekennzeichnet, dass aus einer subjektiven Wahrheit niemals eine allgemeingültige Wahrheit wird, doch der Wahnhafte kennt nur (s)eine Wahrheit. Weil die Pfade des Wahns so eng, so verschachtelt und so finster sein können und weil sie sich so tief in den Wesenskern des Betroffenen eingegraben haben, wird es praktisch niemanden geben, der den Wahn in Gänze nachvollziehen kann.

Wir sind im Labyrinth unseres Wahns noch einsamer als ein Gesunder, der sich vom Gefühl der Einsamkeit geplagt fühlt. Denn seine Einsamkeit kann von andern Individuen nachvollzogen werden. Der Wahn kann nicht nachvollzogen werden und dadurch ist der Kranke von den gesunden, andersdenkenden Mitmenschen und der äußeren Realität abgeschnitten. Es kann kein Verbindungsfaden aufgespannt werden, wenn der Wahnhafte und der Gesunde völlig unterschiedliche Auffassungen über Kommunikation, Wahrheit und Wirklichkeit haben.

Der Höllentunnel

Der Wahnhafte wird also nicht mehr durch diese Säulen gestützt und muss sich jetzt aus seiner eigenen Substanz speisen. Das bedeutet im übertragenen Sinn, dass er sich in einem 30 Kilometer langen dunklen Tunnel befindet, den er tagtäglich passieren muss. Auf dem Weg zum Ende des Tunnels, widerfahren ihm ständig schreckliche Dinge, die seelisch dauerhaft kaum zu ertragen sind.

Beispiel: In den Asphalt der Straße, die durch den Tunnel führt, wurden Menschen einbetoniert, deren Köpfe wie Löwenzahnblumen aus dem Erdboden ragen. Ihre Augen sind leer. Du spürst: Bald wirst du auch einer von ihnen sein. Du sieht Kettensägen, Hammer und Beile und hast bereits eine Horrorvision vor Augen, wie sie dich damit richten werden. In einem Berg von Sperrmüll, der sich in dem Tunnel befindet, nimmst du nur die oben erwähnten Werkzeuge wahr, die du als Mordwerkzeuge umdeutest. Du läufst weiter, obwohl dieses Weiterlaufen eher einer Flucht gleicht. An der Wand des Tunnels siehst du die

Aufschrift »Carpe Diem« und deutest sie so: »Das ist die Motivation für meine Widersacher, meine Mörder. Sie müssen ein gutes Tageswerk vollbringen und mich aus dem Wege räumen. Es ist ihr Leitsatz. Erst, wenn ich tot bin, war dieser Tag sinnvoll.«

Dabei sind alle Menschen, die dir im Tunnel begegnen potentielle Mörder. Die Eigenschaft Vertrauen wurde rigoros durch ein generelles Bedrohungsempfinden ausgetauscht. Du triffst auf einen seriös wirkenden Mann. Er trägt ein weißes Hemd, eine Krawatte und einen schwarzen Anzug. Er trägt einen Koffer bei sich und sagt, er sei von der Tunnelaufsicht. Du hältst ihn für einen Eingeweihten des Mordkomplotts gegen dich. Du weißt, dass sich in seinem Koffer die Werkzeuge des Todes befinden: Die Todesspritze, Geschirr für Elektroschocks und ein Sezierbesteck. Du rennst so schnell du kannst, doch der Tunnel vor dir scheint sich proportional zu deiner Laufgeschwindigkeit zu verlängern. Nichts von dem, was du erlebst ist Einbildung. Alles ist in irgendeiner Form existent und all das scheint vernichtend auf dich zurückzufallen. Du kannst vor den Schatten davonlaufen, aber nicht vor dir selbst. Nicht vor deinem inneren Programm, was in dein Bewusstsein installiert wurde und den Namen: »Alles zu meiner Vernichtung« trägt.

Dieses Programm ist Teil von dir selbst und es wird jede äußere Neutralität besiegen und dafür sorgen, dass du sie feindselig gegen dich gerichtet umdeutest. Manchmal begegnen dir Tiere im Tunnel, Hunde, Katzen. Die einzigen Geschöpfe, von denen keine Gefahr auszugehen scheint. Doch sobald sie dich erblicken, drehen sie sich um und laufen vor dir davon, als wollten sie vor einer Bedrohung fliehen, so wie du vor den Schatten. Am Ende des Tunnels, findest du dann eine halbe Scheibe Brot, die, nach all diesen Torturen dein Überleben sicherstellen soll, die du

aber nicht mehr zu dir nehmen willst, denn Nahrungsaufnahme
würde Lebensverlängerung und damit eine Verlängerung dieser
Qualen bedeuten. Wenn du nun über Wochen jeden Tag einen
solchen Tunnel passieren musst, dann kannst du erahnen, an
welcher Belastungsgrenze sich dein Ich befindet.

Der Verfolgungswahn ist ein Stachel, der statt Schmerzen maximale Begrenzung verursacht. Er sperrt dich in einen ein Quadratmeter kleinen Raum, der bis unter die Decke mit den Utensilien deines Todes gefüllt ist und zwingt dich darin zum Langstreckenlauf. Während du diesen Stachel herausziehen willst, wirken die Todes-Utensilien, die nun auch in dir aktiviert sind, wie Widerhaken, die wiederum statt Schmerzen noch engere Grenzen ziehen und den Raum, in dem du dich befindest noch weiter schrumpfen lassen. Nun hast du nur noch einen halben Quadratmeter und musst weiterhin an dem Stachel ziehen und mit jedem weiteren Widerhaken, den du aus deinem Inneren ans Tageslicht beförderst, schrumpft dein Raum. Du bist in einem Szenario, in dem sich Pest und Cholera gegenseitig bedingen. Der Psychiater Markus Preiter bezeichnet diese Situation fachlich treffend als »Fusionskonfusion«. Als Verschmelzungsverwirrung. Das, was du für einen Stachel hältst, ist Teil von dir selbst geworden. Es ist mit dir verschmolzen.

Wenn schließlich die Reserve, in der du steckst, so eng geworden ist und die Anzahl der Widerhaken in deinem Stachel zu groß, folgt der Zeitpunkt, an dem die große Kapitulation eintritt: Der Freitod.

Was sind die Auslöser einer psychischen Erkrankung?

Beim Ausbruch einer Erkrankung aus dem schizophrenen Formenkreis, spielen genetische und psychosoziale Belastungsfaktoren die Hauptrolle. Die genetische Veranlagung ist ein endogener Faktor, während die psychosozialen Faktoren von außen, also exogen hinzukommen. Fachärzte geben unabhängig voneinander immer wieder dieselben Beispiele für diese Stressfaktoren: Todesfall innerhalb der Familie, Trennung vom Partner, Verlust des Arbeitsplatzes, schwere Krankheitsfälle, posttraumatische Belastungsstörungen.

Ich möchte dieses Feld der psychosozialen Faktoren jedoch um einige subjektive Aspekte ergänzen, die ich für hochgradig relevant halte und die in meinem Fall zum Ausbruch der Krankheit geführt haben:

Es ist das Zusammenkommen folgender Faktoren: genetische Disposition, soziale Isolation, Mangel an Input und Überbetonung bestimmter Gedanken, bzw. die Passion für ein einziges Thema. Dazu kommt eine angeborene Durchlässigkeit. Damit meine ich, ein schwaches energetisches Umfeld (Aura), das nicht ausreichend vor energetischen Fremdeinflüssen schützt. Dieses den Menschen umgebende Energiefeld ist kein esoterischer Einfall. Es kann durch die sog. Kirlianfotografie sichtbar gemacht und nachgewiesen werden. Ich werde im Verlauf ausführlich auf diese Punkte eingehen.

Zur Entstehung von Depressionen, die im Zusammenhang mit den Anforderungen der Arbeitsumgebung stehen und die in signifikantem Maße zunehmen, möchte ich hier einen

Auszug aus einem Interview mit dem Hamburger Psychiater Markus Preiter erwähnen:

»Die Arbeitsumstände, wie sie aktuell sind, sind so gestaltet, dass sie unseren evolutionär gewachsenen Erwartungen an die Gruppe, in der wir uns bewegen, nicht entgegenkommen. Unser Gehirn ist vermutlich darauf angelegt, in einer Gruppe von maximal 150 Individuen zu leben, die sich alle jahrelang kennen, die in hohem Maße miteinander verwandt sind und in einem Verhältnis stehen, wo jeder sehr auf den anderen angewiesen ist, also eine große Form von Wechselseitigkeit stattfindet. In dieser sozialen Gruppe ist das, was wir Depression nennen, auch der Versuch, im Rahmen einer gewissen Kränkungssituation zu signalisieren: »Ich kann nicht mehr, ich brauche deine Unterstützung.« Diese soziale Geste, die man auch als »Kapitulationsoffensive« nach außen bezeichnen kann, fällt jedoch in unseren sozialen Kontexten völlig ins Leere. Wenn Sie von Ihrem Vorgesetzten verletzt werden und reagieren gesund depressiv mit einer Unterwerfung, indem Sie sich immer weniger zutrauen, um den anderen zu signalisieren: »Ich werde dir nicht gefährlich«, und landen in der Krankschreibung, dann kommt Ihr Chef nicht nach Hause und sagt: »Da habe ich wohl einen Fehler gemacht.« Sondern unser anonymisiertes System hebelt sozusagen diese evolutionär gewachsene Wunderwaffe aus und diese richtet sich schließlich gegen uns selbst. Weil das immer so weiter geht und die erhoffte soziale Antwort ausbleibt, nimmt das depressive Geschehen seinen Lauf und nimmt wahrscheinlich nur in unseren speziell anonymisierten Lebensumständen diese, teilweise chronifizierten, schwierigen Verläufe. Aber unser Gehirn, das im hohem Maße auch bereit ist, sich mit den Zielen der Gruppe zu identifizieren, trifft auf eine zunehmend globalisierte Arbeitswelt, die vom Betroffenen alles abfordert. Es wird

gefordert, dass er alles gibt, was er an psychischen Fähigkeiten hat, dass er sich mit der Firma identifiziert, mit dem Vorstand, mit den Mitarbeitern, mit seinem Büro und mit dem Produkt. Das ist alles ein bisschen viel, weil es letztlich nicht auf Gegenseitigkeit beruht.«

Der Gedanke – schicksalbildendes Mysterium

»Achte auf deine Gedanken, denn sie werden zu Worten. Achte auf deine Worte, denn sie werden zu Handlungen. Achte auf deine Handlungen, denn sie werden zu Gewohnheiten. Achte auf deine Gewohnheiten, denn sie werden dein Charakter. Achte auf deinen Charakter, denn er wird dein Schicksal.«

Dieses Zitat bedeutet in der Quintessenz, dass Gedanken und Schicksal unmittelbar miteinander verknüpft sind. Keine Naturwissenschaft kann im Detail erklären, was ein Gedanke in seiner Ganzheit wirklich ist. Die Hirnforschung kann lokalisieren, welcher Teil des Gehirns für Erinnerungen zuständig ist und welche Bereiche im Gehirn tätig sind, wenn Probanden sich eine Reihe von Bildern ansehen und emotional darauf reagieren. Die Qualität der Gedanken kann jedoch nicht eruiert werden. Ein Gedanke ist nicht materiell und in der Physik gibt es für Gedanken keine Observable. Keine Eigenschaft, die messbar wäre. In der Physik kommt der Begriff »Gedanke« nicht einmal vor. Naturwissenschaftler fragen sich dennoch: »Wie kommt in Materie eine Eigenschaft wie Geist?« bzw. »Wie kommt der Gedanke ins Gehirn?« Um einer Antwort näher zu kommen, müssen sie interdisziplinär herangehen und psychologische bzw. philosophische Aspekte einbeziehen. Die Qualität von Erinnerungen und von Gedanken, kann nur subjektiv empfunden werden. Hirnforscher können unsere Hirnströme messen und neuronale Bewegungen feststellen und sich zum Formalen äußern, nicht aber bezüglich der Inhalte. Auch in der regulären psychiatrischen Therapie, lässt man Inhalte weitestgehend unbeachtet. In der Mathematik ist die Zahl das Mittel zum Zweck einer Berechnung. Dass eine Zahl aber auch eine inhaltliche Bedeutung haben kann, interessiert in der Mathematik nicht, sondern nur in der Numerologie, die wiederum einen Teilbereich des Okkultismus darstellt und daher mit der Naturwissenschaft unvereinbar ist.

Ein Inhalt ist jedoch von essentieller Relevanz, wenn es um die Erkundung des Wesens geht. Wenn man 6 und 3 zusammenrechnet, kommt man zu einem Ergebnis, aber man erfährt nichts über das Wesen der Zahl. In der Mathematik sind die Zahlen tote Objekte. Man kann Zahlen jedoch auf energetischer Ebene erfahren und in diesen Erfahrungen offenbart sich ihr Wesen. Die Numerologie berichtet über das Wesen der Zahlen.

Von oberster Priorität, sollte das Wesen der *Gedanken* in der Psychiatrie sein. Als erfahrener Patient, gewinnt man jedoch den Eindruck, dass Gedanken für die Psychiatrie genauso tot sind, wie die Zahlen in der Mathematik. Bevor eine psychiatrische Behandlung eingeleitet wird, stellen die Ärzte zwar ein Auseinanderfallen oder eine Abweichung der Gedanken fest, während konkrete Inhalte, außer zur Stellung der Diagnose, so gut wie nie von längerfristigem Interesse sind. Gemeint sind hier die Inhalte einer Wahnvorstellung oder einer Psychose. Selbst wenn der Patient in der Phase der Gesundung wieder fähig ist, sich zusammenhängend zu äußern, bleiben die Inhalte seiner Gedanken in einer verstaubten Schublade seiner Innenwelt zurück.

Da die psychotische Empfindungs- und Gedankenwelt sehr subjektiv ist, genauso subjektiv wie die Ebene des Traumes, wäre die Psychiatrie auf der Suche nach einem *allgemeingültigen* Wahrheitswert dieser Inhalte hoffnungslos überfordert. Die Psychiatrie braucht jedoch Allgemeingültigkeiten, um die Patienten kategorisieren zu können. Detaillierte Differenzierungen auf inhaltlicher Ebene sind in der Psychiatrie jedoch ausdrücklich unerwünscht.

Angenommen, zwei verschiedene Personen, die an verschiedenen Orten leben, werden unabhängig voneinander auf eine psychiatrische Station zwangseingewiesen, weil sie in einer koreanischen, bzw. einer russischen Kriegsuniform durch ihren jeweiligen Wohnort liefen und ihre Mitmenschen verunsicherten oder gar im Zuge einer Wahnvorstellung bedrohten. Obwohl bei beiden Personen augenscheinlich dieselbe Symptomatik vorliegt, verbergen sich in ihnen vermutlich zwei komplett unterschiedliche Gedankenwelten. Ihrem psychotischen Handeln können völlig unterschiedliche Ursachen zugrunde liegen und auch der Impuls dazu, dass sie ihre Mitmenschen bedrohten, kann von ganz verschiedenen Motivationen ausgelöst worden sein.

Ich vertrete die naive und vereinfachte Vorstellung, dass Gedanken Informationen beinhalten, die theoretisch von jedem Gehirn empfangen werden können. Ich sehe den Ursprung der Gedanken nicht im Menschen selbst, sondern in einem Gedankenpool, der sich überall befindet, zum geistigen Reich gehört und damit örtlich unbegrenzt ist. Unter Einbeziehung wissenschaftlicher Grundlagen, komme ich im Kapitel »Außersinnliche Wahrnehmung im Rahmen psychischer Erkrankungen« differenziert auf dieses Thema zurück Ich sehe die Qualität der Gedanken in der individuellen Entsprechung eines Menschen begründet. Ein Gehirn empfängt einen bestimmten Gedanken erst dann, wenn im Wesenskern bereits die Entsprechung zu diesem Gedanken liegt, die dem Menschen bereits bewusst ist.

Beispiel:
Person A beschäftigt sich in ihrer Freizeit bereits über einen längeren Zeitraum und aus eigenem Interesse heraus mit der Lebensweise von Libellen. Person A wird aufgrund dessen vorwiegend für externe Informationen hellhörig sein, die sich auf das Thema Libelle beziehen oder in einem weiteren Rahmen auf das Thema »Leben in biologischen Systemen«, bzw. in einem noch weiteren Spektrum, auf das Thema Natur im allgemeinen. Weil die Person jedoch dazu neigt, für sie uninteressante Informationen, beispielsweise zu den Themen Energieeffizienz, Innenarchitektur und zu sämtlichen anderen Themenfeldern auszublenden bzw. zu ignorieren, nimmt die Libellenthematik eine bestimmte Bedeutung in ihrem Leben ein. Diese Thematik stellt für Person A gewissermaßen das dar, was der Volksmund als »das Wesentliche« definiert, was jedoch, wie an diesem Fall deutlich wird, höchst subjektiv ist. Aus einem ihm unerfindlichen Grund, korreliert er mit der Libellenthematik. Genau diese Affinität für ein bestimmtes oder auch mehrere Themenfelder, denen die entsprechende Person aus eigenem Bedürfnis heraus, Zeit, Aufmerksamkeit, Passion und ein intuitives Verstehen entgegenbringt, bezeichne ich als die »individuelle Entsprechung.«

Ein Gedanke setzt sich aus rationalen, emotionalen, bewussten und unbewussten Fragmenten zusammen und enthält somit alle gegensätzlichen Informationen des gesamten menschlichen Erfahrungsschatzes. Damit meine ich, dass auf der unbewussten Seite eines bewusst gewordenen liebevollen Gedankens, ein hasserfüllter Gedanke liegt, der jedoch gegenwärtig nicht aktiviert ist. Ein Gedanke enthält also immer auch eine Kehrseite, die im Unbewussten liegt, und die eine entgegengesetzte Polarität beinhaltet. Der Gedanke enthält in seiner Essenz alle existenten Polaritäten, also alle untrennbaren Gegensätzlichkeiten. Damit meine ich, dass die Äußerung einer rationalen Tatsache oder der Gedanke daran, auch mit Emotionen behaftet sein kann, die inhaltlich gegensätzlich sind.

Ein Mann kann sich rational zu seiner Frau bekennen, emotional aber trotzdem Zweifel über die Verbindung hegen. Eine Frau kann einer attraktiven Frau begegnen und der rationale Gedanke: »Diese Frau ist attraktiv«, stellt sich bei ihr ein. Dieser rationale Fakt hat jedoch überhaupt nichts mit ihren emotionalen Gedanken über diese Frau zu tun, weil der emotional behaftete Gedanke dem rationalen vollständig konträr gegenüberstehen kann. Attraktivität ist ein von der Gesellschaft positiv bewertetes Attribut, das jedoch mit negativen emotionalen Attributen wie Neid oder Hass beantwortet werden kann.

Ich sehe in dieser Tatsache einen der Hauptgründe für die menschliche Ambivalenz. Die Durchmischung von Verstand und Gefühl bei gleichzeitig gegensätzlicher Ausrichtung ihrer Polarität.

Ein Gedanke kann von einer Intention, also einer Absicht begleitet werden oder er ist auf einmal einfach da, in Form einer Eingebung oder einer Vision. Ein Gedanke wird dann von einer Intention begleitet, wenn es darum geht, Wissen oder Fakten zu vermitteln. Ein Lehrer wird sich beispielsweise am Vortag überlegen, was er morgen seinen Schülern erzählt. Bei einer Eingebung, handelt es sich inhaltlich eher um ein intuitives Wissen, nicht um ein rational abgeklärtes Wissen.

Beispiel: Eingebung

Person B, die sich von ihrem Bekannten dessen Auto ausgeliehen hat, welches bereits zwei Jahrzehnte in Betrieb ist und dessen Unterboden komplett durchgerostet ist, hat kurz vor ihrer Ankunft am Zielort ein Bild vor ihrem geistigen Auge: Sie sieht, wie das Auto über dem Boden schwebend im Bereich der Vorder- und der Hinterachse an zwei Fäden hängt, deren Enden jeweils nach oben verlaufen und von insgesamt vier Engeln festgehalten werden, die den Wagen an diesen Fäden durch die Luft tragen. Erst einige Tage später, erfährt sie während eines Werkstattbesuches, dass das Auto infolge der Unterbodendurchrostung komplett fahruntauglich ist und ein Achsenbruch bei weiterer Inbetriebnahme unausweichlich wäre. Da Person B aus Gründen der Unwissenheit über den Zustand des Autos und aus Gründen der Religionslosigkeit, weder rationale noch emotionale Gründe für diese Gedankenbilder hatte, ist anzunehmen, dass ihre Gedanken in diesem Moment ohne innere Eigenintention zustande gekommen sind.

Auch der Prozess des kreativen Schaffens, scheint in sonderbarer Weise eine Schnittstelle zwischen dem Künstler und dem geistigen Reich darzustellen, in dem sich bereits vollendete Zukunftsszenarien befinden, die unter bestimmten Voraussetzungen von Künstlern als »Vision« empfangen und in Kunstwerken festgehalten werden. Wenn Künstler gefragt werden, woher ihre Inspiration kommt, dann antworten sie nicht selten, dass eine außenliegende Kraft die Inhalte liefert und sie als Künstler gewissermaßen den Empfänger darstellen.

Man weiß, dass Materie einen Einfluss auf unsere Gedanken hat und darüber hinaus auch auf unser Befinden. Alkohol beeinflusst und verändert unsere Gedanken und Medikamente können sich auf den Fluss unserer Gedanken bzw. auf deren Qualität auswirken. Wenn Materie einen Einfluss auf Gedanken hat, haben Gedanken dann Einfluss auf Materie? Dieser Frage möchte ich mich in einigen Kapiteln dieses Buches annähern.

Dass Gedanken von uns als Informationen in der Raumzeit gespeichert werden und inhaltlich von anderen Personen abgerufen werden können, zeigen folgende Begebenheiten:

Ein in der Luft liegender Informationsgehalt kann sich unmittelbar auf die Gedanken der anwesenden Personen auswirken. Das hat man in folgendem Experiment herausgefunden:

Eine Gruppe von Probanden wurde in einem Klassenraum platziert, um Kreuzworträtsel zu lösen. Unmittelbar, nachdem die Testzeit der ersten Gruppe abgelaufen war, wurde eine zweite Gruppe mit gleichen kognitiven Voraussetzungen und von gleicher Qualifikation in dem Raum platziert, um dieselben Kreuzworträtsel zu lösen. Die Frage: Welche der beiden Gruppen hatte die Rätsel schneller gelöst? Während der gesamten Versuchsreihe war signifikant festzustellen, dass die zweite Gruppe die Rätsel schneller löste. Letztendlich wurde dieses Phänomen darauf zurückgeführt, dass die gedachten Gedanken der ersten Gruppe als Information weiterhin »in der Luft lägen« und die zweite Gruppe gewissermaßen einen geistigen Zugriff auf diese Informationen hätte.

Ein weiteres Phänomen einer spontanen, und mit der jeweiligen Situation korrelierenden Informationsabrufung, ist der sog. »Genius Loci«, der Geist des Ortes. Dieses Phänomen wird immer wieder im Bereich der Bewusstseinsforschung erwähnt und angeführt.

Beispiel nach einer Erfahrung des Theologen Götz Wittneben:

Ein Mann besucht, in der Absicht, neues Eigentum zu erwerben, mehrere Gutshöfe. In einem dieser Gutshöfe, wird er von der Hausherrin in die Küche geführt, in der er plötzlich Beklemmungen bekommt und von einem sehr unguten Gefühl übermannt wird, das er sich jedoch nicht erklären kann. Er bittet die Hausherrin darum, die Fenster zu öffnen. Schließlich verlässt er den Raum. Später erfährt er dann von der Hausherrin, dass sich vor fünfzig Jahren ihr Großvater in dieser Räumlichkeit erschossen hat.

Phänomene dieser Art, liegen in dem »Geist des Ortes« begründet.

Warum erwähne ich das in aller Ausführlichkeit? Ich komme später darauf zurück, dass Menschen, die eine Disposition für eine psychiatrische Erkrankung haben, besonders offen und empfangsbereit für Phänomene dieser Art sind. Das kann einerseits durch die durchlässige »Ich-Umwelt-Grenze« bedingt sein und andererseits durch den außergewöhnlichen Geisteszustand, den diese Patienten im Laufe ihrer Erkrankung aufweisen. Psychische Krankheit und das Erleben übernatürlicher Phänomene, scheinen sich in einer bestimmten Weise zu bedingen.

Die Wechselwirkung zwischen Gefühl und Gedanke

Der Gedanke bewirkt das Gefühl. Der österreichische Psychoanalytiker Wilhelm Reich ist der Ansicht, dass Emotionen durch die subjektive Wahrnehmung von energetischen Bewegungen im menschlichen Körper entstehen. Heute weiß man, dass die Grundbausteine des menschlichen Körpers eine spezifische Schwingung aufweisen. Der Reiz, der nun durch den physikalischen Vorgang der Verstärkung oder der Auslöschung entsteht, bildet die Vorform der Emotion. Wird der Reiz mental reflektiert, entsteht ein Gefühl. Ohne Gedanken, entsteht kein Gefühl. Gedanken und Gefühle werden auch außerhalb unseres Körpers, im Mentalfeld der Aura gespeichert. Die in diesem Feld gespeicherten Informationen, haben einen Einfluss auf die Befindlichkeit des Körpers.

Der freie Wille im Rahmen der individuellen Entsprechung

Der freie Wille konkurriert mit der menschlichen Natur, die nicht frei, sondern an Urkräfte gebunden ist. An Instinkte, Triebe, Ängste, Temperament. Diese Urkräfte können kaum bewusst und willentlich kontrolliert werden. Sie unterjochen uns, nicht wir sie. Jeder Mensch ist mit Energien ausgestattet, die ihn in bestimmte Richtungen lenken. Das ist seine Natur und in seiner Natur hat er eine Daseinsberechtigung, unabhängig vom Urteil und Verständnis anderer. In seiner Entwicklung wird er sich von seinen Energien leiten lassen und sich genau den Resultaten ergeben, die diese Energien für ihn bereithalten. Würde er sich bewusst gegen diese Energien stellen, wäre sein Leben vermutlich ein Irrtum. Wenn ein kleiner Junge Gänsehaut bekommt, weil er im Radio ein Gitarrensolo von AC/DC hört und er sich in die Gitarre verliebt hat, die er im Schaufenster vom Händler XY gesehen hat, dann wäre es ein Irrtum, ihm statt einer Gitarre das Strafgesetzbuch in die Hand zu drücken, nur weil ein anderer meint, dass dies nun seine berufliche Zukunft werden solle.

Zur Freiheit der Entscheidungen möchte ich hier ein fiktives Beispiel anführen: Jan ist ein kleiner Junge von melancholisch-phlegmatischem Temperament. Er stammt aus einem gutbürgerlichen Elternhaus und ist auf den ersten Blick ein ganz normaler kleiner Junge. Doch etwas unterscheidet ihn von den anderen Kindern. Er ist mit einer Grundangst auf die Welt gekommen. Da er noch klein ist, kann er nicht darüber reflektieren, für ihn ist es der gewohnte Gefühlszustand und Normalität, eine latente Bedrücktheit in sich zu spüren. Er ist am liebsten für sich und empfindet keine unbeschwerte Freude, wenn er mit anderen Kindern zusammen ist, sondern eher Gleichgültigkeit und innere Verkrampfung. Dieses Verhalten und Jan's verkümmerte Körpersprache fällt sogar den Lehrern auf und diese Andersartigkeit macht ihn in der Gruppe zu einem Sonderling. Wenn er von anderen Kindern umgeben ist, ist er sehr verschlossen, ängstlich und bringt sich nicht in das Geschehen ein.

Niemand kann sich sein Verhalten erklären, denn die Umstände, in denen er lebt, sind absolut nicht besorgniserregend. Keine traumatischen Erlebnisse, keine seelische oder körperliche Misshandlung, keine sichtbaren Anlässe zur Sorge oder Bedrückung, kein Grund zur Angst. Wenn er von der Schule nach Hause geht, wechselt er die Straßenseite, sobald er am Horizont Leute sieht, die auf seiner Seite entgegenkommen. »Ängste bekämpft man nur durch Konfrontation mit den angstauslösenden Situationen«, würden Therapeuten hier raten. Jan hat in dieser Situation, als er die Straßenseite wechselte, seiner Natur entsprechend gehandelt. Wären auf der gegenüberliegenden Straßenseite auch Leute gewesen, wäre er wohl einfach weitergelaufen und an den Leuten vorbei. Doch er hat sich dafür entschieden, den Leuten auszuweichen und diese Entscheidung, egal, durch welche Ursache sie hervorgerufen wurde, hatte in diesem Moment ihre Daseinsberechtigung.

Jan wurde mit einer Grundenergie ausgestattet, die in ihm Angst bewirkte und er traf seine Entscheidungen so, wie die Angst es ihm befahl. Hätten ihm seine Eltern wirklich einen Gefallen getan, wenn sie ihn in einen Sportverein geschickt hätten, in dem andere Kinder sich bereits sportlich betätigten, obwohl er weder dem Sport, noch den Kindern besonders zugetan war? Hätte er bei dieser Freizeitbeschäftigung, gegen die sich ihm alle Haare und Zehennägel sträubten, wirklich die Angst vor Mitmenschen verlieren können? Sollten Menschen wirklich verändernd in das Leben eines anderen eingreifen, nur weil sie meinen, dass diese aufgezwungene

Kursänderung gut oder besser für ihn ist? Ist es ratsam, einen Menschen, der sich absolut nicht unters Volk mischen will, dazu zu zwingen, sich doch unters Volk zu mischen, mit der Begründung, dass er das Volk brauche, um später einmal irgendein Leben führen zu können?

Oder um ein Gespür für soziales Miteinander zu bekommen? Man kann also nur ein Gespür fürs Meer bekommen, wenn man auch darin schwimmt? Das Meer hat mit Sicherheit genauso viele Facetten wie das soziale Miteinander und auch das Gespür unterliegt feinen Nuancen. Wieso sollte man nur dann ein Gespür fürs Meer bekommen, wenn man auch darin schwimmt?

Der kleine Jan entscheidet sich im Nordseeurlaub dazu, nicht ins Wasser zu gehen. Er zeltet lieber am Strand und sieht den Gezeiten zu. Er sieht in regelmäßigen Abständen den Rückgang des Wassers und beobachtet aufmerksam die Freilegung von Watt und all den Früchten, die dieses Naturschauspiel mit sich bringt. Er beobachtet Seesterne, Muscheln, Wattwürmer und die kleinen Luftbläschen, die aus dem nassen Sand nach oben dringen. Er findet Bernsteine und wartet, bis die Flut einsetzt und er mit seinem Zelt wieder nach oben rücken muss. Nach einer Woche hat sich sein innerer Rhythmus dem der Gezeiten angepasst und er weiß instinktiv, wann er wieder hinunter gehen kann, um Seesterne zu finden und er weiß, in wie vielen Stunden er wieder die Rückenflosse des Wals in den Wellen sieht. Er ist während der Ferien kein einziges Mal in der Nordsee geschwommen, weil er einfach nicht das Bedürfnis hatte. Er war lediglich Beobachter. Würde er tatsächlich ein Gespür für die Nordsee haben, wenn er lediglich darin gebadet hätte?

Es soll Menschen geben, die aus einer sicheren Entfernung heraus beobachten und allein aus diesen Beobachtungen ein Gespür entwickeln. Sie sind nicht dafür gemacht, sich als zusätzlicher Bestandteil in bereits vollständige Systeme einzubringen, denn das erachten sie für überflüssig. Sie sind nicht dafür bestimmt, immer mittendrin sein zu müssen. Und selbst wenn sie mittendrin sind, werden sie vom Schicksal periodisch immer wieder in ihre Beobachterrolle zurückgedrängt. Ein soziales Miteinander findet nicht permanent statt. Es ist ein Gefüge, aus dem auch ein zeitweiliger Ausweg möglich sein sollte. Manche Menschen brauchen längere Regenerationsphasen von diesem sozialen Gefüge und andere regenerieren sich selbst erst, indem sie ein lebendiger Bestandteil dieses Gefüges sind. Beide finden für sich selbst heraus, welches Maß an sozialem Miteinander förderlich ist und welches Maß hinderlich sein kann.

Eine Dynamik des Todes

Ich möchte nun von einem Musiker berichten, der in meiner Jugend und später während der manischen Phasen meiner Erkrankung eine wesentliche Rolle eingenommen hat und unter dessen Licht sich am Wendepunkt meines Lebens ein Ereignis zutrug, welches Fachärzte vermutlich als Beziehungswahn bezeichnen würden. Ich habe über diese Begebenheit nie mit einem meiner Ärzte gesprochen.

Kurt Cobain war Musiker und der Frontman der Band »Nirvana«, die Anfang der 90er Jahre auf dem Höhepunkt ihres Erfolges war. Kurt Cobain beging im April 1994, im Alter von 27 Jahren Suizid. Nach den Ereignissen zahlreicher Krankheitsphasen, kam ich zu der Erkenntnis, dass im geistigen Sinn so etwas wie eine gemeinsame Schnittstelle, ein übergeordnetes Verbindungselement zwischen Kurt Cobain und mir besteht, das eine Brücke zwischen Diesseits und Jenseits schlägt.

Ein kleines Kind weiß, was das Wort »Tod« bedeutet, obwohl es diese Erfahrung noch nicht gemacht hat. Es weiß nicht, was ein Baum ist, bis es einen sieht. Es weiß nicht, was heißes Wasser ist, bis es die sinnlich wahrnehmbare Erfahrung macht. Aber es weiß, was »tot« bedeutet. Waren wir, bevor wir geboren wurden tot? Wurde der vorgeburtliche Zustand des Menschen jemals als Tod bezeichnet? Hat irgendwann einmal ein kleines Kind seine Eltern gefragt: *»Wie war das eigentlich früher, als ihr noch tot wart?«*

Wird unser Erfahrungsschatz, den wir während unseres irdischen Daseins sammeln, von der Kraft, die uns entstehen ließ, mit dem Tod auf ein Minimum eingeschmolzen oder gar vernichtet? Oder wird die Information, die von unserem Ich übrig bleibt, zu einem Widerhaken im Seelenfleisch eines anderen Menschen, der fünfzig oder fünfhundert Jahre später geboren wird? Fallen wir nach unserem Tod als energetische Fragmente in die Erinnerungen der Menschen von morgen? Ist das Nichts nicht vielmehr ein Synonym für eine Dimension, die unsere Vorstellungskraft sprengt? Oder gibt es vielleicht einen außergewöhnlichen geistigen Zustand, in dem wir das Nichts bruchstückhaft erfahren?

Muss der Zustand, in dem wir uns nach der Zeitspanne unseres irdischen Lebens befinden, derselbe sein, wie vorher? Auf den Herbst folgt der Winter, aber auf den Winter nicht der Herbst. Dennoch erfolgen alle vier Jahreszeiten immer und immer wieder nacheinander. Aber nur, solange die näheren Sterne und Planeten existieren. Das Sterben der Jahreszeiten wird mit dem Tod der Sonne eingeläutet und dieser setzt schleichend ein. Was passiert, wenn wir alle Elemente, die wir mit dem Begriff der Jahreszeit verbinden, herauskürzen? Können wir uns eine Jahreszeit ohne Bäume, ohne Sonne, ohne Schnee, ohne Regen, ohne die Blüte und ohne meteorologische Phänomene vorstellen? Ist diese Leere, die wir dann vorfinden das Nichts? Oder ist das Nichts, genau wie der Tod nur ein hässlicher Deckmantel, der die ätherische Schönheit eines harmonischen Ur-Zustandes verdecken soll, in dem sich das, was wir »Nichts« getauft haben, als Ewigkeit offenbart?

Natur ist eine immerwährende Wiederholung von Gedeihen und Vergehen. Dieselbe Linde, die diesen Sommer blühte, wird auch nächsten Sommer wieder blühen. Aber der nächste Sommer wird ein anderer sein, als dieser und nicht derselbe, wie jener von vor zwei Jahren. Oder ist er nur in unserer Empfindung ein anderer? Sind Sommer und Winter womöglich nur verschiedene Spielarten desselben energetischen Fundaments?

Es gibt das kollektive Erbe der Menschheit. Darin sind alle wesentlichen Erfahrungen gespeichert, die die Menschheit im Laufe ihrer Entwicklungsgeschichte gemacht hat und die unbewusst erinnert werden. Warum, wird von einem kleinen Kind der Tod erinnert, jedoch nicht der körperliche Schmerz?

»Das tut mir weh«, wird von einem Kleinkind ohne Schmerzerfahrung nicht verstanden. Aber: *»Das Tier ist tot«,* wird von ihm ohne Todeserfahrung verstanden.

Wie das kollektive Menschheitserbe, hat auch das Reich der Träume seine Grenzen. Wenn der Tod das Ende von allem ist, warum lässt der Traum dieses Ende, dieses gigantische Nichts nicht zu? Wir können im Traum nicht tot sein. Wir können uns im Prozess des Sterbens befinden, aber bevor dieser vollendet wird, erwachen wir. Ich erlebte es selbst immer so, wenn ich im Traum kurz davor war, zu sterben und aus sämtlichen Berichten zur Traumforschung gehen dieselben Erfahrungen hervor. Der Traum kann uns alles vorgaukeln, wir können von unten nach oben fallen, wir können uns in ein Reptil oder ein Insekt verwandeln, wir können fliegen. Aber er schafft es nicht, uns eine Illusion des Todes zu zeigen.

Vielleicht schafft dies gegen alle weltlichen Gesetze eine Wesenheit, die schon die Räume vom irdischen ins jenseitige gewechselt hat.

Kurt Cobain: In mir wirst du lebendig

Ich sehe dich an, während deine epischen Schreie einen Sturm über mein inneres Nichts fegen lassen und den Raum mit einer Schwingung erfüllen, von deren Ausmaß ich jetzt noch nichts ahne. Ich bin 14 Jahre und durch meine ausgeprägte Introversion, habe ich aus Sicht der anderen anscheinend irgendeinen Anschluss verpasst. Ich interessiere mich nicht für den messbaren Teil der Welt, weil der messbare Teil der Welt nicht die Welt ist. Ich interessiere mich für einen Musiker, der sich das Leben genommen hat und erkenne in ihm intuitiv dasselbe groteske Chaos, das ich auch in mir beheimate. Der wirre Weltentwurf, den ich mir mache, kommt aus meinem Inneren und folgt keinem roten Faden, den man draußen als nachvollziehbar bezeichnen würde.

In einem meiner Träume, sehe ich vor einem schwarzen Hintergrund das Zahlenverhältnis 16:11 und empfinde gleichzeitig das Wort »Weltgürtel«.

Ja, ich kann Worte in meinen Träumen empfinden, ohne sie zu sehen oder zu hören. Menschen, die eine Nahtoderfahrung gemacht haben, berichten oft davon, dass sie während dieser Zeit eine alles durchdringende Liebe gespürt haben, jenseits der irdischen Parameter für Liebe. Sie haben eine der irdischen Erfahrung übergeordnete Dimension von Liebe erfahren, die unabhängig von Gesten oder Verhaltensweisen eines Gegenübers empfunden wird. Genauso kann man Worte in einem Traum empfinden, die man nicht lesen muss oder eine Person, die man nicht sieht, die aber trotzdem da ist und die man durch ihr spezifisches energetisches Muster identifiziert.

Der 14. Song auf meinem ersten Nirvana Bootleg-Album ist »Polly«. Im Verlauf des Liedes gibt es eine Stelle, die ich immer und immer wieder zurückspule, weil mich die Komposition von Cello und Stimmlage in einen Zustand der körperlosen Erfüllung versetzt, in dem ich eine gewisse Form von Lebendigkeit verspüre, eine Anverwandtheit. So, als würde ein Teil meiner Seele, der sich dagegen gewehrt hatte, hier unten auf der Erde mit einem Körpergefängnis wechselzuwirken, aus einer Endlosschleife dieser Songsequenz heraus in eine Sphärenmusik hinein geboren. In ein Stadium der Existenz, in dem es den Irrsinn der Gegensätze noch nicht gab.

Während die alles verzehrende Melancholie des herannahenden Cello in der traurigsten Version des Songs »Polly« deine Stimme fast verschluckt, scheint es so, als würden sich die beiden Frequenzen von Stimme und Cello berühren und schneiden, um dann wieder in ihre Eigendynamik überzugehen.

Wie die kürzeste Begegnung zwischen zwei Liebenden, die sich wieder loslassen müssen, damit sie nicht in den Sog der Bedeutungslosigkeit geraten, der ihre Liebe schal und abgestanden machen und sie schließlich vernichten würde. Die Zeit offenbart ihr Geheimnis nur demjenigen, der sie vergisst. Welches Geheimnis offenbarst du mir, wenn ich bei dir in eine Selbstvergessenheit gerate?

Intensität verlangsamt unser Zeitempfinden. Intensität kann die Zeit anhalten, aber das Dauerhafte, das Andauernde, schwächt jede Intensität. Liebe existiert jenseits der Zeit und nur in ihrer Intensität.

Kein anderes Instrument könnte die resignierende und gleichzeitig hoffnungsvolle Zärtlichkeit deiner Stimme treffender hervorheben, als die langsam wechselnden Tonhöhen des Cello. Sehnsucht gepaart mit Melancholie ist eine glücklose Mischung. Dennoch ist die Anmut, die von dieser Kombination ausgeht, so rein und unantastbar, dass sie in ästhetischer Hinsicht den vielleicht größten Platz im Universum einnimmt. Sphärenmusik.

Liebende ziehen sich an, weil sie gegensätzlich sind, meint der Volksmund. Entsteht nicht etwas viel Größeres als die schnelllebige Attraktion der Gegensätze, wenn sich die Liebenden ähnlich sind, wenn sie sich gleichen? Werden Sie ganz und gar nicht erst durch ihre Gleichheit zu Liebenden? In der Astrologie ist die Konjunktion der stärkste Aspekt. Wenn sich zwei Planeten im selben Zeichen so nahe sind, dass sie sich fast berühren. Dann finden gigantische energetische Wechselwirkungen statt. Dieser Aspekt ist stärker als der reine Gegensatz der Opposition.

Noch weiß ich nicht, ob die Faszination, die ich für dich empfinde auf Gegensätzlichkeit oder auf Ähnlichkeit beruht. Du wurdest an dem Tag geboren, an dem die Sonne in das astrologische Zeichen der Fische eintritt, am 20. Februar. Während meine Sonne kurz davor ist, das Zeichen der Fische zu verlassen. Wir wurden mit derselben Grundenergie ausgestattet und befinden uns gleichzeitig in einem astrologischen Übergangsbereich zwischen zwei Sternzeichen.

Ist es nicht viel wahrscheinlicher, dass man als Fisch im »Ozean der Intuition« einem anderen Fisch begegnet ist, sobald man Übereinstimmungen in tiefer liegenden Bereichen feststellt, und nicht einem Löwen oder einer Waage? Und dass es durch das gleichartige Kommunikationssystem in der hochsensibilisierten Umgebung des Wassers so etwas wie ein Grundverstehen zwischen den Fischen gibt? Es ist eine naive Gleichung, aber manchmal trifft sie zu. Wenn sich im Zeichen der Fische die Materie auflöst, liegt es dann nicht auf der Hand, dass eine Tür aufgestoßen wird, die einen Blick in die Dimension dieser Auflösung erlaubt? Sind es nicht die Vorahnungen, Wahrträume und Visionen der Fische, die im Begriff sind, diese letzte stählerne Tür aufzuweichen?

Die tiefschwarze Kajalumrandung deiner wasserblauen Augen, stellt einen vollendeten Kontrast dar. Ein Kontrast: Wie der Jungfrau Aszendent, der sich in Opposition zu deiner Fischesonne befindet. Wie deine innere Zerrissenheit, die dein Licht und deine Schatten in alle Himmelsrichtungen verströmt. Und wieder bin ich berauscht vom Cello und wieder legt sich seine Schwingung parallel über die deiner Stimme und wieder sehne ich dich herbei und ahne nichts vom Ballungszentrum meiner Gedanken. Wohin fließen meine Gedanken und was erschaffe ich durch sie?

Obwohl du gar nicht da bist, nehme ich mir Zeit für dich. Der Raum ist erfüllt mit Informationen von dir. Zeugen einer sonderbaren, künstlerischen Dimension: in Form von Datenträgern, Interviews, Büchern, Videos.

Du bist tot. In mir wirst du lebendig. Du bist mein Zufluchtsort und während alltägliche Nebensächlichkeiten, die sich in

Endlosschleifen wiederholen, wie Inflationen immer bedeutungsloser erscheinen, gerate ich im Bannkreis deiner Kunst in eine Weltvergessenheit. Du bist das Drahtseil, das sich über meine innere Leere spannt und ich betrete es. Die Intensität deiner Stimme, scheint ein Samenkorn in meine innere Ödnis zu legen. Ein Samenkorn, das eine sonderbare Landschaft in mir angedeihen lässt. Eine Landschaft mit Baumskeletten, an denen tote Embryos hängen. Felder mit schwarzen Mohnblumen, die zur Bewegungslosigkeit erstarrt sind. Eine Landschaft, die sich unter einem rot-violetten Himmel erstreckt, unter dem Kreaturen verkümmern. Eine Welt, in der das ewige Gegenstück aus einer Blutpfütze geboren wird. Eine Atmosphäre, von der ich mich nie abgeschnitten fühle, weil mich alles beseelt, was sie hervorbringt. Als sei ich selbst daraus entsprungen. Als bräuchte ich nichts Blühendes, nicht zuviel vom Leben, nicht zuviel an Freude, nicht zuviel an Licht. Eine Landschaft, die nur eine Nuance von der Ödnis entfernt ist. Für mich sind ihre Früchte ein Überlebenselixier, ein Kleinod der verborgenen Symbole, eine Schutzschicht gegen Oberflächlichkeiten. Ein Aufbegehren gegen das Nichtssagende. Letztendlich ein Aufbegehren gegen mich selbst, denn das Nichtssagende, das bin ich. Das wurde mir jedenfalls von Dritten immer wieder glaubhaft versichert. Und ich hätte damit keinerlei Problem gehabt, wenn ich nicht in meiner nichtssagenden Ausdruckslosigkeit zu einem Problem für andere geworden wäre. Das Nichtssagende scheint etwas zu sein, was nicht erwünscht ist, denn zudem hat es auch noch eine unglaublich negative Ausstrahlung. Das wurde mir mit einer Beständigkeit und einer Ernsthaftigkeit verkündet, dass ich das Gefühl hatte, als hätte ich mit meiner Negativität einen ungünstigen Einfluss auf das Schicksal der Welt. Ein Nichts mit einer negativen Ausstrahlung ist etwas, was nicht willkommen ist und irgendwann nimmt es eine erdrückende Gestalt an.

Für mich jedoch ist das Nichtssagende das, was für die anderen von Bedeutung zu sein scheint.

Das Nichtssagende ist für mich das, was aus allen Richtungen ertönt. Der Tenor des Mainstream, die Lyrics von hohlen Liebesschwüren und verzweifelten Anrufversuchen glattgebügelter Jungs, die sich an jede beliebige Frau richten und die inflationär werden, weil sie das Fundament der Bedeutungslosigkeit bilden. Die überbelichteten Clubkulissen, vor denen üppige Frauen ihre Hinterteile schwingen und die dazugehörigen Zuhälter ihre Handgelenke in die Kamera halten, an denen sich raumeinnehmende Rolex-Uhren befinden. Die Tausendlinge, die ihre Botschaften durch materielle Überflüssigkeiten ausdrücken. Sie verkünden eine Botschaft, in der Gebrauchsgüter eine gravierende Rolle spielen. In meiner Welt jedoch, ist die Materie im Begriff der Auflösung und auch das Gerede darüber.

In Abwesenheit von allem anderen sind wir selber nichts. Und weil dieser Zustand für den Menschen unerträglich ist, habe ich mich da angesiedelt, wo ich Verwandtheit spüre. Ich bin das Nichts, das von dir aufgefüllt wird. In meiner Konturlosigkeit, bist du mein Mentor und ich nehme immer mehr deine Haltung an. Ich lasse mir meine Haare auf Schulterlänge kürzen und mit blonden Strähnen versehen, weil ich dir ähnlich sein will. Ich trage blaue Kontaktlinsen, die jedoch farblich viel zu schwach sind um meine dunkelbraunen Augen in einen klaren Ozean zu verwandeln. Ich bekomme zu Weihnachten eine Gitarre und versuche, mir die Anfangsakkorde einiger Nirvanasongs selbst beizubringen.

Du bist mein Ankerpunkt, ein Meer, in das ich eintauche und welches mir die Illusion lässt, ich könne dich bis in die letzten Tiefen deines Wesens ausloten. Eine Eigenschaft zieht mich unaufhörlich in deinen Dunstkreis. Du bist eine codierte Botschaft. Du bist der, der meine Geschichte erzählt. Dein Charisma braucht keine Performance. In »Nirvana live n' loud«, wirkst du so magnetisch, dass ich stundenlang an dir klebe. Dann ist der Übergang zwischen »bei dir sein« und »zu dir werden«, fließend. Dann realisiere ich das, was man Selbsttranszendenz nennt: Ein Aufgehen in einem übergeordneten Ziel.

Ich gehe in dir auf, weil ich mit allen Sinnen und meinem konzentrierten Bewusstsein bei dir bin. Ich stelle mich vor den Fernseher, sehe dich während eines Konzerts auf der Bühne und ahme deine Bewegungen nach, bis ich mich selbst in eine Art ekstatischen Entrückungszustand getanzt habe. Manche Poster von dir sehe ich mir so lange an, bis sich dein Gesichtsausdruck in meiner Wahrnehmung verändert und das Bild durch meine Aufmerksamkeit mit Leben aufgefüllt wird. Dann verzieht sich dein Mund zu einem Lächeln und der Ausdruck in deinen Augen wird so lebendig, dass ich davon ausgehe, dass du mich siehst. Wenn die Gitarre durch deine Finger gleitet, entsteht etwas Ätherisches. Ein Sound, der alles durchdringt. Ein Sound, der weltweit die Wände zum Vibrieren bringt. Du hast ein Lebensgefühl erschaffen für eine ganze sinnentleerte Generation.

Würdest du nur einem einzigen von diesen Millionen der sein, der du mir bist? Du schaffst Kunst aus deinen Symbolen heraus und schmiedest damit einen vollendeten Kontrast zur gegenwärtigen »Love-is-everywhere-Popkultur«. Deine Kunst ist kein Abziehbild. Sie birgt ein verschüttetes archaisches Potential.

Mit einer entdeckungswilligen Neugier, übersetze ich die Songlyrics aus dem Booklet zum Album »In Utero«: In der Gebärmutter. Eine Neugier, die ich von mir selbst nicht kenne und die darauf gründet, dass alles, was deine Kunst verkörpert, aus einer inneren Dimension stammt, die sich nicht durch Logik erschließen lässt. Wie aus einem verwaschenen Traum. Eine Fische-Frau mustert dich und du willst den Krebs von irgendjemandem aufessen, der seine Nabelschnur zu dir herunterwirft. Aus diesen Inhalten bestehen deine Songs. Wie sollte ich das verstehen wenn ich nicht einmal meine eigenen Träume verstand?

Hättest du dich suizidiert, wenn es nur etwas gegeben hätte, was dich hier hätte halten können? Wirst du auf die irdische Ebene zurückkehren, damit wir uns begegnen und verstehen können? In unserer Begegnung geht es um Verstehen, selbst wenn du tot bist. Unsere Aufgaben werden nicht mit dem Tod ausgelöscht. Sie bleiben bestehen, über die Vergänglichkeit hinaus. Was macht es für einen Unterschied?

Du bist tot und ich betrete das Terrain eines unvollendeten Lebenswerkes. Was sich in den nächsten Jahren unter dem Licht meiner Gedanken entwickelt, kann man am besten als Passion bezeichnen. Eine Passion, die zu einer Obsession wird. Identitätssuche, Angleichung, Verschmelzung.

Auf dem Nirvanacover zu »In Utero«, ist eine transparente Anatomiefigur in Frauengestalt abgebildet. Sie neigt ihren Kopf etwas seitlich und blickt nach unten, was sie demütig wirken lässt. Hinter ihrem Rücken erstrecken sich vogelähnliche Schwingen. Durch den transparenten Körper kann man die Muskelfasern und einzelne Organe erkennen. An der Stelle, wo die weiblichen Unterleibsorgane sein müssten, befindet sich der Darm. »In Utero«, in der Gebärmutter. So heißt das Album. Und das Cover dazu? Was soll es bedeuten? Dass die Gebärmutter, wie der Darm, ein Produzent von Abfallprodukten ist?

Angesichts der Tatsache, dass relativ viele Menschen unabhängig voneinander ihre eigene Spezies als überflüssig betrachten, macht diese Vermutung sogar Sinn.

Je mehr Nirvana mich im Diesseits umgibt, desto mehr bedaure ich deine Abwesenheit, dein nicht mehr da sein. Oft klammert sich mein Blick an das große schwarz-weiß Poster, das über meinem Bett hängt. Ich studiere dein Gesicht und deinen Blick den ganzen Abend lang. Manchmal so lange und intensiv, bis ich nur noch Farben erkenne und deine Augen nur noch als schwarze Höhlen. So, als hätten sich deine Augen in dem Bild aufgelöst. In diesem Prozess offenbart sich mir die Veränderlichkeit in der Wahrnehmung der Dinge, wenn man sie nur lang genug betrachtet.

Konzentration ist ein männliches Prinzip. Man dringt gedanklich in etwas ein. Ich dringe gedanklich in dein Wesen ein. Das Gegenteil davon ist Meditation, das Empfangen. Ein Zustand der Befreiung von allen Gedanken. Die Meditation ist nicht meine Entsprechung. Ich fühle mich dazu getrieben, das Wesen gedanklich zu erfassen, meine Konzentration darauf zu richten, um es zu begreifen.

Ich kann meine gesamte Aufmerksamkeit gezielt in einem Ballungszentrum fixieren und sie dann auf ein Zielobjekt richten. Der Sinn von diesem Prozedere offenbart sich mir jedoch vorerst nicht. Noch weiß ich nicht, dass meine Augen Energieüberträger sind. Energetische Verbindungen werden immer über die Augen hergestellt. Man kann mit den Augen Energie senden und empfangen. Aber was passiert, wenn man einem Toten seine Energie schickt? Einem Selbstmörder? Eine Energie, die mit Wunsch und Sehnsucht aufgeladen ist. Ich kann nicht loslassen.

Ich erinnere mich an eine Lehrereinschätzung, in der stand, ich solle meine Aufmerksamkeit nicht nur auf eine einzige Person richten, um in der Klasse nicht nur eine Freundin zu haben. Nun richtete ich meine Aufmerksamkeit wieder nur auf eine einzige Person, auf einen Toten. Manchmal findet man in einem Einzelstück alles, während man sich bei der gleichzeitigen Beschäftigung mit Vielen nur unnötig verzettelt. Gegen Introversion und das Bedürfnis, allein zu sein, gibt es keine Tabletten.

Ich sehe an meiner Passion nichts falsches. Meine Bedürfnispalette an zwischenmenschlichen Kontakten ist durch sie abgedeckt.

In deiner Stimme und der Schnelligkeit deiner Gitarre, erkenne ich eine Kraft, die sich einfach nicht durch den Tod ausradieren lässt. Tod bedeutet doch totale Abwesenheit, völlige Vernichtung, ewiges Schweigen.

»Die Lebenden wissen, dass sie leben. Die Toten jedoch wissen gar nichts.«

Das besagt eine Stelle in der Bibel. Es ist ein »uns glauben machen wollen« der christlichen Kirche. Parallel dazu redet dieselbe Kirche jedoch von Engeln und Dämonen, die sogar aus dieser anderen Dimension heraus auf Menschen einwirken können. Von Wesen, aus dem geistigen Reich, die irgendwann auch einmal Menschen waren oder Abkömmlinge einer kirchlichen Idee. Wieso verleugnet gerade diese Kirche, dass Verstorbene möglicherweise auch zu diesem geistigen Reich gehören?

Noch halte ich die Illusion, dass ich mit dir verschmolzen bin für real. Doch was, wenn ich nur mit dem Bild verschmolzen bin, was ich mir von dir geschaffen habe? Macht es einen Unterschied? Es ist, als ob ich aus einem urwüchsigen Holzscheit ein Stück herausschneide und dieses Stück durch feilen und hobeln in eine Form bringe, die ich für perfekt befinde. Ich manipuliere etwas, um es verherrlichen zu können und ich nehme einer Ganzheit ein Stück, um es seinem Wesen zu entfremden. Ich blende den Makel aus. Es ist, als ob ich deine Energie da gefangen halte, wo sie nicht hingehört. In mir.

Welche Antwort sollte ich darauf bekommen?

Schon bald besitze ich mehrere Autobiographien von dir. Ein Exemplar mit ausführlichen Interviews. Du bist manisch-depressiv, wird darin erwähnt. Du wandelst auf dem schmalen Grat zwischen ausgeprägten Minderwertigkeitsgefühlen und maßloser Selbstüberschätzung. Ich verstehe nicht, wie so etwas sein kann. Entweder – Oder. Man kann sich doch nicht in einem Moment für alles und im nächsten für nichts halten.

Die Leute von MTV und andere Mainstream-Experten hielten bereits den Song »Come as you are« für eine Selbstmordankündigung. »Dass du unbewaffnet bist«, hast du darin mehrmals wiederholt. Deine Kritiker halten deine Songtexte für Satire, Zynismus und Politparodien. Sie halten dich für einen gescheiterten Drogenjunkie, der die Dimension der Aufmerksamkeit nicht verkraftet. Sie haben in deiner Kunst keine Heimat gefunden. Ich dagegen fühle mich zu Hause, sobald ich die Anfangsakkorde von »Serve the servants« höre. Einem Teil von mir wird die Bedeutung deiner Kunst schlagartig klar. Dieser Teil liegt jedoch auf dem Grund meines Unbewussten und er wird schleichend aktiviert. Ich beobachte, aber verurteile nicht.

Worüber diese Musikspezialisten nichts wussten, waren Zeichnungen aus deiner Kindheit, die erst viele Jahre später an die Öffentlichkeit gelangten. Da gibt es ein fünfseitiges Daumenkino, in dem du eine Comic-Ente skizziertest, die eine Pistole ansetzte, sie auf sich selbst richtete und schließlich abdrückte. Das letzte Bild zeigt die Ente, die tot in ihrer eigenen Blutlache liegt und den Schriftzug »The End« trägt. Ein Cartoon aus deiner Kindheit. War es vielleicht einfach deine Entsprechung auf diese Weise zu sterben?

In einem Film über einen bipolaren Mann, stellt sich die Frage, warum nur Kinder vom Fliegen träumen. Alle Menschen, die nach einem Flugtraum gefragt wurden, gaben als Antwort, dass sie nur als Kind vom Fliegen geträumt hätten. Wenn ein Kind jedoch einen solchen Cartoon entwirft, fühlt es sich dann frei? Oder sehnt es sich nach der Freiheit, die danach kommt? Oder hat der Cartoon möglicherweise gar nichts mit dem Kind zu tun und wurde aus einer künstlerischen Distanz heraus geschaffen? In welchem Maß ist ein Kind fähig, sich von sich selbst zu distanzieren?

Meine Mutter erzählte mir, dass ich als Kind, wenn ich malte, oft Kreuze und Grabsteine gemalt hätte. Mir war das gar nicht mehr bewusst, aber ihr fiel das damals auf. Habe ich diese Kreuze gemalt, weil sie nichts mit mir zu tun hatten? Hatte ich sie gemalt, weil eine Faszination von ihnen ausging? Ich kann es nicht sagen. Es muss ein unbewusster Vorgang gewesen sein. Später fühlte ich mich jedoch bewusst zu dieser Symbolik hingezogen, ohne negative Attribute hineinzuprojizieren.

Ich begann, einen kleinen Altar zu bauen. Auf einem Hintergrund aus Pappe, klebte ich ein schwarz-weiß Porträt von dir und bastelte aus Holzstäbchen ein Kreuz, das ich rot anmalte. Dazu zeichnete ich das Kreuz mit den drei Raben aus »Heart-Shaped-Box« und klebte es es auf den Papphintergrund. Dann stellte ich eine kleine Kerze davor, die ich ab und zu anzündete. Ich schrieb deinen Namen und dein Geburts- und Todesdatum unter dein Porträt und bastelte sogar einen kleinen Personalausweis mit deinen Daten. Ich bastelte Miniaturfiguren aus Papier, die dein Gesicht trugen und sämtliche kreativen Aktivitäten, die ich ausführte, hatten dich zum Inhalt. Ich schrieb all meine Gedanken auf, die ich mir zu Nirvana machte. Ich ahnte tief in mir, dass ich dich verstehe und so wurdest du zu dem Element, das meine Welt erschuf.

Der Ritualcharakter

Ich ahnte damals nicht, dass das, was ich über Jahre praktizierte, Ritualen aus dem Bereich des Spiritismus und der schwarzen Magie entspricht. Im Fachjargon »Nekromantie« genannt. Totenbeschwörung, Jenseitskontakt. Ich versuchte über Jahre unwissentlich, einen Jenseitskontakt zu einem Selbstmörder herzustellen und ahnte nichts davon, dass es so etwas im Rahmen »okkulter Praktiken« überhaupt gibt. Über das Phänomen der Jenseitskontake, erfuhr ich erst viele Jahre später, als ich zum ersten Mal übereinstimmende Berichte zum Thema Besessenheit und zum Thema Nekromantie las, die meine Erfahrungen, die ich in den folgenden Kapiteln beschreibe, bestätigten. Ich handelte ohne Absicht und wusste nichts von okkulten Ritualen, erlebte dann Jahre später erschütternde Ereignisse und bekam danach die Bestätigung durch Berichte, in denen genau das beschrieben wurde, was ich erlebte.

Rituale zur Totenbeschwörung: Bericht aus einer Okkultismus-Bibel

»Zunächst sammelt man *alle Erinnerungen* an den oder die, die man zu sehen wünscht, indem man mit *Gegenständen, die ihm dienten*, ein Zimmer möbliert, wie er es lebend benutzte, oder einem ähnlichen Raum. Dort stellt man sein *Bild* inmitten von täglich zu erneuernden Blumen, die derjenige mochte. Dann setzt man einen bestimmten Tag fest, an dem man die Beschwörung vornimmt, vorzugsweise einen *Tag, der für die Person bedeutsam war.*

Dort stellt man die *Kerze* hinter sich und enthüllt das Bild, in dessen Gegenwart man *eine Stunde schweigend* verbringt.

Dann fährt man fort, indem man sich mit der Person, die man sehen will, *identifiziert, so spricht, wie sie sprechen würde und sich für diese hält.* Nach kurzer Zeit des Schweigens spricht man zu der Person, die man sehen will und befiehlt ihr, sich zu zeigen. Dann ruft man ihren Namen dreimal mit lauter Stimme. Danach *spricht* man noch einige Minuten *geistig* mit ihr, ruft anschließend wieder dreimal ihren Namen.

Klappt es beim ersten Mal nicht, so muss man das Ritual dreimal wiederholen. Je öfter, desto sichtbarer und wirklichkeitsgetreuer das Resultat.«

Nekromantie: Eine Beschreibung der Autorin und Philosophin der Hermetik, Maria Szepes, aus der Accademia Occulta

»Der Kontakt mit Verstorbenen ist auf drei verschiedene Arten möglich: durch die magische Urnekromantie in ihren Riten, wo die Larven der Verstorbenen im Rauch des Opferfeuers erscheinen, durch ein Medium oder *durch unmittelbare seelische Erlebnisse mittels der mentalen Einstimmung der Astralebene.* Erfahrungsgemäß ist die letztere die überzeugendste, die vollkommenste Methode, doch ihre Anwendung erfordert gewisse Vorstudien, ein geistiges Training. Es ist einfach nicht wahr, dass man die geistigen Manifestationen passiv abwarten und sich damit begnügen muss, was sich von selbst ergibt. Die esoterische Lehre macht es möglich, dass wir selbst jene Regionen aufsuchen, wo sich die Verstorbenen aufhalten, und dass wir im Kontakt mit ihnen jene Auskünfte, das uns Interessierende **als persönliches Erlebnis erfahren.**«

Dieses Erlebnis beschreibe ich im Kapitel: Nirvana – eine unmissverständliche Antwort

Der ehemalige italienische Exorzist Gabriele Amorth, erwähnt in seinem Buch »Exorzisten und Psychiater« folgendes Beispiel einer Besessenheit aus seiner langjährigen Praxiserfahrung:

»Ein anderer Fall von Leitgeist, der sehr schlimm ausging, ist der eines Künstlers, der mit vierzig Jahren Selbstmord verübte. Die Familie eines Mädchens hatte ihr diesen wie einen Gott vorgestellt; in der Atmosphäre dieser vergötternden Bewunderung hatte das Mädchen eines Tages zur großen Freude ihrer Eltern entdeckt, dass sie den Geist dieses Künstlers hatte. Diese Begeisterung verflog freilich, als das Mädchen von heftigen Selbstmordgedanken versucht wurde.«

Meinen ersten erschütternden seelischen Entrückungszustand, der Parallelen zu dem oben erwähnten Fall »Mädchen und Künstler« aufweist, erlebte ich im Dezember 2001. Erst ein Jahr später, stellten die Ärzte eine Diagnose.

Der Nullpunkt

2001: Ich existiere zwar noch, aber ich habe aufgehört zu leben.

Das Etwas in mir projiziert eine verwirrte, unkoordinierte und gedankenleere Atmosphäre in die Welt. Sprache, Bedeutung und Inhalt werden mir von Tag zu Tag fremder und diese Fremde ergreift gänzlich von mir Besitz. Eine Fremde, der sich niemand stellen will. Eine übergreifende Fremde, der alle menschlichen Eigenschaften fern liegen, die vorher Leben symbolisierten. Zu duschen und sich anzuziehen ist ein völlig sinnloser Vorgang, denn er würde nichts an meinem Zustand ändern. An der Inhaltslosigkeit, die schwer wie Blei ist. Ich habe zunehmend Schwierigkeiten, Zusammenhänge zu erfassen und es fällt mir noch schwerer, selbst welche herzustellen. Wozu bin ich denn noch fähig mit dieser Fremden in mir, die sich anfühlt, als sei sie eine demenzkranke alte Frau, die keinen Zweck mehr erfüllen konnte? Meine Handschrift ist vollkommen zerrüttet und gleicht dem Gekrakel eines Dreijährigen. Ich bin vollkommen unfähig, den Kurantrag auch nur ansatzweise auszufüllen und die alltägliche Routine wird zu meiner größten Herausforderung. Das Mädchen, das von dieser Fremden besetzt ist, hat Vernichtungsgedanken, sie kann sich um keinen Preis mit ihr arrangieren und kämpft jeden Tag mit stumpfen Waffen. Die Fremde hat Macht, trotz ihrer todesnahen Eigenschaften und sie will Verderben über das Mädchen bringen.

Ich liege nur noch im Bett, gewöhne mir Essen und Trinken nach und nach ab und komme niemals in den Schlaf. Nachts ereilen mich Schweißausbrüche und die Ausdünstungen der Medikamente entfremden mich noch mehr von mir selbst. Meine Hände riechen muffig-süßlich und sondern die ganze Nacht Angstschweiß ab. Regeneration scheint nicht mehr möglich und auch das Erahnen des schrecklichen Höhepunktes dieser Phase bleibt mir verwehrt und genau das raubt mir die letzte Kraft. Ich weiß nicht, wo die Fremde mit mir hin will. Ich kann keine Zusammenhänge mehr erfassen, geschweige denn, einen rationalen Gedanken. Mitteilen kann ich mich seit vier Wochen nicht mehr. Das alles hat die Fremde mit mir gemacht. Ein Häufchen Elend, das zum Opfer parasitärer Dämonen geworden ist.

Noch vor einem halben Jahr lag ich, mich am Leben erfreuend und über jeden blöden Unsinn kichernd in der Julisonne des Klinikumparks, nachdem die operative Entfernung meines bösartigen Eierstocktumors geglückt war und ich erfuhr, dass ich metastasenfrei bin.

Anfang Dezember 2001 haben die Dämonen mich längst im Griff. Sie scheuchen mich in der Wohnung hin und her und machen meine Bewegungsabläufe immer unkoordinierter. Die Orientierung haben sie mir gänzlich genommen. Meistens halte ich mich im Bett auf und versuche, vergeblich in den Schlaf zu kommen, doch manchmal sitze ich auch im Wohnzimmer auf der Couch. Auffällig ist: Kurz nachdem ich das Wohnzimmer betrete, verlassen alle Anwesenden den Raum. Meine Oma, deren Lebensgefährte und sogar die Katze. Keiner kann diese Fremde ertragen ...

Je mehr ich mich verändere, desto mehr verändern sich auch die Menschen und Tiere in meinem Umfeld. Dadurch, dass nichts mehr an das Mädchen erinnert, das ich mal war, scheint auch mein Umfeld von einer Wandlung betroffen. Ist das nur eine subjektive Wahrnehmung? Nein. Dadurch, dass sogar die Katze meine Nähe meidet und sich schreckhaft von mir zurückzieht, scheint die Fremde in mir noch erbarmungsloser geworden zu sein. In der Folgezeit, entwickelt sich folgende beunruhigende Dynamik: Je schlechter es mir geht, desto mehr ziehe ich mich zurück und dieser Rückzug bedingt, dass meine Oma in noch größere Sorge um mich gerät und nun öfter das Zimmer aufsucht, in dem ich mich zu isolieren versuche. Je öfter sie mich in diesem Zimmer aufsucht, desto größer werden meine Fluchttendenzen, die mich schließlich dazu veranlassen, fluchtartig das Haus zu verlassen, um ziellos am nahegelegenen Fluss herumzuirren. Schließlich sehe ich, dass meine Oma mir gefolgt ist um in ihrer Verzweiflung immer wieder nach mir zu rufen. Die Tatsache, dass ich dieser Verfolgung nicht entkommen kann, verstärkt wiederum meine Rückzugstendenzen und die damit verbundene unablässige Aufmerksamkeit meiner Oma. So geht es weiter, bis schließlich nichts mehr geht.

Es sind die ersten Dezembertage an denen sich mir immer wieder folgender Gedankengang aufdrängt:

»Er war ihr bei des Heimes Pflege seit langer Zeit schon sehr im Wege. Nun kam sie mit sich überein, am Niklasabend soll es sein ...«

Dies ist ein Auszug aus einem Adventsgedicht von Loriot, in dem es darum geht, dass eine Frau ihren Ehemann nach längerer häuslicher Pflege aus dem Wege räumt, um seine Überreste für eine festliche Mahlzeit zu filetieren.

»Schnell hat sie ihn bis auf die Knochen nach Weidmannssitte aufgebrochen, behält ein Teil Filet zurück, als festtägliches Bratenstück ...«

In diesem Gedicht geht es darum, aus einer überflüssig gewordenen Kreatur noch etwas »Sinnvolles« zu machen. Diese Gedanken werden mir immer präsenter und ich übertrage sie in vollendeter Überzeugung auf mich, wobei ich mich in der Rolle des Opfers befinde.

Ich denke: Dieses Gedicht erzählt mein nahendes Schicksal.

Während meiner Kindheit, lernte ich einige Stücke von einer Loriot-Hörspielkassette auswendig. Dieses Adventsgedicht gehörte dazu.

Niklasabend sollte nicht mehr lang auf sich warten lassen. Ich fühle mich in meiner Situation nicht nur hilflos, sondern auch in einem überdimensionalen Maß nutzlos. Das Wissen um diese Nutzlosigkeit verstärkt meinen Wahn, den ich zu diesem Zeitpunkt als unausweichliche Realität empfinde. Nutzlose Menschen töten sich entweder selbst oder sie werden getötet, damit man sie danach wenigstens zu etwas Nützlichem verarbeiten kann. Davon bin ich überzeugt. Die Angst vor Mord wird sich in den nächsten Tagen in Kombination mit Selbstmordgedanken zu einem Wahncocktail vermischen, der mich an den Rand des Erträglichen bringen wird. Ich denke Tag und Nacht an: *»Am Niklasabend soll es sein.«*

Ich denke an die Kettensäge, die sich (tatsächlich) im Keller befindet, an die Axt in der Garage und an die Mordpläne, die meine Oma und deren Lebensgefährte gegen mich schmieden, um mich aus dem Wege zu räumen, damit sie endlich ungestört und ohne Ballast leben können.

Parallel dazu, will ich diesem Mord durch Suizid zuvor kommen, doch in diesen Dingen bin ich zu unbedarft. Ich denke über eine Rasierklinge, über die Einnahme von Nagellackentferner oder eine Überdosis Psychopharmaka nach. Ich laufe im Flur auf und ab und raufe mir aus Verzweiflung die Haare.

»Etwas ist in dir, von dem du nicht weißt, was es ist«, sagt meine Oma.

Der 6. Dezember kommt. Es ist der Niklasabend, an dem ein stationärer Aufenthalt in einer psychiatrischen Klinik von meinem Hausarzt beschlossen wird, den ich während eines Hausbesuches darum bitte, mir die Todesspritze zu verabreichen.

Der Eingang zur Hölle ist eröffnet. Als schäbiges, unwürdiges Häufchen Elend werde ich in die Psychiatrie eingeliefert. Ich trage einen roten, langen Mantel. Es ist so absurd, als würde der Tod im weißen Ballkleid erscheinen. Ängstlich und unsicher passiere ich vorsichtig die Eingangstür, die sich automatisch öffnet. Die Rettungsassistenten begleiten mich zum Aufzug, während im Hintergrund eine junge Stimme ruft: »*Guckt mal, der Weihnachtsmann.*«

Gelächter macht sich breit, was mich nur noch mehr einschüchtert. Eine Situation, die ich auch rückwirkend noch als besonders markant und paradox empfinde, ist das Ausmalen eines Teddybären in einem Mandala, der eine Trompete in der Pfote hält. Dieses Bild wird mir in der Beschäftigungstherapie vorgelegt.

Mein Misstrauen wird trotz medikamentöser Therapie von Tag zu Tag größer. Es macht mich noch misstrauischer, als ich erkenne, dass dieses Motiv mit dem Teddybären so weit von meinem Gemütszustand entfernt ist, wie nur etwas von etwas anderem entfernt sein konnte. Das Teddymandala bildet das volle Kontrastprogramm zu meinem derzeitigen seelischen Befinden. Diese Erkenntnis verwirrt mich vollends und nährt letztendlich mein Wahnsystem.

»Die wollen mich doch nur von der Wahrheit ablenken und Zeit gewinnen. Die wollen mir Harmlosigkeit vorspielen, um intern Mordpläne gegen mich zu schmieden.«

Ich bin so weit im Wahn vorgedrungen, dass ich jeden verdächtige. Jeder könnte infrage kommen. Jeden könnten sie angeheuert haben, mich aus dem Weg zu räumen. Theo, der brüllende Patient, die Schwestern, die Pfleger, die Ärzte, die Gutachter … Jeder ist absolut verdächtig. Seit meiner Einlieferung habe ich zu keinem einzigen Menschen Vertrauen gefasst, zu keinem! Ein Vertrauensverhältnis zu einem Arzt ist jedoch ein wichtiger Aspekt für einen Therapieerfolg. Dieser Aspekt ist nicht vorhanden und auch kein weiterer Aspekt, der zur Besserung führen würde.

Eine weitere Beobachtung macht mich stutzig. Da jeder Tag wie der andere abläuft und sich einige der Patienten an jedem Tag um dieselbe Zeit am selben Ort befinden, gibt mir folgende Veränderung ein Rätsel auf: Während der ersten Tage meines Aufenthaltes, sitzt eine alte, schwächliche, vermutlich demenzkranke Patientin jeden Tag um dieselbe Zeit auf der Patientencouch, die sich im Eingangsbereich der Station befindet. Die Patientin scheint mit sich und der Welt abgeschlossen zu haben. Sie kommuniziert nicht mehr und starrt einfach nur noch ins Leere. Tag für Tag für Tag. Doch diese Tage gehen vorbei und eines Morgens bleibt die Couch leer.

Ich registriere das zwar, verknüpfe es aber erst einen Tag später mit einer vollkommen anderen Situation. Die Schwester bringt wie jeden Mittag das Patientenessen ins Überwachungszimmer, das mit einem Plastikdeckel abgedeckt ist. Ich hebe den Deckel ab und riskiere einen Blick. Das Geschmorte sieht unappetitlich aus und bewirkt unmittelbar ein Horrorszenario in meinen Gedanken:

»Die alte Frau saß heute nicht draußen. Sie haben sie getötet und zu Geschmortem verarbeitet …«

Diese Gedanken gehen nun zu einer unerschütterlichen Überzeugung in mein Wahngebäude über. Diese Überzeugung kommt jedoch nicht aus heiterem Himmel. Ich hatte bereits Vorboten, die nur noch kombiniert werden mussten. Ich befinde mich von Anfang an im Überwachungszimmer der psychiatrischen Station. Mein Bett befindet sich am Fenster und am Rand dieses Fensters befindet sich eine Jalousie mit Ziehfunktion. Diese Jalousie ist schon älter und ziemlich vergilbt. Es befinden sich merkwürdige Flecken auf ihr, die aussehen wie verblasste Blutspritzer. Seitdem ich diese Flecken entdeckte, sah ich immer wieder zwanghaft auf genau diese Stelle, jedes Mal, wenn ich nur aus dem Fenster schauen wollte. Für mich sind es von Anfang an Blutspritzer, die von einer grausamen Tat stammen.

Hier müssen Mord und Folter unter Willkür stattgefunden haben. Die Geschehnisse, die sich in den nächsten Wochen meines Aufenthalts ereignen, werden immer merkwürdiger und bedrückender. Ich bin so schweigsam und abgemagert, so fertig mit der Welt, wie nie zuvor. Doch meine bleierne Schweigsamkeit strahlt keine Ruhe, keinen Gleichklang aus, sondern eher eine ganz versteckte Bedrohlichkeit, etwas, das tief im Inneren sitzt und mir die Worte und Gedanken raubt. Ich bin es nicht selbst, die sich am Sprechen und Denken hindert, es ist eher so, als würde meine geistige Leitung von etwas sehr schwerem, Überwältigendem erdrückt bzw. blockiert.

Seltsamerweise scheinen meine Mitmenschen Antennen für diese bleierne Bedrohung zu haben, denn sie verhalten sich mir gegenüber ängstlich bis panisch und abweisend. Ich merke das daran, dass kleine Kinder anfangen bitterlich zu weinen, sobald sie mich sehen und sich ihren Eltern zuwenden. Alle, bis auf meine Familie verhalten sich so. Auch eine gute Bekannte hat Tränen in den Augen, als sie mich auf der Station besucht. Als meine Mitpatientin, eine alte Frau, Besuch von ihrem Schwiegersohn bekommt und dieser nach einem bestimmten Gegenstand fragt, sagt die Frau: »*Frag doch mal das junge Mädchen.*«

Er entgegnet: »*Welches junge Mädchen? Das ist doch trostlos.*«

Eines Abends beim Abendbrot im Gruppenraum, sitzen mir gegenüber am Nachbartisch zwei Frauen mittleren Alters, die tuscheln. Ich gucke hin und wieder zu ihnen herüber und bemerke, dass eine Frau zu der anderen sagt:

»*Sieh, die alte Frau da drüben …*«

Während sie diese Aussage äußert, guckt sie mir direkt in die Augen. Ich weiß, dass ich damit gemeint bin, mit der alten Frau. Ich selbst fühle mich auch wie eine Achtzigjährige. Doch woher sollten die anderen das wissen, dass ich mich so fühle? Oder sehe ich etwa auch so aus oder wirke so? Ich verlasse das Patientenzimmer nur ungern und wenn möglich nur, wenn es wirklich notwendig ist, denn ich wittere Gefahr, überall. Eines Tages kommt ein Mann in mein Zimmer, über den ich später erfahre, dass er Arzt beim sozialpsychiatrischen Dienst ist. Er ist jedoch nicht weiß, sondern dunkel gekleidet und hat eine undurchsichtige, unsympathische Ausstrahlung. Fast so, als habe er etwas zu verbergen. Er hat einen schwarzen Tragekoffer dabei, öffnet ihn und holt Unterlagen heraus. Ich ahne: »*Die* Ärzte haben ihn gerufen, er ist von der Tötungskommission und soll eine letzte Begutachtung an mir vornehmen.«

Ich werde panisch. Ich liege wie jeden Abend im Bett und nach der Einnahme der Nachtmedizin wünsche ich mir wie jeden Abend, einfach einzuschlafen und nie mehr aufzuwachen. Ich weiß, dass es der schonungsvollste Weg wäre, diesem Leiden ein Ende zu setzen, doch ich muss weiter leiden. Irgendwann, noch vor Weihnachten bekomme ich Besuch von meiner Mutter, die sich nach dem ersten Anblick erstmal abwendet und weint. Sie konnte nicht ahnen, dass es so schlecht um mich bestellt ist. Sie konnte nicht ahnen, dass sie ihre Tochter einmal so erleben würde. Doch dieser Besuch macht mich anfällig für bestimmte Signale. Immer, wenn jemand mit Stöckelschuhen durch den Flur läuft und ich diese Schritte von meinem Patientenzimmer aus höre, bin ich davon überzeugt, dass meine Mutter im Haus ist, um etwas mit den Ärzten zu klären. Die Patienten haben keine Stöckelschuhe und die Ärzte schon gar nicht und sie laufen auch nicht so zügig, also kann es nur meine Mutter sein.

Untermauert wird diese Überzeugung noch von der Tatsache, dass vor meinem Zimmerfenster jeden Tag ein kleiner schwarzer Fiat mit roten Lederbezügen steht. Das gleiche Auto, das auch meine Mutter fährt. Die Überzeugung, dass meine Mutter im Haus ist, um zusammen mit den Ärzten über mögliche Wege für meine Genesung zu sprechen, beruhigt mich für eine kurze Zeit. Doch der Tag des endgültigen Ausbruchs kommt.

Es ist die Nacht vom 18. zum 19. Dezember 2001. Die Umstände dieser Nacht sind unruhig und gleichermaßen beunruhigend. Ein älterer Mitpatient ist in dieser Nacht sehr aufgewühlt und brüllt in regelmäßigen Abständen. Doch das ist nicht die einzige bedrohliche Geräuschkulisse. Irgendjemand auf der Station spielt mitten in der Nacht Gitarre. Eine akustische Gitarre. Das Gebrüll und die harmonischen Gitarrenlaute stehen in starkem Kontrast und ich werde in dieser Nacht von einem Ende meiner Verzweiflung ans andere getrieben. Vom Gebrüll zu der Gitarrenmelodie, von der Gitarrenmelodie zum Gebrüll. Da ich genau weiß, dass es sich dabei um ein gezieltes und geplantes Ablenkungsmanöver handelt, denke ich nicht daran, das Patientenzimmer für einen Toilettengang zu verlassen, obwohl dieser vonnöten ist. Ich weiß, dass die beiden Geräuschkulissen deshalb existieren, um mich aus meinem geschützten Zimmer zu locken, damit ich draußen endlich gerichtet werden könne.

Im Laufe der Stunden, die vergehen, muss ich immer dringender, doch ich werde es aushalten, bis nichts mehr geht. Irgendwann zwischen 6 und 7 Uhr am nächsten Morgen sehe ich, dass sich sehr viele Schwestern und Pfleger in dem Zimmer versammelt haben, welches ich von meinem Ü-Zimmer aus durch eine Glasscheibe sehe.

»Sie besprechen jetzt meine Hinrichtung«, weiß ich und es gibt kein Halten mehr.

Ich verlasse mein Zimmer für den unaufhaltbaren Toilettengang. Danach renne ich den Flur entlang, öffne die Stationstür und fliehe. Meine Flucht gleicht einer Hetzjagd, auf der ich die Gejagte bin. Ich bin mir nicht sicher, ob das Etwas in mir mich jagt oder ob es außenliegende Mächte sind, die mich verfolgen. Fakt ist, dass ich im Fokus von allen bin, denen ich bisher in der Klinik begegnete und dass alle anderen Menschen, die meinen Weg an diesem Tag noch kreuzen, mich in den Fokus ihrer Aufmerksamkeit nehmen werden, um mich auszulöschen:

Ein Schnee schippender Mann vor der Klinik, den ich für den Hausmeister halte, sowie der Förster, dessen Schüsse ich an diesem Tag in dem Wald vernehme, in den ich mich flüchte. Ich kenne keinen Weg in diesem Ort und kein Ziel. Ich fühle nur meine Beine an diesem eisig kalten Wintermorgen. Ich renne davon, vor mir selbst, vor den Dämonen in mir und vor denen, die mich im Außen jagen. Diese Flucht gelingt mir nicht, sie ist nur eine Illusion, weil sich Dämonen nur durch einen Ortswechsel nicht einfach abschütteln lassen.

Dämonen kennen keine räumliche Distanz. Sie sind nicht auf einmal »dort«, nur weil ich jetzt »da« bin. Doch es gelingt mir etwas anderes: Die Erkenntnis, durch die Mobilisierung der letzten körperlichen Ressourcen vorerst einer lebensbedrohlichen Situation entrinnen zu können, die Illusion einer Flucht zu erzeugen und durch die Aktivierung dieser körperlichen Ressourcen den einzigen und letzten Weg aus der absoluten Hilflosigkeit und Ohnmacht.

Ich habe eine Kraft mobilisiert, die mich fort bringt, weg von diesem höllischen Ort, hinaus, in die puristische, von Dämonen unbehaftete Natur. In den schneebedeckten Wald, wo die Schüsse des Försters das einzige Schreckensszenario sind.

Das ist vorerst eine kurzfristige Erlösung: Die Flucht, deren unbewusstes Ziel die Minimierung von Schreckensszenarien ist. Hier draußen gibt es keine räumliche Einengung, keine Patienten, die mich als trostlose alte Frau bezeichnen, keine Besucher, die mir sagen, dass ich nie wieder gesund werde und keine Menschen, die bei meinem Anblick zu weinen anfangen. Es gibt nur den Wald, die klirrende Kälte und das Mädchen, das sich aus Erschöpfung auf den moosbedeckten Boden kniet, um zu atmen. Ich bin so tief in den Wald vorgedrungen, dass es hier nichts weiter zu geben scheint – und doch:

Nachdem ich mir das Nagellackfläschchen anschaue, dass ich aus der Hosentasche hole, welches ich gedenke zu trinken, kommt ein kleiner Vogel unmittelbar in meine Nähe und setzt sich auf einen Moosballen. Es ist eine solche Ruhe eingekehrt und in dieser Ruhe erscheint dieser kleine Vogel. Es heißt, Vögel sind freie Seelen. Auch wenn mir die ganze Zeit nichts von Bedeutung war – der Vogel schien mir, als wäre er geschickt worden.

Er kann in diesem Moment nicht eingreifen, aber seine Existenz und sein Erscheinen haben etwas zutiefst vertrauenserweckendes. Vertrauen – ein Aspekt, der mir in den Entwicklungsstufen meiner Krankheit völlig abhanden gekommen ist.

Kurz vor dem Höhepunkt meiner paranoiden Depression, trug sich etwas zu, was ich rückblickend als sonderbar bezeichnen würde. Während der Depression empfand ich es als besonders belastend, auf meine eigene innere Ödnis reduziert zu sein. Diese Ödnis breitete sich immer mehr in mir aus und schien mir sogar die letzte Erinnerung an das zu entziehen, was einst Leben bedeutete. In dieser Phase, in der ich gewissermaßen nur noch ein Dasein als Hülle führte, trug sich eine Situation zu, die ich im Nachhinein als »rettende fünf Minuten« bezeichnen würde.

Eines Abends im November 2001 war mein damaliger Freund zu Besuch und wir saßen zusammen mit meiner Oma in der Küche. Die beiden unterhielten sich miteinander und ich agierte durch meine abgestorbene Persönlichkeit eher als Beobachter, da ich mich aufgrund der Depression weder in die Unterhaltung noch in die von Leben erfüllte Stimmung einbringen konnte. Sie lachten miteinander, obwohl ich mich selbst am gegenüberliegenden Ufer dieser Stimmung befand. Ich fühlte mich zwar weiterhin hilflos und ohnmächtig in dieser Situation, doch dieses Gefühl wurde auf einmal abgelöst von einem Empfinden der Verschmelzung. Es fühlte sich für Minuten so an, als würde die bleierne Schwärze in mir von dieser lebendigen Stimmung geschluckt. Obwohl ich nur Beobachter war, wurde ich auf einmal von dieser Stimmung getragen und es fühlte sich so an, als wäre ich gar nicht mehr da. Das schwarze Loch war nicht mehr da, und also war auch ich in der Form nicht mehr da. Es fühlte sich so an, als wäre ich die anderen, als wäre ich meine Oma und mein Freund gleichermaßen. Meine Persönlichkeit war absolut nicht existent, aber das schwarze Loch, zu dem ich ja in einem Prozess der Verkümmerung geworden war, war auch nicht mehr existent, also konnte ich ja nur »die anderen« sein. Als diese Situation jedoch beendet war und ich nachts wieder allein im meinem Bett lag, umhüllt von Dunkelheit, kam sie wieder, die Fremde, die wie in Zeitraffer tausende und abertausende leere, enge Hüllen über mich stülpte, die mich in Staub, Tristesse, bar jeder Hoffnung und bar jeder Art von Leben zurückließ.

Nirvana – Eine unmissverständliche Antwort

Die folgenden Bildbeschreibungen geben einen Überblick zum besseren Verständnis des folgenden Kapitels. Beschreibungen zu den Bildern vom Unfalltag.

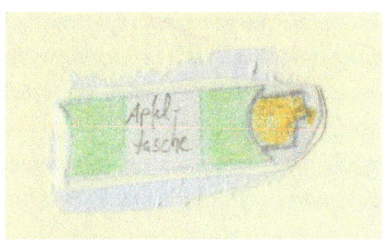

Die Apfeltasche führte am 1. August 2002 zu meinem Autounfall

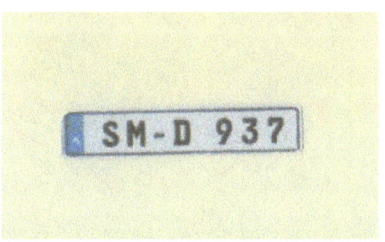

Das Nummernschild des Unfallwagens endete nach der Ortskennung auf den Zeichen D 937

D937: Franz Schubert:

"Wer keinen Sprung versucht,
bricht keine süße Frucht."

*D.937 ist außerdem die Nummerierung für ein bestimmtes Werk
von Franz Schubert, mit dem Titel »Lebensmut.« Ein Zitat daraus
lautet: »Wer keinen Sprung versucht, bricht keine süße Frucht.« Die
Frucht habe ich als einen Hinweis auf den Apfel interpretiert.
Die Zahlenfolge 937 ist in dem Buch »Akte Astrologie« (G. Sachs),
die Identnummer für das Sternzeichen Fische.*

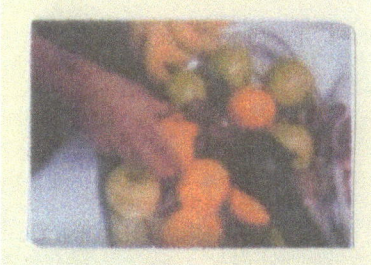

*Obstteller mit Orangen und Äpfeln. Dieser Teller wird im Nirva-
navideo zu »You know you're right« für den Bruchteil einer Sekunde
eingeblendet.
Das Symbol des Apfels tritt hier verstärkt in Erscheinung. Apfeltasche -> bricht keine süße Frucht -> Äpfel im Video*

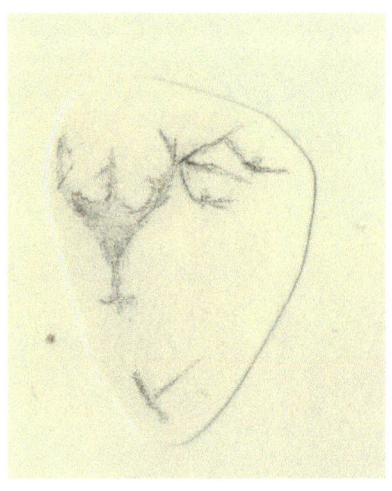

Zeichnung der Narbe, die nach dem Unfall auf meinem linken Handrücken zurückblieb.

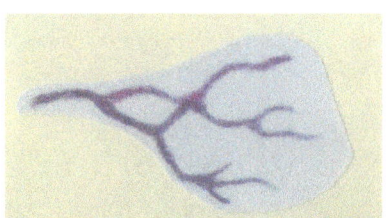

Korallenast in ähnlicher Optik aus dem Toolvideo »Schism«

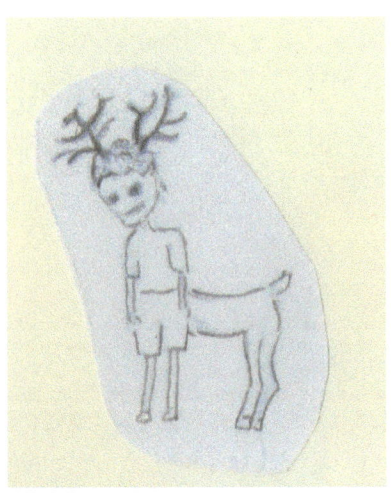

Skizzenhafte Darstellung einer Textzeile aus dem Nirvana-Song
»I hate myself and I want to die«, bezogen auf folgende Aussage im
Lied: »Die meisten Leute erkennen nicht, dass ein Kind, an dessen
Schädel man zwei Korallenäste anbringt, aussieht wie ein Hirsch«

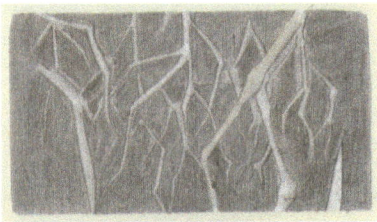

Astähnliche Gebilde aus dem Toolvideo »Aenema«
Die von Cobain akustisch erwähnte Koralle wird von der Band Tool
visuell umgesetzt. Tool deute ich somit als die Fortsetzung von Nir-
vanas künstlerischem Schaffen. Durch die korallenähnliche Narbe
auf meiner Hand, sehe ich mich als irdisches Verbindungselement
zwischen den künstlerischen Dimensionen von Nirvana und Tool.

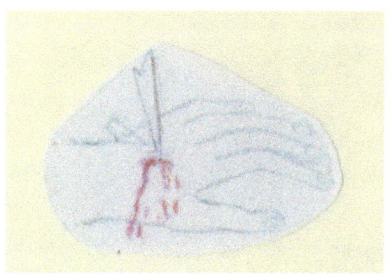

Glassplitter steckten in meiner linken Hand, als einzige
Unfallverletzung.

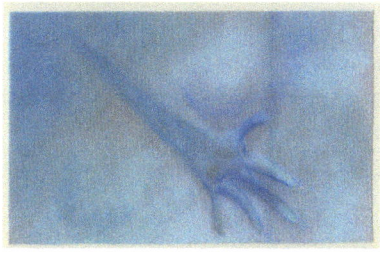

Das Symbol der linken Hand steht auch im Fokus der
Schlusssequenz des Toolvideos »Aenema«

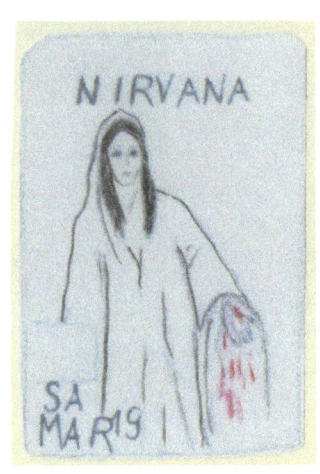

Auf dem ersten Tourplakat der Band Nirvana ist eine schwarzhaarige Frau abgebildet, entlang deren linker Hand Blut herabrinnt. Der erste Auftritt der Band Nirvana fand an einem 19. März statt. Der 19. März ist mein Geburtstag.

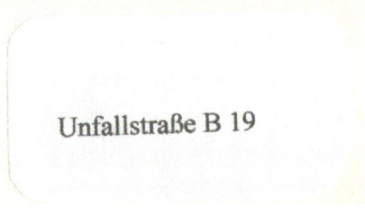

Der Unfall ereignete sich auf der Straße B19.

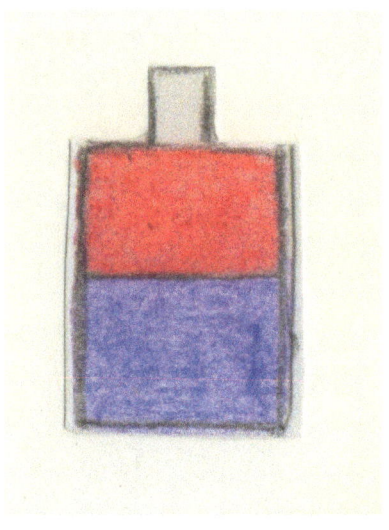

B19 ist außerdem die Nummerierung für eine Ölessenz aus dem
alternativen Heilbereich mit der Farbkombination rot auf violett.
Dieselbe Farbkombination bildet der Hintergrund des Nirvana-
Videos zu »Heart-Shaped-Box.«
Die Koralle und die Ölessenz B19 stehen symbolisch mir der
Körperregion des Unterleibes in Bezug und sollen vor möglichen
Problematiken schützen, die im Unterleib entstehen können.

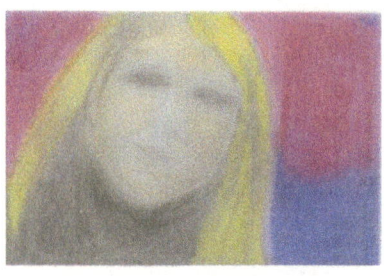

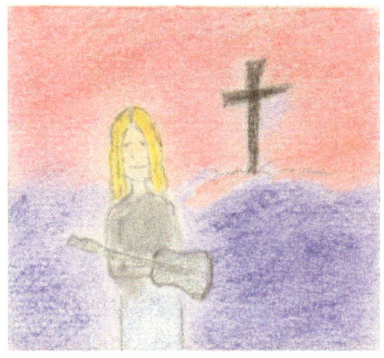

Das Video und die Lyrics zu dem Nirvanasong »Heart-Shaped-Box«
sind ebenfalls in einem hohen Maß mit dieser Symbolik ausgestattet.
Die Koralle, das Öl und das Video wurzeln in derselben Thematik.
Mischt man die Farben rot und violett entsteht dunkelrot, die Farbe
des Blutes. Das Blut wird wiederum in »Lebensmut« erwähnt, ist
Unfallsymbol und Element des ersten Tourplakats von Nirvana.
Eine Blutpfütze als Element der Veränderung taucht außerdem im
Video zu »Heart-Shaped-Box« sowie im Toolvideo »Schism« auf.

Eine Textzeile aus »Heart-Shaped-Box«: »Wirf deine Nabelschnur herunter, sodass ich daran zurückklettern kann.«

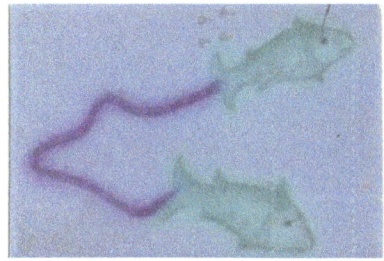

Die Fische sind in der astrologischen Mythologie durch eine Schnur miteinander verbunden. Die Schnur hält sie verbunden, auch wenn sie in verschiedene Richtungen schwimmen.

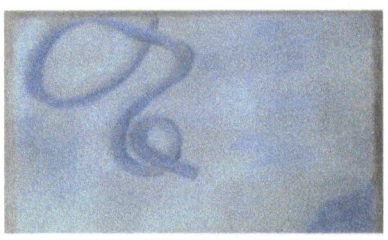

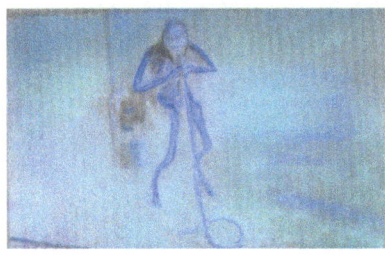

Ein schnurähnliches Gebilde windet sich aus dem Unterbauch eines Aliens in dem Tool-Video »Aenema«. Gleichzeitig fordert der Sänger der Band in den Lyrics dazu auf: »Lerne zu schwimmen«. Das wiederum führt auf »die Fische« zurück. Die von Nirvana erwähnte Nabelschnur, wird von Tool optisch in Szene gesetzt.

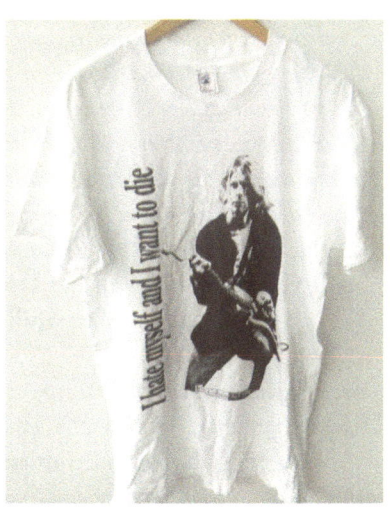

Shirt vom Unfalltag: »I hate myself and I want to die«. Künstlerisch in der gleichen Machart gestaltet wie das erste Tourplakat von Nirvana.

Der Satz: »I hate myself and I want to die« ist eine Codierung für das gesamte Album »In Utero«, welches den Song »Heart-Shaped-Box« beinhaltet. Das Album »In Utero« trug ursprünglich den Arbeitstitel »I hate myself and I want to die«

Es ist der inhaltliche Gegensatz zu der Aussage »she just wants to love herself« aus dem Nirvanasong, der erst im Oktober 2002, zwei Monate nach meinem Unfall veröffentlicht wurde.

»Jemand, der ein Synchronizitätserlebnis erfährt, der ist sich völlig bewusst, dass er dieses Bedeutungserlebnis nicht gemacht hat. Es drängt sich ihm aus dem Erlebnis, aus dem Ereignis selber auf. Es hat in diesem Sinne etwas Numinoses, Einleuchtendes und es ist völlig klar, dass es nicht eine Konstruktion ist. Es ist nicht wie eine Interpretation, die bewusstseinshaft selber erzeugt ist, sondern das Besondere gerade dieses Erlebnisses ist, es spricht mich etwas an, dass sich als etwas Sinnvolles aufdrängt.«
(Paul Brutsche, Psychoanalytiker aus der Dokumentation
»Die Mechanik des Zufalls«)

Mein Autounfall ereignet sich am 1. August 2002. Die Ursache des Unfalls ist eine heiße Apfeltasche, die ich während der Fahrt zum Abkühlen zwischen Türrahmen und Fensterscheibe klemme. Kurz vor meinem Ziel, verliere ich die Aufmerksamkeit, komme von der Straße ab, fahre zwischen zwei Bäumen hindurch und mein Wagen überschlägt sich schließlich auf einem Feld. Das Dach knickt V-förmig nach innen ein. Glassplitter bohren sich in meinen linken Handrücken. Ich blute. Ich trage an diesem Tag ein weißes Shirt mit einem schwarzen Aufdruck von dem Nirvana-Frontman Kurt Cobain und dem Satz: »*I hate myself and I want to die*«. Blut fließt auf das Shirt. Der Unfall ereignet sich auf der Straße B19. Mein Nummernschild beinhaltet die Ziffern 937. Die Narbe, die auf meiner Hand zurückbleibt, erinnert optisch an einen Korallenzweig.

Die prägnanten hinweisenden Symbole dieses Unfalls sind die **Apfeltasche**, die **blutende linke Hand**, die **Narbe in Korallenoptik**, die Bezeichnung der **Straße B19**, die Ziffern des Nummernschildes **937** und der Schriftzug: »*I hate myself and I want to die.*«

Zwei Monate später, im Oktober desselben Jahres, befinde ich mich gegen Abend im Wohnzimmer, wo gerade der Fernseher läuft. Beim Durchzappen entdeckte ich, dass über Kurt Cobain berichtet wird. Ein neues Musikvideo von Nirvana wird ausgestrahlt und das ganze 8,5 Jahre nach Kurt Cobain's Tod. Ich verfolge diesen scheinbaren Triumph über das Jenseits. Es handelt sich um die Veröffentlichung eines Nirvanasongs, der zu Kurts Lebzeiten aufgenommen, jedoch erst jetzt von seiner Ehefrau zur Veröffentlichung freigegeben wurde und trägt den Titel: »*You know, you´re right*«. »*Du weißt, dass du recht hast.*«

Es gibt zwei Versionen dieses Titels. Eine akustische und eine im unverkennbar kraftvollen Nirvana-Stil.

In beiden Versionen spricht Cobain ein Gegenüber an und berichtet über Dinge, die er in der Zukunft tut bzw. unterlässt. Die Begriffe »immer« und »nie« erscheinen auffällig oft in den Texten. Es geht um die Ankündigung von Veränderungen, um Aufforderungen an ein Gegenüber und es ist die Rede von einer dritten, weiblichen Person, die sich »*nur selbst lieben will*« und die »*einen anderen Teil von ihm sieht.*«

Der Grundton des Aufbaus, besteht also aus »Ich ..., Du ... und sie.«

Die akustische Version enthält folgendes Statement: »*Es gibt einen Ort, an den ich dir folgte, den ich nie durchqueren werde. Das wird bedeuten, dass ich wieder liebe ... Wenn ich da durch bin, **werde ich fallen und therapieren. Ich werde fallen und therapieren.**«*

Die Aussage »*Ich werde fallen und therapieren*«, wird hier als zukünftige Annahme geäußert. In der Aussage liegt die Botschaft, dass nicht er, Kurt Cobain therapiert wird, sondern dass er selbst in irgendeiner Form »therapieren« wird.

Die Zeile »*steaming soup begins to melt*«, lautete in der Ursprungsversion des Titels »*steaming soup against her mouth*«: Dampfende Suppe gegen ihren Mund.

In der Folgezeit lasse ich den Tag meines Unfalls nochmal vor meinem geistigen Auge ablaufen. Ich kaufte mir nach der Arbeit eine Apfeltasche, die jedoch so heiß war, dass ich beschloss, sie während der Fahrt zum Abkühlen in den Fensterspalt meines Autos zu klemmen. Am Unfalltag trug ich ein weißes Shirt mit einem schwarzen Aufdruck von Cobain und dem Satz: »I hate myself and I want to die.« Der Titel eines weniger populären Nirvanasongs. Infolge der Glassplitter in meiner linken Hand, floss Blut auf das Shirt. Das Nummernschild des Unfallwagens endete auf den Zeichen D 937. Der Unfall ereignete sich auf der Straße B19. Auch zu der Narbe, die zurückbleibt, gibt es später noch etwas zu sagen.

In dem Video zu »You know you're right«, das vor Kurzem veröffentlicht wurde, gibt es zwei visuelle Auffälligkeiten: Im gesamten Video werden Bildcollagen und Konzertmitschnitte von Nirvana gezeigt. Ungefähr in der Mitte des Videos gibt es zwei sehr kurze auffällige Sequenzen, die einfach nicht zum Rest des Videos passen, nämlich die Einblendung eines Obsttellers, die nur den Bruchteil einer Sekunde dauert. Auf diesem Obstteller befinden sich u.a. vier **grüne Äpfel**, von der Seite sieht man eine zugreifende Hand. Genau in diesem Moment des Videos verkündet Cobain schreiend den Refrain »*You know you're right*«, gefolgt von einem Gitarrenriff, das in seiner akustischen Intensität und Eindringlichkeit die Grenze vom Jenseits zum Diesseits zu durchbrechen scheint.

Irgendwo zwischen absurd und naheliegend siedeln sich meine Gedanken an, dass dieser eingeblendete Apfel in irgendeinem diffusen Bezug zu meinem Unfall steht. Ohne Apfeltasche hätte es diesen Unfall nie gegeben und wenn ein Musiker in einem Song zehnmal schreiend den Refrain wiederholt, dann muss es ihm sehr wichtig sein, dass dieser Refrain gehört wird.

Doch der Apfel ist nicht die einzige Auffälligkeit in diesem Video. Die kurze Apfelsequenz ist nur eingebunden in eine Abfolge von Ereignissen, die in schnellem Wechsel ablaufen und in chronologischer Reihenfolge:

Ablauf des Videos:
Die Eindringlichkeit der kreischenden Gitarren wird von folgendem visuellen Szenario begleitet: Kurt sticht mit dem Gitarrenhals in eine der überdimensionalen Verstärkerboxen. Dann folgt die Sequenz mit dem Obstteller und den Äpfeln. Kurt dreht das Mikro auf dem Stativ um 360 Grad. Der Teller mit den Äpfeln wird ein zweites Mal eingeblendet. Kurt stößt den Verstärker mithilfe der Gitarre nach hinten, sodass er umkippt. Danach winkt er in einer anderen Sequenz in die Kamera, so, als wolle er sich verabschieden, gefolgt von dem Text: »*Ich bin so warm und ruhig in mir, ich brauche mich nicht länger zu verstecken. Lass uns über jemand anderen reden. Dampfende Suppe beginnt zu schmelzen.*«

Meine Kombinationsgabe siedelt sich wieder auf dem schmalen Grat zwischen absurd und naheliegend an: Symbolisieren die umkippenden Verstärkerboxen meinen Unfallwagen? Ist das auf dem Stativ um die eigene Achse gedrehte Mikro eine Analogie für die 360 Grad Drehung meines Unfallwagens, der nach dem Überschlag wieder auf den Rädern zum Stehen kommt? Ist die Textzeile: »*Ich bin so warm und ruhig in mir, ich brauche mich nicht länger zu verstecken*« ein Symbol für das Blut, welches von meiner linken Hand herunter auf das T-Shirt tropft?

Es dauert insgesamt mehrere Jahre, bis ich verstehe, dass da doch etwas ist. Ich verwerfe diese kombinierenden Gedanken in der Folgezeit wieder. Auf dem Höhepunkt meiner Manie, Ende November 2002, sehe ich mir wie im Rausch immer wieder folgende Musikvideos an: »*The unforgettable fire*« von U2, »*Heart-Shaped-Box*« von Nirvana und »*Aenema*« von Tool. Die Bands U2, Nirvana und Tool haben vordergründig nichts miteinander zu tun. Es sind grundverschiedene Musikstile: Pop, Metal und Grunge. Ich erkenne später, dass alle drei Videos ein sich wiederholendes visuelles Element verbindet: Die Protagonisten der Videos, die völlig unabhängig voneinander entstanden, drehen ihren Kopf nach hinten. So, als würden sie sich umdrehen und gewissermaßen zurückblicken. In allen drei Videos erfolgt dieser Vorgang in Zeitlupe. Der U2 Sänger Bono dreht sich um zu einer blutverschmierten Wand, das von grauem Stoff verhüllte Alien von Tool dreht sich um, bevor die Kamera nach links schwenkt und es sich daraufhin aus dem Stoff befreit und das kleine Mädchen aus dem Nirvanavideo dreht sich um zu einem Bett, das in einer Gummizelle steht. Später liegt es selbst darauf. Für mich ist die Botschaft eindeutig: Ich muss mich mit meiner Vergangenheit beschäftigen.

Die Narbe, die nach dem Unfall auf meinem linken Handrücken zurückbleibt, erinnert optisch an einen Korallenzweig in Form zweier Dreizacke, die miteinander verwachsen sind und deren Spitzen in verschiedene Richtungen zeigen. Wie eine Verästelung, ähnlich einem Ast mit Zweigen. Der Song »*I hate myself and I want to die*«, der Satz, der auch mein Shirt zierte, welches ich am Unfalltag trug, enthält eine inhaltliche und akustische Auffälligkeit. Der Aufbau des Songs gleicht einem Klagegeschrei und nur ein einziger Satz wird in einer Art sehr leisem, kaum verständlichen Sprechgesang verkündet, nämlich folgender: »*Die meisten Leute erkennen nicht, dass ein Kind, an dessen Schädel man zwei **Korallen**stücke befestigt, aussieht wie ein Hirsch.*«

Aber Kurt erkannte das. Kurt erkannte etwas, was von den meisten Leuten nicht erkannt wird, da ihnen dieser Gedanke viel zu absurd erscheint, als dass er ihnen überhaupt erst in den Sinn kommen würde. Auch ich neige dazu, Dinge zu erkennen, die von den meisten Leuten einfach nicht bemerkt oder entdeckt werden, weil sie sich gewissermaßen zwischen den Zeilen befinden. Ich bin sogar sicher, dass sich die wenigsten Leute die Mühe machen würden, den Songtext zu »*I hate myself and I want to die*« zu lesen und zu übersetzen, um zu entdecken, dass Kurt Cobain erkannte, dass ein Kind, an dessen Schädel man zwei Korallenstücke befestigt, aussieht wie ein Hirsch.

Auch in diesem Song ergibt die Aussage im restlichen Kontext keinerlei Sinn, sondern erscheint völlig zusammenhanglos und diffus. Auch hier geht es wieder um Cobain selbst und eine andere Person und um die Botschaft: »*You're the one I wanna refill*«. »*Du bist derjenige, den ich auffüllen will.*«

In Folge knüpfe ich seltsame Verbindungen zwischen Cobain's Aussage mit den Korallenästen und zwei Toolvideos. Tool ist eine Band, die Mitte der 90er Jahre zu Erfolg gelangte und die für mich seit Cobain's Tod einen Nirvana-Ersatz darstellt, da sich die musikalischen Elemente der beiden Bands ziemlich ähnlich sind. Die Bands selbst hatten jedoch nie etwas miteinander zu tun. Dennoch erkenne ich in Toolvideos Symbole, die auch von Nirvana verwendet wurden und deren Träger ich seit meinem Unfalltag selbst bin. Schließlich bin ich davon überzeugt, dass Tool das unvollendete Werk von Nirvana fortsetzt und sehe mich selbst als irdische Schnittstelle der künstlerischen Visionen von Nirvana und Tool.

Im Toolvideo zu »Schism«, findet die von Cobain akustisch erwähnte Koralle ihre optische Entsprechung. Hier sieht man eine weibliche alienähnliche Kreatur, aus deren Schädel blutrote Korallenzweige herausragen. Hier nimmt also die von Cobain erwähnte Kreatur Gestalt an, eine Kreatur, an deren Schädel man zwei Korallenäste befestigt hat. Tool erweitert damit die künstlerische Dimension von Nirvana und lässt eine Idee Gestalt annehmen. Das Symbol der Verzweigung taucht auch an anderer Stelle des Videos auf.

Das Video zu »Aenema« gibt mir weitere Rätsel auf: Auch hier sind Aliens die Protagonisten. Die Darstellungen in dem Video und das, was passiert, ist höchst ungewöhnlich und befremdlich. Gegen Ende des Videos, wenn auch die Akustik des Songs eindringlicher und unaufhaltsamer wird, schießt die Kamera auf die ausgestreckte *linke Hand* eines Aliens zu, dringt über die Handfläche vor ins Handinnere, bis zur Zellformation, um sich dann nach oben zu entziehen, wo man sich bewegende, spitz zulaufende Gebilde sieht, so etwas wie *zitternde Verästelungen bzw. Verzweigungen.* Akustisch begleitet von einem sich immer wiederholenden, eindringlichen Geräusch und einem von einer tiefen Männerstimme bedrohlich gehauchtem: Hey, Hey, Hey, Hey, Hey, Hey, Hey. In dem Song fordert Keenan, der Sänger dazu auf: *»Versuche zwischen den Zeilen zu lesen.«*

Mir wird bewusst, dass der Bereich zwischen den Zeilen, einen Ausschnitt meiner Vergangenheit erzählt. Die Verästelungen und Korallen aus den Videos, sind die künstlerische Analogie meiner Narbe. Die Narbe ist die Entsprechung dieser künstlerischen Inhalte in Manifestation und ich bin die Einzige, die das erkennen sollte. Wenn ein Traum, der aus meinem tiefsten Inneren kommt nichts anderes ist, als eine wesentliche, codierte Information, dann ist dies hier ein Traum im Wachzustand. Wie in einem Traum bahnen sich scheinbar zusammenhanglose Symbole ihren Weg ins Bewusstsein. Sie kommen hier jedoch nicht aus dem Reich des Traums, sondern aus dem Reich der Kunst.

Ein weiteres gemeinsames Element von Nirvana und Tool ist die Blutpfütze. Im Nirvanavideo »Heart-Shaped-Box«, wird die weiße Mütze eines kleinen Mädchens vom Wind fortgeweht und landet schließlich in einer Blutpfütze, wo sie sich vollsaugt und schließlich schwarz wird. Ein Symbol für Umwandlung, Transformation. Im Toolvideo »Schism«, sieht man, wie ein Alien aus dem Hals eines anderen Aliens ein **korallen**förmiges, blutrotes, flexibles Gebilde herauszieht, welches auf den Boden fällt und sich dort zu einer Blutpfütze auflöst. Aus dieser Blutpfütze entstehen miniaturhafte, menschenähnliche Kreaturen, die sich später in der Handlung des Videos als Parasiten erweisen.

Bemerkenswert in diesem Zusammenhang ist auch die Bedeutung der Koralle in der Naturheilkunde und ihre Bedeutung als Traumsymbol. Die Koralle gilt in der Naturheilkunde als Schutzstein vor *bösartigen Geschwulsten* und *Geisteskrankheiten*. Die schwarze Koralle soll vor wuchernden Geschwüren und vor *krebsartigen* Geschwulsten schützen, während die rote Koralle bei *Menstruationsbeschwerden* hilft. Die Koralle soll lediglich durch ihre Körpernähe vor *Krebs* schützen. Sie hat nicht die Eigenschaft, bereits ausgebrochenen Krebs zu heilen. In der Traumdeutung steht die dunkelrote und schwarze Koralle für *Blut*. Außerdem sagen sie einen *Unfall* oder eine *Krankheit* voraus. Doch hier stimmt etwas mit der Reihenfolge nicht. Hier war die Koralle erst von Bedeutung, nachdem sich Krankheit und Unfall bereits zugetragen hatten. Hier war die Koralle kein Warntraum, sondern sie musste sich erst in Narbenform manifestieren, damit ich im Nachhinein herausfinden konnte, dass die Koralle im eigentlichen Sinn Unfälle ankündigt.

(Eine Koralle ist eine Formation aus verkalkten Skeletten kleinster Meerestiere.)

Die Szene aus dem Toolvideo, in der die ausgestreckte *linke Hand* eines Aliens in Kombination mit den *verästelten Gebilden* eingeblendet wird, ist seltsam und wird mir als Zuschauer mit gleicher Eindringlichkeit vermittelt, wie andere für mich bedeutsame Videoinhalte. Ungewöhnlich ist, dass das, was in den Videos gezeigt wird, nicht im geringsten deckungsgleich mit den Songlyrics ist.

Mysteriös ist auch, dass auf dem ersten Tourplakat von Nirvana eine schwarzhaarige Frau mit einem weißen Gewand abgebildet ist, entlang *deren linker Hand Blutstropfen* herabrinnen. Am Unfalltag bohrten sich Glassplitter in meinen linken Handrücken und Blut tropfte auf mein weißes Shirt. Die linke Hand steht im Fokus des Toolvideos »Aenema« und im Fokus des erwähnten Nirvanaplakates.

Das Motiv auf diesem Plakat, wurde von Kurt Cobain selbst entworfen und kündigt den ersten Auftritt der Band unter dem neuen Bandnamen »Nirvana« an, der an einem *19. März* stattfand. Der *19. März* ist außerdem mein Geburtstag. Die Quersumme des Nummernschildes ist die 19. Das Tourplakat und mein Shirt vom Unfalltag sind in derselben künstlerischen Machart gestaltet: Schwarze Skizze auf weißem Hintergrund.

Bevor die Band den Namen »Nirvana« trug, benannte sie sich mehrmals um. Kurt erwähnte später, dass der Name Nirvana im Nachhinein zu ernst und zu esoterisch klingen würde und dass er den Namen entgegen seiner vollen Überzeugung gewählt hatte.

Zur Zahlensymbolik: Die Zahl 19 stellt eine prägnante Komponente in meinem Leben dar. Zu erwähnen ist die Bezeichnung der Straße B19, auf der sich der Unfall zutrug. Später fand ich heraus, dass es eine Equilibrium-Essenz mit derselben Bezeichnung, nämlich B19 gibt. Das sind farbige Öle, die in der Naturheilkunde dazu verwendet werden, das menschliche Energieniveau auszugleichen. Wenn man die Flaschen schüttelt, entsteht eine Grundfarbe. Die Essenz B19 enthält die Farbkombination *Rot auf Violett*. Mischt man diese Farben, entsteht dunkelrot, die Farbe des Blutes.

Bezeichnend ist, dass der Hintergrund des Schauplatzes aus dem Nirvanavideo »Heart-Shaped-Box«, dieselbe Farbkombination aufweist. Im Vordergrund sieht man Cobains Gesicht in Nahaufnahme, der Himmel darüber ist *rot auf violett*. In der alternativen Therapie ist dieses Öl für die Anwendung auf dem gesamten *Unterbauch* gedacht. Die symbolische Bedeutung ist folgende:

»Den Himmel und die Spiritualität im Inneren zu tragen und sie kraftvoll in einem Ja zum Leben zu äußern. Das eigene Leben zum Strahlen bringen, nachdem die Zeit der Angst vorbei ist«.

Ich deute das so: Kurt Cobains Aussage: »*Du wirst dich nicht vor der Angst fürchten*«, wird abgelöst von einer Zeit, die angstfrei ist. Der T-Shirt Slogan »*Ich hasse mich selbst und will sterben*«, wird umgewandelt in ein »Ja« zum Leben.

(Ich muss dazu sagen, dass ich mich in der Zeit, als ich das Shirt trug, weder selbst gehasst habe, noch sterben wollte. Ich trug das Shirt einfach, wegen meiner Passion für Nirvana, aber nicht, weil ich diesen Slogan als Lebensgefühl vertrat.)

Die Straßenbezeichnung B19 ist also ein Hinweis auf die Öl-Essenz B19 und deren Farbkombination ein Hinweis auf »Heart-Shaped-Box«. Die Essenz und die Koralle verweisen also beide auf die Körperregion des Unterleibes und mögliche

Problematiken, die von diesem ausgehen. Das Video und die Lyrics zu »Heart-Shaped-Box« sind ebenfalls in einem hohen Maß mit dieser Symbolik ausgestattet. So ist in den Lyrics die Rede von »Meat-eating-orchids«. Die Wortherkunft Orchidee hat ihren Ursprung in der Ähnlichkeit mit den menschlichen Keimdrüsen. Die Aussage »*Ich wünschte, ich könnte deinen Krebs essen, wenn du schwarz wirst*«, korreliert wiederum mit der Koralle, die vor Krebs schützen soll und mit meinem bösartigen Eierstocktumor.

Die 19 taucht immer wieder schicksalhaft in meinem Leben auf. Am 19.6.2001 werde ich wegen eines bösartigen Eierstocktumors ins Krankenhaus eingewiesen. Am 19.12.2001 fliehe ich auf dem Höhepunkt meiner seelischen Qualen aus der Psychiatrie, mit der Absicht, mein Leben zu beenden. Die Band Nirvana hat ihren ersten Auftritt an einem 19. März. Mein Geburtstag ist der 19. März. Der 19. Track meines ersten Nirvanaalbums ist »Heart-Shaped-Box«. Die Quersumme des Nummernschildes meines Unfallwagens ist die 19, bestehend aus den Ziffern 937. Als Monats- und Jahresangabe ergibt sich daraus 93/7, also Juli 1993. Im Juli 1993 wurde das Video zu »Heart-Shaped-Box« produziert, das, laut seinen eigenen Aussagen, größtenteils Traumbilder von Cobain enthält.

Das Album »In Utero«, das den Song »Heart-Shaped-Box« beinhaltet, trug ursprünglich den Arbeitstitel »*I hate myself and I want to die*«. Der Satz, der auch mein T-Shirt zierte, welches sie am Unfalltag trug. Dieser Satz ist also eine Chiffre für das Album »In Utero«.

Mein Autokennzeichen endet nach der Ortskennung auf den Zeichen D 937. D937 ist außerdem die Nummerierung für ein bestimmtes Werk von Franz Schubert nach dem Deutsch-Verzeichnis. Die Werke von Künstlern der damaligen Zeit, wurden katalogisiert und erhielten Nummern. Der Titel des Werkes lautet: »Fröhlicher Lebensmuth« aus dem Jahr 1827.

»Fröhlicher Lebensmuth braust in raschem Blut.
Spudelnd und silberhell rauschet der Lebensquell
Doch eh die Stunde flieht, ehe der Geist verglüht,
schöpft aus der kalten Flut fröhlichen Lebensmut!
Mutigen Sprung gewagt, nimmer gewinnt, wer zagt.
Schnell ist das Wechselglück, Dein ist der Augenblick.
Wer keinen Sprung versucht, bricht keine süße Frucht.
Wer das Glück erjagt, mutigen Sprung gewagt.
Mutig umarmt den Tod, trifft Euch sein Machtgebot.
Nehmt euer volles Glas, stoßt an sein Stundenglas.
Des Todes Brüderschaft öffnet des Lebens Haft.
Neu glänzt ein Morgenrot, mutig umarmt den Tod.«

»Bricht keine süße Frucht« ist ein weiterer Hinweis auf das Apfelsymbol.

»Braust in raschem Blut«, eine weitere Erwähnung des Blutes zusätzlich zu den Blutpfützen aus den erwähnten Videos, zu dem Blut auf dem Nirvanaplakat, dem Blut, für welches die Koralle steht und zu der blutenden Hand vom Unfalltag.

»Neu glänzt ein Morgenrot«, könnte eine Analogie zu dem rot-violetten Himmel aus dem Nirvanavideo »Heart-Shaped-Box« sein.

Zweimal ist hier die Rede vom *Mut,* der das Gegenteil von der Angst darstellt. Die Zeit der Angst ist vorbei und nur, wer den mutigen Sprung wagt, öffnet des Lebens Haft und verbrüdert sich mit dem Tod.

Die Codierung D937, der »fröhliche Lebensmut«, wurzelt in derselben Botschaft wie die B19 der Ölessenz: Ein kraftvolles »Ja« zum Leben, nachdem die Zeit der Angst vorbei ist. Auch die Botschaft aus dem Nirvanasong »*You know you're right*«, »*she just wants to love herself*«, sie will sich nur selbst lieben, unterstreicht die Hinweise der Lebensbejahung. Die Aussage bildet den vollen Kontrast zu dem T-Shirt-Slogan: »*Ich hasse mich und will sterben.*« Sämtliche Zeichen vom Unfalltag sind eine Codierung für das Annehmen des Lebens, für die Lebensbejahung und für das Ende der Angst.

Nun gibt es da noch ein weiteres Symbol, das von Nirvana in einem Songtext akustisch erwähnt wird und dessen visuelle Umsetzung in einem Toolvideo erfolgt. Es handelt sich um die Nabelschnur. Nirvanas akustische Erwähnung der Nabelschnur erfährt im Tool-Video »Aenema« eine visuelle Darstellung und auch das Embryosymbol tritt hier in Erscheinung. Auch wenn die Kulissen der beiden Videos vollkommen konträr sind, scheint es so, als würde Tool das inhaltlich unvollendete Werk von Nirvana fortsetzen. In »Aenema« sieht man, wie sich ein schnurförmiges Gebilde aus dem Unterbauch eines Aliens herauswindet. Die Nabelschnur stellt jedoch hier keine nährende Verbindung zwischen zwei Lebewesen dar, sondern deren äußeres Ende befindet sich unter Wasser und bewegt sich eigenständig. Keenan, der Frontman von Tool, fordert parallel dazu auf: »*Lerne zu schwimmen*«, was wiederum ein Hinweis auf *die Fische* ist.

Kurt Cobain äußert in einer Textzeile: »*Sie mustert mich wie die Fische, wenn ich schwach bin*«. »*Wirf deine Nabelschnur herab, sodass ich daran zurückklettern kann«.* Die Fische (Pisces), sind hier astrologisch gemeint. In der Astrologie besteht das Symbol dieses Zeichens aus zwei Fischen, die durch eine Schnur miteinander verbunden sind und in gegensätzliche Richtungen schwimmen. Nur ein Fisch könnte im übertragenen Sinn diese Nabelschnur herabwerfen.

Der Autor Charles R. Cross, der für eine Cobain-Biographie viele Interviews mit Kurt führte, schrieb in seinem Buch Folgendes: *»Ich wünschte, ich könnte deinen Krebs einfach aufessen, wenn du schwarz wirst«,* sang Kurt – was wohl der verstiegendste lyrische Weg sein dürfte, den jemals ein Songwriter eingeschlagen hat, um »Ich liebe dich« zu sagen. Mit der Zeile *»Wirf deine Nabelschnur herab, damit ich wieder zurück klettern kann«,* beendete Kurt seinen transzendentesten Song mit einer Bitte – möglicherweise an Courtney oder an seine Mutter von seiner Tochter, von ihm selbst oder, noch wahrscheinlicher, an seinen Gott.«

Als ich mich auf meinem manischen Höhepunkt befinde, besetze ich diese Grauzone und lebe von da an mit dieser Bestimmung, damit gemeint zu sein. Weit über die Manie hinaus.

Abschließende Erklärungen
Ich erinnere mich an die Feststellung von Maria Szepes aus der »Accademia Occulta«: *»Bei einem Jenseitskontakt, erfährt man das, was von Interesse ist, durch ein persönliches Erlebnis.«*

»Man kann es sehr schön festmachen, mit welcher Ebene man es zu tun hat. Sind die Erscheinungen, die ich als Astralerscheinung sehe, in einer Form wie wir sie auch von der Erde kennen,

*also z.B. sehen wir den Verstorbenen, wie wir ihn physisch in seiner menschlichen Erscheinung in Erinnerung haben, ist er im Karma Loka angesiedelt. Die **hohen Dimensionen erscheinen nur noch in Farben, Symbolen und Tönen**. Die hohen Dimensionen sind also nicht in physischen Formen sichtbar.«*

Manie – die Exaltation der Seele

Es wird uns Bipolaren eingeredet, dass unsere sporadische Hochstimmung nur ein Abwehrmechanismus gegen das exorbitante Ödland ist, das unserer Seelenlandschaft zugrunde liegt. Wenn uns diese These von qualifizierten Fachleuten immer und immer wieder versichert wird, dann wird sie irgendwann glaubhaft. Die Ärzte beneiden uns nicht darum, dass wir in manischer Bestform mit charismatischem Auftritt davon überzeugt sind, ein Jemand zu sein. Jemand, der für einen Moment größer ist als alles. Die Ärzte beneiden uns nicht um dieses grandiose Hochgefühl von scheinbar grundlos guter Laune, die sich jedem Fundament entzieht. Kann schon sein, dass sie es nicht gern sehen, wenn sie in ihrer Rolle von den eigenen Patienten belächelt werden. Keine Therapie der Welt und kein teuflisches Präparat wären in der Lage, diesen ätherischen Pegasus, namens Manie zu bändigen. Wer hat überhaupt Interesse daran, diesen Pegasus zu bändigen und warum? Ist es für die Ärzte ein Triumph, eine solch gewaltige Naturkraft ungeschehen zu machen? Sind sie machtbesessen, weil sie es nicht ertragen können, dass ein anderer, außer ihnen selbst, Gott spielt und sich obendrein wahrhaftig auch noch für einen hält? Und doch schaffen sie es mit Chemikalien, diesem Pegasus einen Schlaf aufzuerlegen. Seine Natur wird niemals ausgelöscht, er wird immer nur vorübergehend betäubt. Manchmal kommen wir als Narren in ihre Narrenhäuser und gehen als Zombies. Innerhalb dieses Entwicklungsstadiums tanzen wir auf dem dünnen Seil namens Hoffnung. In unserer ersten Tiefphase gehen wir wirklich davon aus, dass einer dieser Spezialisten unsere Seele berührt und uns rettet, bis wir in eine Manie geraten und von da an wissen, dass die Rettung nur in uns selbst liegen kann.

Blicken Sie auf Ihr bisheriges Leben zurück. Wenn ich Sie danach fragen würde, den schönsten Tag in Ihrem Leben zu benennen und das Ereignis dazu, dann würden Sie mir mit hoher Wahrscheinlichkeit einen Anlass schildern, bei dem ein anderer Mensch involviert war. Wenn das nicht der Fall sein sollte, dann war Ihr schönster Tag vielleicht der, als Sie in einem fremden Land eine Landschaftskulisse erblickten, von deren Kraft und mystischer Ruhe Sie überwältigt und ergriffen wurden und diesen Sinneseindruck seitdem unter »schönstes Erlebnis« abgespeichert haben. Oder war der schönste Tag Ihres Lebens mit einer außergewöhnlichen körperlichen oder geistigen Leistung verbunden? Vielleicht haben Sie den Gipfel eines Dreitausenders in der Schweiz in Rekordzeit erklommen und der Rausch der Höhe hat dieses Erlebnis für immer in ihr positives Erinnerungsraster eingebrannt. Oder Sie wurden mit einer Urkunde vor einem ausgewählten Publikum für eine besondere Leistung ausgezeichnet? Oder Sie sind aufgrund von politischem Engagement der Ehrenbürger einer bestimmten Stadt? Vielleicht war der schönste Tag Ihres Lebens auch einfach die Geburt Ihres Enkels oder der Tag, als ein geliebtes Haustier in die Familie aufgenommen wurde. In tragischen Fällen, kann auch der Tod eines bestimmten Menschen ein glücklicher Tag sein. Ein Mensch, durch dessen Existenz Sie unsagbares Leid, Folter oder Demütigung erfahren haben. Der schönste Tag im Leben findet meistens an einem Wendepunkt statt. Er läutet eine dauerhafte Veränderung oder gar ein ganz neues Leben ein. Der schönste Tag ist niemals ein Tag wie jeder andere, er entsteht immer aus einem Superlativ.

Sie sehen nun, dass alle diese Beispiele eines gemeinsam haben. Der schönste Tag im Leben ist unweigerlich an eine äußere Bedingung geknüpft. All diese Beispiele stellen äußere Bedingungen, Begründungen dar. Können Sie sich vorstellen, ein Erlebnis, das von äußeren Bedingungen völlig abgekoppelt ist, als den schönsten Tag Ihres Lebens zu bezeichnen? Können Sie sich vorstellen, dass ein Mechanismus in Ihnen in kurzer Zeit Emotionen und Impressionen entwickelt, die so stark sind, dass Sie zu der Überzeugung gelangen, über Nacht in die letzten Geheimnisse der Menschheit, der Liebe und des Erkennens eingeweiht zu werden? Und zwar ohne jeglichen äußeren Anlass? Ohne die Einnahme von bewusstseinserweiternden Stoffen? Ohne hirnorganische Schädigungen oder kognitive Überforderung?

Wir können uns keine Welt außerhalb von Kausalmechanismen vorstellen, denn alles hat seinen Grund. Es gibt kein Ereignis, das nicht durch irgendein Vorheriges ausgelöst wird. Und obgleich uns das menschliche Verhalten oft unlogisch und irrational erscheint, gibt es vielleicht Gründe, die einfach zu lange her sind oder sich ganz weit weg befinden. Wie das Licht eines fernen Sterns, das erst hier ankommt, wenn der Stern schon längst erloschen ist.

Bei der Liebe ist es so, dass die bedingungslose Liebe zum Ideal aller zwischenmenschlichen Emotionen stilisiert wird. Liebe ist nur rein und wahr, wenn sie bedingungslos gelebt wird. Wer Liebe an Bedingungen knüpft, ist ein selbstzentrierter Egomane, der die geliebte Person nur zu seinem Vorteil benutzt, ja geradezu zur Befriedigung seiner Bedürfnisse instrumentalisiert. Merkwürdig, dass dieses hohe Ideal der Bedingungslosigkeit nur für Liebe, nicht jedoch fürs Glücklichsein gilt. Bedingungslos glücklich sein? Sich aus dem Nichts heraus völlig beseelt, bereichert und komplett fühlen? Nein, das ist unmöglich und wenn es jemandem möglich ist, dann gehört derjenige hinter die schützenden Mauern einer psychiatrischen Klinik. Glückseligkeit ohne Bedingung? Das ist die irrwitzige Einbildung eines Verrückten, eine Wunschvorstellung, eine Fiktion. Aber es ist niemals Realität. Bedingungslosigkeit scheint also nur dann glaubhaft und wertvoll zu sein, wenn man durch sie einem anderen dient. Wenn man in sich selbst eine Bedingungslosigkeit erkennt, dann nützt sie ja niemandem sonst und muss daher bekämpft und abgestritten werden.

Eine durchlebte Manie bringt die Erkenntnis, dass man, um glücklich zu sein, weder materielle Güter, noch einen Traumpartner braucht. In der Manie ist man glücklich um des Glückes Willen. Und scheint man auch aus der Sicht der anderen keinen offiziellen Grund zum Lachen zu haben: Man lacht einfach, weil man von einem überdimensionalen »JA« durchflutet wird. Ein *Ja*, das einen plötzlich mit lustigen Anekdoten der eigenen Vergangenheit erheitert und die Vergangenheit und Zukunft generell im Licht einer großartigen Komödie erscheinen lässt. Man ist grundlos glücklich, losgelöst von allen Bedingungen aus denen normalerweise Glück resultiert. Versinnbildlicht wird dieses Glück dadurch, dass Maniker in dieser Phase dazu neigen, sich alle Klamotten vom Leib zu reißen und plötzlich splitternackt auf einer kulturellen Großveranstaltung oder vor markanten Bauwerken aufzutauchen. Sie befinden sich in einer voll besuchten Oper und sind von dem Stück »Ode an die Freude« so belebt, dass sie die Bühne stürmen, um die gesangliche Darbietung zu unterstreichen, indem sie durch ein Megaphon einfach mitsingen. Sie bereisen fremde Kontinente, ohne einen Cent in der Tasche und machen in Afrika ihren Führerschein, um dann trotz dessen Ungültigkeit in Deutschland damit Auto zu fahren. In diesem Stadium werden alle Selbstzweifel über Bord geworfen und die Botschaft lautet: »Ich habe keinen Anteil an eurem Leben, weil ich angepasst bin, sondern ich bin derjenige, der wirklich versteht, was es heißt zu leben, indem ich in einem einzigen Moment so frei bin, wie ihr es in Eurem ganzen Leben nicht sein werdet«.

Wenn Glück das Drehkreuz einer Marionette ist, dann hängen an dessen Fäden materielle Güter oder ein geliebter Partner, ein Lottogewinn oder die Nachricht über eine Gehaltserhöhung. In der Manie existieren diese Fäden in Form von Bedingungen nicht. Ein Facharzt würde nüchtern widersprechen und erklären: »Durch die Verbindungsfäden dieser Marionette fließen Botenstoffe wie Serotonin, Dopamin und Noradrenalin und das sind in diesem Fall die Bedingungen für eine Manie«. Das ist die Erklärung, die der Psychiatrie ausreicht, um eine medikamentöse Therapie in Gang zu setzen. Nichts anderes ist von Interesse. Die Erklärung ist fachlich sicherlich richtig, aber die Fragen, die sich eröffnen, werden damit nicht beantwortet. Die Unendlichkeit der Aussagekraft dieser Erkrankung wird jedoch allein durch das Zusammenspiel von Botenstoffen nicht ergründet. Wenn man einen Reisebericht über Neuseeland sieht, mit Erklärungen über all seine landschaftlichen Vielseitigkeiten, ist es etwas anderes, als wenn man dieses Land selbst erlebt. Die emotionale Qualität, die man während eines Erlebnisses subjektiv empfindet, kann durch kein statistisches Faktum wiedergegeben werden. Man wird von einer überirdischen Macht direkt zum Drehkreuz geflogen, welches die höchste

Form von Glück symbolisiert. Man begegnet ihm direkt und ohne Umwege und wird schließlich sein eigener Glücksbote.

Ein fiktives Szenario

Ich möchte Ihnen die Durchschlagskraft einer Manie an einem fiktiven Beispiel näher bringen: Wenn Sie den Krater eines Vulkans, der kurz vor dem Ausbruch steht, mit einer neuartigen Technologie abdichten könnten, würden Sie es tun? Vermutlich ja, zumindest, wenn sich Ihre Wohnstätte in der Nähe befinden würde. Eine Naturgewalt wird zum Schutze von Menschenleben unterbunden bzw. umgelenkt. Würden Sie, wenn Sie das technologische Know-how hätten, einen Asteroiden von seinem Kurs abbringen, um die größte nukleare Katastrophe der Menschheit zu verhindern? Würden Sie es aus Eigennutz oder aus Nächstenliebe tun? Oder würden Sie dieser Urgewalt freien Lauf lassen mit dem Gedanken: »*Wenn unsere Zeit gekommen ist, dann ist sie gekommen.*«

Würden Sie mit geeigneten Gegenmaßnahmen einen Tsunami aufhalten, einen Tornado in einen Windhauch verwandeln und eine Verschiebung der Kontinentalplatten verhindern? Wenn Sie diese Fragen mit Ja beantworten, dann haben Sie bestimmt mindestens einen guten Grund dafür. Würden all diese Naturgewalten auf einem Planeten stattfinden, der unbesiedelt ist, würden Sie sie dann auch verhindern wollen?

Stellen Sie sich vor, wir hätten die Möglichkeit, das Wesen dieser Naturphänomene so einzudämmen und so abzuschwächen, dass Erschütterungen in Form von Naturgewalten mit erhabenster Technologie unterbunden werden könnten. Für tausende von Jahren würde das funktionieren und die Menschheit würde sich an den neuen beruhigten und unbedrohlichen Zustand gewöhnen und ihn als normal befinden. Doch eines Tages nach vielen tausend Jahren und viele Generationen später, nachdem dieser beruhigte Zustand längst als Normalität in das kollektive Bewusstsein der Menschheit eingegangen ist, versagt das technologische System.

Ein Vulkan nahe einem bevölkerten Gebiet spuckt Feuer, ein Tornado verwüstet ganze Landstriche, ein Tsunami fordert unzählige Opfer. Da die Menschen von diesen Phänomenen befremdet sind, erklären sie die Erde für krank und dem Untergang geweiht. Sie haben die Erde Jahrtausende um wesentliche Züge ihres Wesens beschnitten, um kontrollierter, ruhiger und sicherer Leben zu können. Sie haben nie die Vorboten und die zeitlichen Intervalle dazwischen beobachten und analysieren können. Vor Eigennutz strotzend, haben sie nicht bedacht, dass diese Beschneidung letztendlich auf sie selbst zurückfällt. Im Ernstfall sind sie nun also nicht katastrophenerprobt und die Naturgewalten kosten nun mehr Menschen das Leben, als dass es der Fall gewesen wäre, wenn sie sich hätten durch beobachtbare Vorboten vorbereiten können.

Wenn man etwas, was existiert, in seiner urtypischen Daseinsform beschneidet, es unterdrückt oder ignoriert, dann wird es sich einen anderen Weg bahnen.

Diese Eindämmung der Naturgewalten kann man auch als Metapher auf das menschliche Wesen übertragen. Die Menschen in den entwickelten Gesellschaften, haben irgendwann aufgehört im Takt mit der äußeren Natur zu leben, die sie hervorgebracht hat und auch für die Signale ihrer inneren Natur wurden sie irgendwann taub. Die Manie ist eine innere

Naturgewalt, die sich in einem Menschen entfalten kann. Laut dem Hamburger Psychiater Markus Preiter, ist sie das Rudiment aus einer Zeit, in der die Menschen noch als Jäger und Sammler auftraten und aus einer Überlebensstrategie heraus eine Überschussenergie, eine Kraftreserve mobilisierten, die ihnen eine langwierige, kraftaufwändige Flucht ermöglichte, die zum Überleben notwendig war. Diese Kraftreserve wurde im Laufe der fortschreitenden Evolution jedoch nicht vollständig zurückgebildet, sondern blieb als Rudiment latent in unserem Wesen bestehen, obwohl sie in unserer Zeit nicht mehr vonnöten ist. Der Maniker ist im übertragenen Sinne ein Zufallsopfer, in welchem innerhalb einer sicheren Umgebung eine Energie aktiviert wird, die eigentlich zum Überleben gedacht war. Daraus kann man leicht schlussfolgern, dass genau diese Kraft im Rahmen einer sicheren Umgebung, in der ein Überlebenskampf nicht nötig ist, in dem Betroffenen Allmachtsphantasien auslöst. Markus Preiter geht in seinem Buch »Die Logik des Verrücktseins« ausführlich auf dieses Phänomen ein.

Es ist nicht ungewöhnlich, dass sich bipolare Patienten im Laufe ihrer Erkrankung oftmals als Teil bestimmter unberechenbarer Naturgewalten sehen. Manche glauben im Wahn, von einem schwarzen Loch abzustammen oder sie werden von der unbändigen Energie eines Kometen genährt, der sich in Erdnähe befinden kann, wie beispielsweise im Jahre 1997 der Komet Hale-Bopp. Einige machen sich selbst verantwortlich für die Entstehung eines Hurricanes, der am anderen Ende der Welt ganze Landstriche in eine Ödnis verwandelt. Den Grund dafür sehe ich darin, dass die Betroffenen in der Manie die Freisetzung einer ungeheuren Energie erleben, die sie einerseits in einem übergeordneten Sinn schwerelos werden lässt und gleichzeitig auch ein zerstörerisches Potential birgt. Es ist kein bösartiges Potential, sondern eines, das sich jenseits von einengenden Begrifflichkeiten befindet.

Die Manie ist ein Zustand, eine Krankheit, die sich zerstörend auf das Umfeld des Kranken auswirkt. Der Kranke fühlt sich in seiner Haut außerordentlich wohl, aber er stört die anderen und er durchbricht alle geltenden gesellschaftlichen Standards, die ein angemessenes zwischenmenschliches Verhalten charakterisieren. Also muss dieser Zustand künstlich unterbunden werden.

Tatsächlich werden Maniker in ihrer Akutphase behandelt wie lästige Insekten, weil sie in ihrer Penetranz und Selbstbezogenheit genauso wirken. Das lästige Insekt jedoch, empfindet sich selbst nicht als lästig, es wird erst durch eine wertende Umgebung zu einem solchen. Letztendlich hat die Psychiatrie begriffen, dass auch lästige Insekten ihre Daseinsberechtigung haben und dass genau in dieser Phase die individuelle Not des Patienten deutlich wird. Es sind die Eruptionen der Seele, die in der Manie weit über ihren Entstehungsort hinaus wirken und im günstigsten Fall ein belebendes Chaos und im schlimmsten Fall irreversiblen Schaden anrichten.

Hier einige lebendige Beispiele von erfahrenen und urteilenden Privatpersonen, die in unmittelbarem Kontakt zu bipolaren Patienten stehen:

»Mein Nachbar hier ist manisch-depressiv, und schwankt zwischen Phasen, in denen er völlig abgewrackt und ungepflegt die halben Tage verpennt, säuft und zu nichts nutze ist, und Phasen, wo er hyperaktiv hier das ganze Haus umkrempelt, ohne

Ende Kredite aufnimmt, aggressiv wird, irre Pläne schmiedet und komplett beratungsresistent ist. Die Frau arbeitet wie eine Bescheuerte, damit die Kreditraten gedeckt werden .

Und eine Bekannte ist ebenfalls manisch depressiv: Wenn die ihren Koller bekommt, baggert sie jeden Kerl an, erzählt dreckige Witze, streitet mit allen Freunden, hängt den Nachbarn Vergewaltigungen an ...«

»Der unzuverlässige Bipo ist mein Stiefbruder. Seit 20 Jahren langzeitarbeitslos, Medi-Verweigerer, hochverschuldeter armer Schlucker. Kriegte er seinen Rappel dann bestellte er wie irre Ware, fuhr mit seiner Rostlaube kreuz und quer ohne Vignette durch Österreich, nur um es den Österreichern zu zeigen, dass er ohne »Pickerl« auf der Autobahn fahren kann, fuhr 800 km an den Bodensee, um für seine Frau Bodensee-Birnen zu kaufen usw. Er bestellte ein neues Auto, eine Rolex, verschenkte eine noch nicht bezahlte Lederjacke einem wildfremden Kerl in einer Kneipe, war hoch verschuldet und wenn er in den Depri rutschte, kam er nicht vom Sofa oder wollte sich umbringen, lief von zuhause weg und irrte im Wald umher.

Wollte man ihn in seinem Wahn beschränken (Storno Bestellungen), wurde er handgreiflich. Zum Schluß hat er seine Frau gewürgt, die Polizei musste geholt werden. Mein Stiefbruder war immer wieder mal in der Psychiatrie und lebt jetzt im betreuten Wohnen in einem Altersheim weil er nix mehr peilt.«

Familienangehörige beschreiben ihre emotionale Konfusion, die das Verhalten ihres manischen Angehörigen auslöst meist folgendermaßen:

»Erst waren wir amüsiert, dann verwundert, dann verärgert, schließlich wütend und am Schluss erschöpft und resigniert.«

Man zieht den Maniker schließlich aus dem Verkehr und stellt ihn unter das Joch einer medikamentösen Zwangstherapie. Zunächst eine vernünftige und nachvollziehbare Vorgehensweise. Ich möchte hier nicht die Notwendigkeit einer Akut-Therapie in Abrede stellen, sondern die Notwendigkeit dieser Erkrankung für den Betroffenen betonen. Die Existenzberechtigung dieser zunächst leidvollen aber letztendlich wertvollen Erfahrung. Ich komme im Kapitel: »Wie Bipolare ihre Krankheit empfinden«, darauf zurück.

Hinter jeder Manie verbirgt sich die sogenannte »manische Aussage«, doch jedesmal bleibt der Betroffene mit seiner Aussage in der Sackgasse hängen, gefolgt von dem Scherbenhaufen, den er verursacht hat und all dem Staub, der während der Phase aufgewirbelt wurde. Dass dieser blinde Zerstörungsdrang nicht aus dem Nichts heraus entsteht, sondern im übertragenen Sinn den überlebensnotwendigen Befreiungsversuch aus einer immer enger werdenden emotionalen Zwangsjacke darstellt, erkennt man an dem Phänomen der manischen Aussage.

Die manische Aussage

Jede endogen bedingte Manie wurzelt in biologischen und psychosozialen Ursachen. Im Ausdruck ihrer Symptome, wird eine individuelle Not deutlich, die maßgeblich an Ausbruch, Beschwerdebild und Verlauf, dieses – scheinbar rein biologisch bedingten – Leidens beteiligt ist. Diese individuelle Not wird jedoch durch das im Vordergrund stehende Fehlverhalten des Manikers verschüttet. Für einen Therapieerfolg ist es jedoch wichtig, hinter der »verrückten Fassade« des Manikers ein persönliches Problem identifizieren zu lernen, welches sich im Laufe der Jahre zu einem Leid verfestigt hat. Die Manie ist wie ein Fenster zur Persönlichkeit eines Patienten, welches sich jedoch mit dem Abklingen der Hochphase wieder verschließt. In dem vergleichsweise kurzen Zeitraum der manischen Hochstimmung, erfährt man mehr über die Nöte, Wünsche, Widersprüchlichkeiten, Hoffnungen und das Wertgefüge des Patienten, als in den Monaten nach seiner Genesung in mühevoller psychotherapeutischer Aufarbeitung.

In der Manie äußern die Betroffenen oft utopische Pläne und Zukunftsentwürfe. Sie wollen sich über Nacht mit einer einmaligen Geschäftsidee selbstständig machen, sehen einen großen finanziellen Erfolg vor sich liegen, wollen ihren Durchbruch als Künstler realisieren, eine politische Führerschaft übernehmen, sehen sich als religiöse Auserwählte, flüchten sich in romantische Verklärungen, fantasieren eine ideale Liebe oder wollen endlich die Welt retten. All das sind aufgeblasene Versionen einer Rolle, die ihnen in der Gesellschaft verwehrt bleibt. Die Manie wirkt hier wie ein natürlicher Ausgleichsmechanismus, denn sie hebt den Betroffenen zeitweilig auf eine Bühne, auf der er sich so fühlt, als hätte er die Welt gerettet, auf der er sich so fühlt, als wäre er ein großartiger Künstler, der das Zeug zum weltweiten Erfolg hat, auf der er weiß, dass es vom inneren Reichtum nur noch ein Katzensprung zum materiellen Reichtum ist.

Psychoanalytiker und Fachärzte rätselten immer wieder darüber, ob manische Patienten eine typische Persönlichkeitsstruktur aufweisen. Ein solches übereinstimmendes Charakterbild gibt es nicht, wohl aber einige Wesensmerkmale, die immer wieder auftauchen: Aggressionsunterdrückung, Konfliktverleugnung, Verantwortungsgefühl, soziale Angepasstheit und labiles Selbstwertgefühl.

Es mag schwer fallen, angesichts eines manischen Auftritts an diese an sich wertvollen, wenngleich der Selbstverwirklichung kaum dienenden Persönlichkeitsmerkmale zu glauben, doch die »manische Aussage« erleichtert den Einblick in die eigentlichen Hintergründe.

Bezogen auf die Dynamik zwischenmenschlicher Interaktionen, habe ich die Manie als Befreiungsschlag erlebt, obwohl sie mit Sicherheit auch als Abrechnung wahrgenommen wird. Ich erkläre mir das so, dass die Wesenszüge, die im Wesenskern des Manikers liegen, nämlich *Aggressionsunterdrückung, soziale Angepasstheit* und *labiles Selbstwertgefühl*, über einen sehr langen Zeitraum hinweg immer wieder frustriert wurden. Das bedeutet, dass er aufgrund seines mangelnden Selbstwertgefühles eher dazu tendierte, von dem sozialen Umfeld als »Opfertyp« erkannt zu werden und aufgrund dessen von einzelnen Personen, in Situationen der Demütigung oder der Abwertung verwickelt wurde, die wiederum zu einem weiteren Abbau seines Selbstwertgefühls führten. Seine soziale Angepasstheit wurde vielleicht dahingehend immer wieder kritisiert, dass er innerhalb der Klassengemeinschaft »zu ruhig« sei, bzw. »bedenklich ruhig« oder dass er immer wieder Rückmeldung darüber bekam, dass seine überangepassten Charaktereigenschaften in irgendeiner Weise nicht gesellschaftstauglich sind und dass er sich ändern müsse, um irgendwann einmal ein »normales« Leben führen zu können.

Natürlich wird nicht jeder im späteren Verlauf manisch, der diese sehr verbreiteten Erfahrungen aus der Kategorie: »*So wie du bist, bist du nicht richtig*«, macht. Es müssen hier mehrere ungünstige Faktoren vorliegen, die unabhängig voneinander aktiviert werden und schließlich zum auslösenden Impuls der Krankheit führen.

Während ich mich im Jahr 2012 in der beruflichen Reha befand, wurden wir in dem Fach Sozialkunde von einem Dozenten, namens Herrn Jarusch unterrichtet. In einer Unterrichtsstunde thematisierten wir etwas, was ich als »defensive Aggressionskompensation« bezeichnen würde. Es handelt sich um die Entstehung einer Aggression, im Rahmen einer Situation mit einer anderen Person, die diese in uns auslöst oder auf uns überträgt. Infolge dessen, geben wir jedoch keine gesunde Antwort in Form einer Aggressionsrückgabe, sondern behalten die Aggression bei uns und verlassen konfliktvermeidend und schweigend die Situation. In der Unterrichtsstunde wurde dies an folgendem Beispiel verdeutlicht: Eine Büroangestellte beschließt, ihre knapp bemessene Mittagspause bei schönem Wetter im Park zu verbringen. Sie setzt sich also mit ihrem Kaffee auf die Parkbank. Kurze Zeit später, kommt ein Mann, der sich sehr dicht neben der Frau platziert, und somit ungefragt in ihren persönlichen Distanzbereich eindringt, obwohl die Bank zur linken Seite hin noch viel Platz bietet. Die Frau rückt infolge dessen noch etwas nach rechts, während der Mann nachrückt und sich mit seiner Zeitung dermaßen ausbreitet und zusätzlich durch lautes Husten und das Zerknüllen einiger Zeitungsseiten eine störende Geräuschkulisse produziert, sodass die Situation für die Frau nicht mehr erholsam ausfällt und sie schließlich nach kurzer Zeit die Bank verlässt. Dieses Szenario mit versteckter

Kamera, wird nun mit weiteren nichtsahnenden Personen wiederholt und alle reagieren gleichermaßen: Sie verlassen die Parkbank wortlos. Wir haben in dieser Unterrichtsstunde besprochen, dass Menschen in solchen Situationen zwar konfliktvermeidend reagieren, sich aber unter Umständen noch wochenlang innerlich darüber ärgern, weil sie in dieser Situation nicht doch anders reagiert haben, nämlich im Sinne einer Verteidigung ihres Rechts, auch einen Anspruch auf eine zumutbare Nutzung dieser Bank zu haben. Genau diese Form der Konfliktvermeidung auf Kosten des eigenen Wohles und die daran gekoppelte Aggressionsunterdrückung, machen auf Dauer krank. Das bestätigte mir auch meine Psychologin im Rahmen eines ambulanten Gesprächs. Sie stellte diesen Mechanismus immer wieder an Patienten fest, die später an Alkoholismus litten.

Die Manie ist eine Aufkündigung mit dieser destruktiven Konfliktvermeidung. In der Manie geraten alle Mechanismen der zurücknehmenden Selbstbeherrschung und der Selbstreflexion über mögliche Konsequenzen außer Kraft. Ich möchte nun eine weitere Situation schildern, die ich selbst innerhalb der Manie erlebt habe und die nur eine unter vielen anderen Situationen darstellt, die sich in eine kritische Richtung entwickelten: An einem Sommertag war ich mit dem Fahrrad unterwegs und beschloss, auf dem Rückweg im nahegelegenen Supermarkt einzukaufen. Ich fuhr auf den Parkplatz des Supermarktes, als neben mir ein Auto vorbeifuhr, mich anhupte und der Fahrer mir aus dem Auto heraus einen Vogel zeigte und irgendeinen Satz in meine Richtung brüllte, der die Worte »dumme Kuh« beinhaltete. Ich war zunächst perplex und verließ den Parkplatz, um zur Postfiliale zu fahren. Auf dem Rückweg, beschloss ich dann, meinem Herzen

Luft zu machen und weil ich mir das Auto merkte und sah, dass es noch auf dem Supermarktparkplatz stand, wartete ich einfach vor der Filiale, um den Mann abzupassen, der sich nun mit einer Reaktion konfrontiert sah, die folgender innerer Einstellung entsprach:

»Und weil du mir schon seit Langem oder auch erst kurzfristig übel mitspielst, bekommst du nun endlich und verdienterweise deine schonungsloseste Abreibung, ein Statement der Vernichtung, das sich gewaschen hat. Es gleicht einem Befreiungsschlag, der alle Parasiten, die von dir auf mich überspringen wollen, rigoros beseitigt, auslöscht, aus meinem Dunstkreis tilgt. Diese Parasiten verkleiden sich als Blicke, Worte, Gesten. Sie erreichen mich jedoch nun nicht mehr, denn bevor sie mich erreichen, radiere ich sie restlos aus und mit meinem Auftritt vernichte ich auch einen Teil von dir.«

Nachdem ich diesen Typen vor allen Parkplatzpassanten im abgründigsten Unterweltsjargon in einer unmissverständlichen Nachdrücklichkeit abfertigte und dieser schließlich mit heruntergelassener Kinnlade und wortlos vor der Reihe mit den Einkaufwagen erstarrte, trat ich triumphierend den Heimweg an. Ich wusste, dass ich alles richtig gemacht hatte. Ich fühlte mich danach überaus befreit und gestärkt. Es war eine Situation, die ich in abgewandelter Form bereits zuvor hundertfach erlebte. Und ich entschied mich von Anfang an gegen mein Opferdasein und zugunsten meiner psychischen Gesundheit. Ich verteidigte mich in Situationen, in denen ich mich bedroht sah, von anderen Personen zum Sammelbecken für deren Aggressionen degradiert zu werden.

Im Zuge der manischen Entfesselung, sei folgende Erkenntnis erwähnt: »Ethische Verhaltensweisen entsprechen oft einer *Anpassung* an eine Erwartungshaltung im sozialen Umfeld und nicht der tieferen, inneren Überzeugung.«

Der Maniker hat es also endlich geschafft, im Sinne seiner inneren Überzeugung zu leben und seine Anpassung infolgedessen zu opfern. Er gibt die Aggression den Aggressiven zurück und erfährt nun auf wundersame Weise eine Umkehr seiner früheren »Anpassungs- und Konfliktverleugnungs-Frustrationsschleifen«, und darauf erfolgt auch das Erwachen seines Selbstbewusstseins.

Das ist *eine* Seite der Manie, aber nicht jeder »manische Auftritt« endet in einem Zerstörungsakt. Die ersten Krankheitsphasen werden oft von durchaus inspirierenden Begegnungen begleitet.

Ich möchte hier zwei Auszüge meiner manischen Phasen aus den Jahren 2004 und 2005 schildern. Diese Phasen verliefen relativ gemäßigt, da sie nicht von Wahnsymptomen begleitet wurden.

Sommer 2005: Ich befand mich auf einem lokalen Open-Air-Metal-Konzert. Ein kleines Waldfest im August mit ungefähr zweihundert Besuchern. Ich hatte etwa zwölf Kilo Übergewicht, trug einen weißen Spitzen-Petticoat, also einen ausgestellten knielangen Rock, der ursprünglich Bestandteil eines Hochzeitskleides war, eine weiße Korsage mit Spitze und dunkelrote Pumps. Es heißt, schwarz macht schlank, aber um mein Übergewicht zu unterstreichen, hatte ich mich an diesem Abend für ein weißes Outfit entschieden. Meine

Haare hatte ich am Vortag zu mehreren kleinen Zöpfen geflochten und sie dann wieder gelöst, sodass ich aussah wie »eine aus der Bacardi-Werbung«. Eine Feststellung, die damals in der Grundschule von Mitschülern als Beleidigung gedacht war. Zu dieser Zeit malte ich mir zusätzlich zum Lidstrich kleine schwarze Äste in die äußeren Augenwinkel, die meine Mutter so kommentierte: »*Andere wären froh, wenn sie keine Krähenfüße hätten und du malst dir welche*«.

Zusätzlich malte ich mir über meine Augenbrauen mehrere kleine Längsstriche, die durchgestrichen waren, ähnlich den Zeichnungen in Gefängniszellen, die sich die Insassen machen, um zu wissen, wie viele Jahre schon rum sind. Ich war in topform. Nachdem die Bands gespielt hatten, begab ich mich zum Lagerfeuer, an dem auch einige Mitglieder der Heavy-Metal-Band standen. Ich begann ein lockeres Gespräch, als mir plötzlich und blitzartig eine Bemerkung durch den Kopf schoss, die unbedingt ausgesprochen werden musste:

Während ich mich von meinem ersten Gesprächspartner abwandte, läutete ich ein neues Gespräch ein:

»Und du hast das Gitarrespielen bei Rolf Zuckowski gelernt!«, verkündete ich lautstark, dass es nun auch alle seine Bandkollegen wussten und sah dabei den blonden langhaarigen Gitarristen der Band an. Sobald ich den Satz beendete, brach ich in schallendes Gelächter aus, während ich den Gitarristen immernoch im Visier hatte und dieser war alles andere als erheitert. Alle hatten einen skeptischen aber geerdeten Gesichtsausdruck. Ich bog mich vor Lachen, während sich die Mienen um mich herum verfinsterten. Selbst mein

Begleiter solidarisierte sich mit den Bandmitgliedern und alle zusammen schienen nun eine Art Betroffenheitskartell zu bilden. Mein Kopf schien vom Druck des Gelächters schließlich nach hinten zu fallen, jedenfalls war meine Körpersprache sehr lebendig und ich habe mich an diesem Abend königlich amüsiert, doch der Gitarrist konnte sich nicht mal ein Schmunzeln abringen. Einige Bandmitglieder verschwanden dann relativ zügig vom Lagerfeuer. Die gute Laune, die ich an den Tag legte, schien nicht ansteckend zu sein.

Rolf Zukowski ist niemand, für den man sich schämen müsste. Er ist ein Mann, der Kinderlieder in Gitarrenbegleitung komponiert. Doch habe ich mir sagen lassen, dass nicht immer von Bedeutung ist, was man sagt, sondern wie man es sagt. Vielleicht hat sich der Gitarrist einfach nur verhöhnt gefühlt. Ich habe das jedoch keineswegs böse gemeint. Im Grunde war ich einfach nur darauf aus, mich selbst zu verwirklichen.

Frühjahr 2004: Etwa eineinhalb Jahre zuvor, befand ich mich mit meinem guten Kumpel Mike auf einem Kurztrip zur Hamburger Reeperbahn. Wir beschlossen, spontan dorthin zu fahren und quartierten uns in einer günstigen Absteige ein. Wir trugen lila- und blau gelockte Perücken. Abends trennten sich unsere Wege, da jeder von uns andere Ziele hatte. Mich zog es in die Travestielokale, da ich mich schon seit frühester Jugend für Travestieshows begeisterte und nun waren alle Barrieren der Zurückhaltung gefallen und ich beschloss, mir diese Spezies einmal aus nächster Nähe anzusehen. Ich betrat kurz nach 23 Uhr das Pulverfass, eines der bekanntesten Travestielokale mit anspruchsvollem Abendprogramm. Die Vorstellung schien jedoch an

diesem Abend schon beendet und am Bartresen saß einer
der Travestiekünstler im mittleren Alter und unterhielt sich
mit einem männlichen Gast, der neben ihm saß. Eine Bard-
ame war außerdem anwesend und noch einige vereinzelte
Gäste. Ich betätigte zielsicher und schwungvoll die Dreh-
tür, steuerte auf die Bar zu und begrüßte unüberhörbar das
anwesende Klientel:

**»Es stellt die Transe fest am Tresen: Ein Mannweib bin
ich oft gewesen«.**

Eine Mischung aus Skepsis und Reserviertheit sprach aus den
Gesichtern der Anwesenden. Der angesprochene Travestiekünstler sah auch so aus, als er hätte er schon bessere Zeiten
erlebt.

Ich platzierte mich gegenüber an der Bar und bestellte eine
Cola. Bald hatte es sich bis in die letzten Winkel des Lokals
herumgesprochen, dass heute Abend ein außergewöhnlich
aufgeschlossener Gast zu Besuch sein würde. Nach etwa 10
Minuten kam eine schlanke Diva mit gänzenden High-Heels
die Treppe herunter, Lady Antoinette, die sich meiner annahm. Sie kam zu mir an die Bar und begrüßte mich freundlich, indem sie mir die Hand reichte und sich vorstellte. Ihre
Augen funkelten und auf dem Kopf trug sie einen Federhut
im 20er Jahre Stil. Für einen Mann war sie sehr zierlich und
feingliedrig gebaut. Sie bot mir eine Hausführung an, nachdem ich ihr offenbarte, dass ich hier sei, um mich als Travestiekünstler für die Abendshows zu bewerben.

Ich teilte ihr mit: *»Das war schon immer mein Traum. Und
wenn man mich richtig schminkt und die Beleuchtung dimmt,*

*würde das Publikum niemals bemerken, dass ich in Wirklichkeit
eine Frau bin. Ich kann mit relativ tiefer Stimme singen.«*

Lady Antoinette zeigte mir den Raum, in dem das Mikrofon
stand und sagte dass das hier dann mein zukünftiger Arbeitsplatz sei. Sie zeigte mir alle Räumlichkeiten, die Bühne, die
Zuschauerräume, die Umkleidekabinen, die Toiletten und
die Lagerräume. Ich war hier in den besten Händen. Zum
Schluss konnte sich sogar noch die Lady an der Bar von vor-
hin ein Lächeln abringen und auch wir wechselten noch ein
paar Worte.

Als Mike und ich im Frühjahr 2004 von unserer Ham-
burg-Tour zurückkamen, statteten wir der psychiatrischen
Station einen Besuch ab. Wir trugen lange, bunte Perücken
und als wir auf der Station eintrafen, stellte ich fest, dass
Herr Niehagel, der sich bereits seit einigen Monaten auf Station befand, immernoch da war. Herr Niehagel war ein sehr
alter Patient, der an Krebs litt und den ganzen Tag in einem
schiebbaren Stuhl verbrachte, an dem vorne ein Sabbertisch-
chen angebracht war. Er schien sich zu einem Großteil des
Tages in einer Art Dämmerzustand zu befinden, der eine
aktive Teilnahme an dem umgebenden Geschehen nicht
mehr möglich machte. Der Pfleger erzählte mir, dass er an
Lungenkrebs leidet. Da fragt man sich natürlich, was ein
Lungenkrebspatient in der Psychiatrie soll. Aber das ist trauriger Alltag, dass manche dieser Menschen auf ein Abstellgleis
kommen, vor allem, wenn sie keine schützende Familie im
Hintergrund haben. Nun denn, Mike und ich waren bester
Laune und die erste Feststellung, die wir tätigten war: »Bei
dem hagelt's wohl nie, beim Herrn Niehagel …« Wir ließen
es die ganze Station wissen und bogen uns vor lachen.

Schwester Bea ergänzte: »Bei dem hagelt's nur Zigaretten und Alkohol«.

Im Krankheitsverlauf der bipolaren Störung, verändert sich mit fortschreitender Dauer der Erkrankung die Qualität der Manie bzw. der Depression. Während die ersten beiden Hochphasen wie Erleuchtungserfahrungen wirken, die einerseits von einer teilweise mitreisenden Begeisterungsfähigkeit und andererseits von einer penetranten Aufdringlichkeit begleitet werden, entwickeln sich die späteren Manien zu einem Gemisch aus Rastlosigkeit, Gereiztheit und Aggression. Es scheint so, als hätten die einzelnen Krankheitsphasen einen Abnutzungseffekt. Ich führe das auf die generelle Schwächung des Nervensystems zurück, die nach jeder Manie eintritt und im Laufe der Zeit eine Residualsymptomatik hinterlässt.

Einen wesentlich umfassenderen Aktionsradius, hatte mein Kumpel Mike während seiner zahlreichen manischen Phasen. Ich habe ihn, seitdem ich ihn kenne, nie depressiv erlebt. Er wurde stets getragen von einem ausgeprägten oder einem latenten Größenwahn, der weder begründet, noch unbegründet war. Damit meine ich, dass Mike fast alle Anlagen hat, die man in dieser Gesellschaft für die Parameter Leistung oder Erfolg braucht. Einzig, die Energie, die ihn antreibt, treibt ihn in eine Richtung, die ihn in ein Land jenseits dieser Erfolgs- und Leistungsgesellschaft führt. Es ist die Kraft, von der alle Schizoaffektiven mal mehr, mal weniger getrieben werden.

Mike bereiste während seiner manischen Phasen mehrere Kontinente. Er flog spontan nach Australien, in Ghana machte er seinen Führerschein. In Togo lernte er Land und

Leute aber vor allem die Frauen näher kennen, um festzustellen, dass diese merkwürdig rochen. Auf seinem Rückflug von Australien nach Deutschland, schwärmte er der Stewardess vor, wie gern er doch mal ein Cockpit von innen sehen würde und so geschah es mit freundlicher Einwilligung des Piloten. Jahre später fuhr er mit einem Moped, einer alten Rostlaube nach Polen, und kam dort letztendlich in der Psychiatrie bei Brot und Wasser unter. Außerdem hatte er eine Affinität für Königshäuser und einflussreiche Politiker. Er schrieb an den Bundespräsidenten und die Queen, an George Bush, Edmund Stoiber, Fidel Castro und Papst Benedikt. Die Uno forderte er auf, alle Staatsoberhäupter sollen in seine Heimatstadt kommen und sich ein Zelt mitbringen. »Dann sind wir Weltstadt«, war er damals sicher. Den Kontaktbereichsbeamten seines Wohnortes, nötigte er mit einem Messer dazu, ihn in den Rang eines Staatsoberhauptes zu erheben. Er wollte als Staatsoberhaupt eine Welt schaffen, in der alle etwas haben, gab er als Begründung an.

In einem Wirtshaus setzte er sich an den Tisch einer geschlossenen Gesellschaft, um mitzufeiern. Auch diese Situation eskalierte. Als er seinen Werdegang zukünftig als Finanzminister fortsetzen wollte, mit dem Ansinnen, alle Schulden der Welt zu übernehmen und sich dann tatsächlich bei der entsprechenden Institution um diesen Posten bewarb, erfuhr er am nächsten Tag zufällig in den Nachrichten: »Deutschland bekommt einen neuen Finanzminister, dessen Identität allerdings noch unklar sei …« Später machte er in regelmäßigen Abständen London unsicher. Er wollte in eine große Stadt und dort konnte er auch seine Englischkenntnisse verfestigen und ausbauen. Dort traf er schließlich auch seine große Liebe »Maureen«. Er lernte sie in der Küche einer Pizzeria kennen, wo beide einem Nebenjob nachgingen. Während einer weiteren London Reise ließ er sich vom Taxi am Buckingham Palast absetzen und sagte zum Fahrer: »Ich bin der König der Welt«, die Queen bezahlt die Rechnung. In Belgien prügelte er sich im Zusammenhang mit einem weiteren königlichen Ansinnen mit Polizisten.

Nachdem seine politischen Vorhaben im Sande verliefen, hatte er eine zündende Idee bezüglich seiner Zukunftsgestaltung. Er wollte mit einem älteren Borderlinepatienten zusammen eine alte heruntergekommene Bruchbude kaufen und sich gemeinsam mit diesem um einen noch kränkeren, älteren und schwer Schizophrenen kümmern, der obendrein an doppelter Inkontinenz litt. Dieses Projekt kam glücklicherweise nie zustande. Im Sommer 2005 wurde Mike infolge eines gewalttätigen Übergriffs auf eine Ärztin in Handschellen und Fußfesseln aus der psychiatrischen Klinik abgeführt. Vorher befand er sich wochenlang am Bett fixiert im Überwachungszimmer. In seinem Ansinnen, die Welt zu retten, wählte er nachts immer wieder die 110, um mit den Beamten über sein Vorhaben zu sprechen. Das führte letztendlich zu seiner Fixierung. In einem lokalen Zeitungsartikel, der einige Wochen nach seiner Verurteilung erschien, stand folgendes: »Je länger ihr mich fixiert, desto kürzer ist euer Leben …, rief der Patient dem Krankenhauspersonal zu«. Mike verbrachte infolge seiner krankheitsbedingten Verhaltensentgleisungen insgesamt zehn Jahre hinter den Mauern einer forensischen Psychiatrie im sog. Maßregelvollzug.

Das perfekte Timing: Ein Phänomen innerhalb der Manie

Die Manie reißt mich unaufhaltsam in ein Fahrwasser, in dem es eine Art von Perfektion gibt, die als einzige keiner Übertreibung entspringt: Es ist das perfekte Timing.

Die Ampel springt in dem Moment auf grün, in dem man einhändig alle Aufräumarbeiten im Auto vom Fahrersitz aus erledigt hat. Quasi zeitgleich mit dem Wegpusten eines letzten Staubkorns. Alles Positive dieser Welt scheint ineinander überzugehen. Das äußert sich zunächst in alltäglichen Begebenheiten und im Verlauf wird es schließlich zu einem überwältigenden geistigen Dauerzustand. Es kommt nichts mehr dazwischen, alle Blockaden, die früher in Form von alltäglichen Stolpersteinen auftauchten, scheinen sich in eine treibende vorwärts gerichtete Kraft zu verwandeln. Ein Kleinstgestein aus dem Weltall infolge des Leonidenhagels trifft meine Frontscheibe just in dem Moment, wo ich freudig meine Gedanken auf das Naturschauspiel des Leonidenhagels lenke. Eine Freund ruft mich an, um mir mitzuteilen, dass er wahnsinnige Lust hätte, das Land zu verlassen, während ich gerade unangekündigt auf dem Weg zu ihm bin, um ihn zu einem Spontantrip abzuholen. Perfektes Timing ist es auch, wenn vor dem Fenster meines Überwachungszimmers eine Nachtigall erscheint, während im Radio gerade der Song »On the wings of a nightingale« läuft. Mein guter Freund Mike, enschied sich, sich einen neuen, kleinen Mitbewohner zuzulegen, einen Kanarienvogel. Er telefonierte mit der Züchterin und fragte nach dem Preis für das Tier. Sie verlangte zehn Euro. Während eines kurzen Spazierganges, fand Mike am Rande eines Parks mehrere Münzen und kam mit seinem Fund genau auf zehn Euro. All das passiert während einer Manie und zwar in gehäuftem Maße. Jung würde dieses perfekte Timing als Synchronizität bezeichnen. Diese Vorkommnisse geschehen so oft, dass man während einer Manie kurz oder längerfristig in ein übergeordnetes Weltbild rutscht, in ein Netz von Sinnbildern und Sinnhaftigkeiten, in dem man von einem Sinn zum nächsten hangelt, weil sich dieser Zustand in halber Schwerelosigkeit abspielt.

Dieses Netz aus Sinnhaftigkeiten scheint mich in immer höhere Sphären zu katapultieren, da ich mich nicht nur rechts und links vom Sinn aufhalte, sondern hinter dem Sinn wiederum einen übergeordneten finde. So empfinde ich die Gleichzeitigkeit in der Wechselwirkung zwischen Materie und Geist als Verschränkungskorrelation. Ich halte einen überdurchschnittlich dicken Bildband über die Wunder der Erde in der Hand und habe gerade zufällig die imposanten Bauwerke Chinas aufgeschlagen, während im Radio zeitgleich »China in your hand läuft«. Im Dezember 2002 trug es sich so in meinem Überwachungszimmer zu. So ist die Manie auch ein Ideenlabyrinth, ein geistiger Irrgarten für Außenstehende, in dem man sich jedoch selbst bestens zurechtfindet. Die letzte Absicht ist es, den Ausgang finden zu wollen. Der Vorgang des Hangelns findet immer in halber Schwerelosigkeit statt und so fühlt man sich auch geistig: über den Dingen, beflügelt, jenseits jeglicher Erdung. Niemand, der jemals ein stählerner Pegasus war, will diese berauschende Sphäre freiwillig verlassen.

November 2002 – die Aufwärtsspirale

»Kein Baum, dessen Wurzeln nicht in die Hölle ragen, kann jemals in den Himmel wachsen.«

Vor etwa einem Jahr, war ich zum ersten Mal in stationärer psychiatrischer Behandlung und man konnte mir keine Diagnose stellen. Nun haben wir November 2002 und wenn ich das, was ich erlebt habe durch eine Metapher beschreiben müsste, dann würde sich das so anhören: Die Macht, welche mich noch vor einem Jahr meiner Persönlichkeit und meiner letzten Lebensgeister beraubt hat, hat ihre Schulden nicht nur beglichen, sondern sie hat mich zusätzlich mit Bonusmaterial von unschätzbarem Wert versorgt. Sie hat zunächst meine Persönlichkeit gestohlen und mich als leere Schachtel zurückgelassen. Ein Jahr später hat sie die Schachtel gefüllt mit einem erweiterten Bewusstsein, mit der Karte Null im Tarot »Der Narr«, mit einem neuartigen Energiekörper, der so durchlässig ist wie Luft und mich doch schützen sollte, wie eine stählerne Rüstung. Sie hat das Wort Angst aus meinem Wortschatz gestrichen und hat es durch Liebe ersetzt.

Im November 2002 ist die Neu-Zusammensetzung meines Ich abgeschlossen. Diese Neu-Zusammensetzung wird durch eine energetische, positiv gepolte Schutzschicht besiegelt. An die Stelle der alten Frau, die noch vor einem Jahr im Begriff des geistigen und körperlichen Verfalls war, rückt eine Lichterscheinung, die gerade aus dem Tau der Ewigkeit geboren scheint. Die alles verzehrende Angst von vor einem Jahr ist einem Zustand gewichen, den ich als Liebe wiedererkenne. Die Intensität dieses Zustandes erscheint mir jedoch genauso wesensfremd, wie die Intensität der Angst. Ich bin mir sicher, dass hier außenliegende Kräfte wirken, die mich auf energetischer Ebene durchdringen. Eine Generalüberholung meiner Selbst, mit neu installierter und hoch potenzierter Lebenskraft, die alle gewohnten Standards übertrifft. In dieses Lebensgefühl ist der Tag eingebettet, den ich zum schönsten Tag meines Lebens erklärt habe. Während der dunkelste Tag meines Lebens der 18. Dezember 2001 war, war der erhellendste und somit schönste Tag meines Lebens, der 16. November 2002. Ich konnte das mit Sicherheit feststellen, denn ich wusste, dass es zu diesen außergewöhnlichen Geisteszuständen in ihrer jeweiligen Ausrichtung keine Steigerung geben würde.

Es ist Samstag, der 16. November 2002. Ich bin zu Besuch bei meinem Vater und befinde mich an dessen PC, an dem ich mit einer Reihe von Codes konfrontiert werde. Wir haben über einen Downloaddienst Musiktitel heruntergeladen, die in einem Zeitraum von ca. 40 Jahren entstanden sind, zwischen 1960 und 2000.

»Es ist immer dasselbe. Du kennst wohl nur diese drei Lieder?«, bekomme ich von meinem Vater zu hören.

»The unforgettable Fire« von U2 , »Heart-Shaped-Box« von Nirvana und »Sadness« von Enigma waren die Songs, die ich jedesmal bei meinem Vater herunterlud oder als Musikvideo ansah. Mein Vater hatte noch Songs für sich, u.a. von den Beatles und den Hooters heruntergeladen. Doch dieses Mal ist irgendetwas anders. Sobald die MP3-Dateien im Eingangsordner landen und ich diesen öffne, stelle ich fest, dass neben der angegebenen Dateigröße und dem Songtitel die jeweiligen Erscheinungsjahre der Songs aus dem tatsächlichen Zeitrahmen fallen.

»Was sind das denn für Erscheinungdaten?«, frage ich meinen Vater.

Hinter Enigmas »Sadness« steht als Erscheinungsjahr die Zahl 1128, hinter Hooters »Satellite« die Zahl 9.

Nirvana's erst kürzlich veröffentlichter Titel: »You know you're right«, ist mit der Jahresangabe 2001 versehen.

U2's »Hold me thrill me kiss me kill me«, ist mit dem Erscheinungsjahr 1944 versehen. »Staring at the sun« soll 1921 erschienen sein und »The unforgettable fire« im Jahr 2000.

»Zombie« von den Cranberries im Jahr 1883, »Champagne Supernova« von Oasis war mit dem Erscheinungsjahr 1820 datiert, »I need you tonight« von INXS mit dem Jahr 1817 und eine Komposition von Naturgeräuschen »Heavy Storms« mit der Jahresangabe 2020.

»Lass mich mal an den Rechner ... Ich hab' s gern, wenn hier alles wie gewohnt läuft, aber sowas habe ich auch noch nicht erlebt«, bemerkt mein Vater in gereizter Stimmung.

»Bei mir sieht der Eingangsordner jedenfalls anders aus und ich hatte auch noch nie ein Erscheinungsjahr hinter den Titeln. Ich weiß nicht, was du da wieder gemacht hast«, kommentierte er nun etwas ruhiger.

Irgendetwas stimmt nicht. Weder mit dem PC, noch mit der mich umgebenden Atmosphäre. Es ist aber nicht so, dass mich diese Atmosphäre einengt oder beängstigt, sondern sie wirkt so essentiell, als habe man mir gerade einen nuklearen »Aha-Effekt« in flüssiger Form injiziert.

Während ich meinen Vater über eine mögliche Codierung von Botschaften aufkläre, zieht dieser zum Spott nur die Augenbrauen hoch und kommentiert ironisch: »Das kannst du dann ja auch den Versandmitarbeitern von Neckermann erklären, falls die wiedermal anrufen und nach dem Geld fragen, was du denen noch schuldest. Dann sagst du einfach, dass du gerade dabei bist, den Bibelcode zu entschlüsseln und dich zurückmeldest, sobald dieses Mammutprojekt abgeschlossen ist«.

Wir amüsierten uns, aber diese Banalitäten konnten den bedeutungsvollen Kokon, in dem ich mich befand, nicht aufweichen. Ich ahnte bereits die ganze Zeit, dass sich heute ein Kreis schließen würde, wenn er sich nicht schon geschlossen hatte. Innerhalb dieses Kreises wurde eine grandiose Energie freigesetzt und ich war diejenige, die sich in der Mitte dieses Kreises befand.

Ich beginne nun, alle Songtitel mit den zugehörigen Erscheinungsdaten auf karierten Zetteln zu notieren, während nebenbei Musikvideos laufen. Gegen 22 Uhr gerate ich in einen Schreibzwang und schreibe alle Nachrichten dieses Tages vom Videotext ab. Ich vermerke die genaue Uhrzeit des Abschreibevorgangs neben den einzelnen Nachrichten und zwischendurch werde ich immer wieder durch spontane Geistesblitze von meinem Nachrichtenkurs abgebracht, die ich wiederum auf Zetteln notiere. Es ist plötzlich von oberster Priorität, dass ich die Zeitspanne zwischen dem 11. September 2001 bis zum morgigen 17.11. 2002 ausrechne, denn es sitzt mir in den Gliedern, dass der 11. September 2001 heute noch irgendeine Rolle spielen würde, außer, dass es der Geburtstag meines Vaters ist. Es war schließlich auch der Tag der einstürzenden Twintowers. Ich beschreibe bis zwei Uhr nachts insgesamt 31 Seiten Din A5. Mein Vater fordert mich schließlich auf, endlich schlafen zu gehen. Ich begebe mich zwar ins Gästezimmer, schlafe jedoch erst gegen 5 oder 6 Uhr ein. Nachts fällt mir ein, dass gestern der 16.11. war. Ich erinnere mich kurz darauf an einen Kindheitstraum, den ich bereits im Kapitel: »Eine Dynamik des Todes« beschrieb. Ich sah damals im Traum das Zahlenverhältnis 16:11 und empfand dabei das Wort »Weltgürtel«. Später erfuhr ich in einer Dokumentation über unsere Galaxie, dass es den Begriff »Asteroidengürtel« gibt. Asteroiden waren ein Thema, was mich bereits in meiner frühen Jugend aufrührte.

Ich lese mir die Nachrichten, die ich abschrieb nochmal genau durch und entdecke die Überschrift: »Feuerwerk der Sternschnuppen steht bevor. Wünsche frei am Dienstag. Dann wird der Sternschnuppenstrom der Leoniden zum letzten Mal für rund hundert Jahre spektakulär erstrahlen …« Ich bin in freudiger Erwartung auf das Naturschauspiel des Leonidenhagels. Am nächsten Tag hat mein Vater Schicht in seinem Betrieb und ich habe genug Zeit, um den merkwürdigen Erscheinungsdaten auf den Grund zu gehen. Doch ich bleibe an den Musikvideos hängen. Diese berauschen mich zu sehr und hinter diesem Rausch liegt schließlich eine Erkenntnis.

Kate Bush's »Wuthering Heights«, U2's »Staring at the sun«, Cranberries' »Linger«, Depeche Mode's »Everything counts«, U2's »The unforgettable fire«, Nirvana's »Heart-Shaped-Box«, Enigma's »Sadness«: all diese Videos verbindet ein gemeinsames Element: Licht und Dunkelheit. In einem der Videos wird ein Vorhang aufgezogen, sodass der Raum von Licht durchflutet wird. In einem anderen, führt eine nach oben gerichtete Handbewegung zu einem Lichtwechsel, in einem dritten Video, sucht der Sänger die Dunkelheit, um nicht von der Sonne zu erblinden und in einem weiteren Video kommt eine Signalleuchte zum Einsatz, damit sich die Bandmitglieder in der Dunkelheit orientieren können und in zwei weiteren Videos findet einfach ein Tag-Nacht-Wechsel statt. In den Videos »The unforgettable fire«, »Sadness« und dem Director's Cut zu »Heart-Shaped-Box«, geht es außerdem um den Atem, der in zwei Videos durch hellen Dampf visualisiert wird, so wie man ihn bei sehr kalter Außentemperatur oft zu sehen bekommt. All diese Elemente, stellen Mechanismen des täglichen Lebens dar, doch ihre Besonderheit, ihr Wesen, offenbart sich mir in diesem Moment mit einer Kraft, die ich in meinem ganzen Leben nur ein einziges Mal erfahren würde und dieser Moment war gerade jetzt gekommen.

Durch das Video zu »The unforgettable fire«, komme ich nun auch der Thematik des 11. September 2001 näher. Der Song und das Video entstanden im Herbst 1984. Das unvergessliche Feuer. Zu Beginn des Videos sieht man die Skyline einer Großstadt bei Nacht und schließlich einen Wolkenkratzer, an welchem in Zeitlupe zweimal ein gleißend heller Schweif vorbeizieht. »Deine Augen, schwarz wie Kohle«, singt Bono dazu. Das alles scheint mir, als hätte sich diese Vorahnung von U2, siebzehn Jahre später, am 11. September, vollendet. Später erfahre ich, dass die Band diesen Song in Anlehnung an Hiroshima geschrieben hatte. Aber durch die Szene mit dem Tower und den Lichtschweifen in Kombination mit dem Songtitel, scheint es parallel zu der eigentlichen Absicht wie eine diffuse, angedeutete Vorahnung auf die Geschehnisse des 11. September.

Heute ist Sonntag, der 17. November. Totensonntag. Und ich kann mich absolut nicht in die Lage der Menschen versetzen, die heute trauern. Sie wissen nicht, was Tod wirklich bedeutet, denn wenn sie es wüssten, dann würden sie ab jetzt jedem einzelnen Tag ihres Lebens mit schallendem Gelächter begegnen. Gegen frühen Abend, als sich der große Kreis des Erkennens um Licht, Dunkelheit und Atem schließt und sich das Mysterium der noch nicht entschlüsselten Zahlencodes in mir ausbreitet, laufe ich wie vom Donner gerührt auf den Hof mit einem beschriebenen Notizzettel in der Hand. Draußen herrscht eine Mischung aus Nieselregen und starkem Wind, den ich als Zeichen interpretiere. Das Wetter scheint ein Spiegelbild meines eigenen inneren Aufruhrs zu sein. Als ich mich am Montag früh auf dem Heimweg begebe und die Kurven mit einer Geschwindigkeit passiere, als sei die Umgebung aus Watte, klackt es plötzlich auf meiner Frontscheibe. Durch den dichten Nebel kann ich nichts erkennen, aber ich vernahm dieses Geräusch. Ich bin mir sicher, dass mich gerade ein Leonid aus dem Weltall gegrüßt hat. Von diesem Tag an, wähne ich mich in einer nahezu surrealen Sicherheit.

Der Botschaft der Erscheinungsdaten und der Zahlencodes, kam ich nie wirklich auf den Grund. Im Zuge der weiteren Analyse des Musikvideos »Sadness« von Enigma, in welchem mir ein kunstvolles Tor auffiel, welches tatsächlich von großer künstlerischer Bedeutung ist und welches die Bezeichnung »la porte d'enfer« (das Höllentor) trägt, stieß ich auf den Bildhauer Auguste Rodin, den Konstrukteur des Höllentores. Er starb am 17. November 1917. Über Auguste Rodin und »la porte d'enfer«, gelangte ich schließlich zu Dante Alighieri und dessen »göttlicher Komödie«, die im Zuge des Höllentors auch eine gewisse Rolle spielt. Dante lebte zwischen 1261 und 1321. Ich versuchte,

durch die Verrechnung aller relevanten Zahlen zu dem Erschei-
nungsdatum 1128 zu kommen, welches sich hinter Enigma's
»Sadness« verbarg, aber der früheste Zeitraum, der etwas mit
dem Video zu tun hatte, lag bei Dante und damit etwa 140
Jahre daneben. Bezeichnend ist jedoch das Todesdatum des Au-
guste Rodin, der 17.November ...

In den folgenden Tagen, besuche ich regelmäßig die Tagesklinik. Ich werde aus meinem gewohnten Lebensfilm herausgeschnitten und von welcher Kraft auch immer ergriffen und
in ein Reich entführt, in dem jedes Willkommensschild mit
dem Begriff »Die Auserwählte« geziert ist. In dem jeder Stra-
ßenname die Bezeichnung »Die Auserwählte« trägt, in dem
jeder Tropfen Wasser nach Auserkorenheit schmeckt, jeder
Atemzug die Information dieser Signatur beinhaltet.

Mein damaliger Psychiater malt mir an einem dieser No-
vembertage eine Skizze auf, die mich an die Grafik eines
EKG erinnert oder eines Seismographen. Die Kurve, die er
aufzeichnet, schlägt abwechselnd signifikant nach oben und
unten aus, während er mir erklärt, dass sich diese Kurve,
deren Ausläufer für die Intensität einer Stimmung stehen, bei
gesunden Menschen hauptsächlich in einem ausgeglichenen
Mittelbereich mit nur minimalen Ausschlägen befindet.

»Das ist Ihre Krankheit ...«

»Wird das immer so bleiben?«, frage ich.

»Ja, das wird Sie Ihr ganzes Leben lang begleiten«.

Ich bin über diese Feststellung nicht erschüttert. Ich bin gleichermaßen fasziniert und ergriffen.

Ich habe 20 Jahre gebraucht, um vollständig auf diesem Planeten anzukommen. Ich laufe nicht vor mir weg und auch nicht vor den Dingen außerhalb. Die Schatten der Vergangenheit sind gewichen. Ich gerate in eine Welt, die bereits fertig ist, in eine Welt, in der der missmutige Zweifel einer meisterhaften Gewissheit gewichen ist. Ich frage mich nicht mehr: »*Was soll ich eigentlich hier?*«, sondern ich weiß durch spontane Eingebung:

»*Ich muss hier sein und ich will hier sein, um als ewiges Licht durch die ganze Welt hindurch zu strahlen und um die Menschen wortlos mit der Wahrheit zu infizieren*«.

Und obwohl in meinem Kommunikationsverhalten ein Wortschwall vom nächsten abgelöst wird, hat keines dieser inflationär verschwendeten Worte Gewicht. Die Wahrheit liegt in der Ruhe zwischen den Worten, in einer verschlüsselten Botschaft im Wirtschaftsmagazin oder in der Ausrichtung der Großbuchstaben in der Unterschrift meines Psychiaters. Der manische Redezwang scheint nur eine Möglichkeit, um der gigantischen Energie, die sich in mir sammelt, wieder nach draußen zu verhelfen. Es liegt allein an meiner Befindlichkeit, wie ich die Welt wahrnehme und nicht an den Ereignissen, die sich in ihr zutragen. Ich bin ruhelos. Vielleicht, weil meine eigene Dimension so beunruhigend ist, vielleicht, weil mein Bewusstsein zu sehr von der neuen Erweiterung erschüttert ist.

Ich weiß noch ganz genau, dass ich mich in dieser Zeit im Dunstkreis einer Leichtigkeit befand, die einen Körper fast unnötig machte. Über Nacht interessierte ich mich plötzlich für das gesamte Weltbefinden. Ich kaufte mir die aktuellsten Ausgaben verschiedener Polit- und Wirtschaftsmagazine, obwohl mich das noch eine Woche zuvor überhaupt nicht interessierte. Im Gruppenraum der Tagesklinik philosophierte ich mit allen anwesenden männlichen Patienten über den Tod, über Gott, über den Sinn von Leid und Krieg. Ich war in einer Mentoren-Position und die Männer stellten mir Fragen, als hätte ich auf alles eine relevante Antwort. Tatsache war, dass ich mich zum ersten Mal freiwillig und ungehemmt vor einer Art Publikum zu verschiedenen Themen ausließ, was ich zuvor konsequent vermied. Ich wurde zu einem geistigen Ballungszentrum von vergangenheitsrelevanten und zukunftsweisenden Informationen. Ich schien nur noch eine geistige Schnittstelle zwischen Vergangenheit und Zukunft zu sein und plötzlich ging mir in einer blitzartigen Erkenntnis auf, dass alle anderen Anwesenden schon lange tot waren und nur noch ich lebte. Die visuelle Anwesenheit der anderen interpretierte ich als leere Hüllen, die nur sichtbar waren, um mich von einer übergeordneten Wahrheit abzulenken. Die Hüllen, die ich sah, sollten nur Ablenkungsmanöver darstellen. Ich sagte zu meinem Arzt: »*Die sind doch schon lange tot. Die gibt es gar nicht mehr. Nur ich lebe*«. Er kniete sich vor mir hin, während ich auf einem Stuhl saß, begab sich damit auf Augenhöhe und erwiderte: »*Das ist Teil Ihrer Krankheit, dass Sie das denken*«. In diesem Moment wurde mir klar, dass es auch ihn nicht gibt und er genauso Teil dieser Ablenkungsstrategie war.

Die Zusammenkunft der Archetypen

Am Abend des 24. Dezember 2002 werde ich von meiner Mutter nach meinem Tagesurlaub zurück auf die psychiatrische Station gebracht. Ich setze mich in den Gemeinschaftsraum, wo der Fernseher läuft. Meine Mutter fragt den diensthabenden Pfleger, ob es möglich wäre, das Fernsehprogramm einzustellen, auf welchem der Film »Das letzte Einhorn« läuft und flüstert ihm zu, dass ich diesen Film gern sehen würde. Ich befinde mich in einem Zustand endgültiger innerer und äußerer Ordnung. Eine Ordnung, in der ich mich wie in einem unendlichen Raum schwerelos fortbewegen kann und bedingt durch die Grenzenlosigkeit keine Orientierungshilfe mehr brauche. Es gibt kein Ziel, welches irgendwo in der Ferne liegt. Das Ziel ist hier und jetzt. Egal, wo ich bin und was ich tue, es fühlt sich richtig an. Es herrscht eine mich umgebende Klarheit, die durch nichts zu trüben ist. Hätte man in diesem Zustand eine Kirlian-Fotografie von dem mich umgebenden Energiefeld, der Aura angefertigt, wäre ihre Reichweite wesentlich raumgreifender ausgefallen, als wenn man dasselbe vor einem Jahr, auf dem gefühlten Nullpunkt meiner Existenz getan hätte.

Es muss ein dramatischer und folgenschwerer Irrtum sein, die personifizierten Passierstationen dieser gigantischen energetischen Ansammlungen als »Kranke« zu bezeichnen. Es ist unmöglich, dass dies hier nur die Angelegenheit einer übermäßigen Botenstoffkonzentration sein soll. Ich bin durchdrungen von einer Freude auf den nächsten Moment und habe die gleichzeitige Gewissheit darüber, welche Botschaft der nächste Moment haben würde: Liebe

An diesem Abend habe ich ein Schlüsselerlebnis, welches ich als die »*Zusammenkunft der Archetypen*« bezeichne. Der Film »Das letzte Einhorn«, der gerade läuft, spricht ein Thema an, welches tief im menschlichen Wesen verwurzelt ist:

Die Suche nach der Heimat, nach Wesen, denen wir uns anverwandt fühlen, nach Zugehörigkeit und Ursprung. Die erwähnte Heimat mag eine Metapher für die »seelische Heimat« sein, ein Ankerpunkt, an welchem die Auffaltung der Innenwelt ungehemmt erfolgen kann. Ich habe diesen Zustand und diesen Ort genau jetzt in diesem Moment in seiner stärksten Ausprägung erreicht und auch rückblickend kann ich sagen, dass ich mich erst seit der Phase meiner ersten Manie wirklich heimisch auf diesem Planeten fühle. Die zehrende Angst ist von mir gewichen und die Welt empfängt mich mit offenen Armen. Und was am wichtigsten war: Ich fand andere wie mich. Wir waren wie eine große Familie.

Die Besonderheit des Films ist, dass die gezeichneten Charaktere, Archetypen der Menschheit darstellen. Ein Archetyp ist ein Urbild mit einem reinen, unverfälschten Wesenskern. Da wäre beispielsweise König Haggard, der verbitterte und auf sich selbst reduzierte Griesgram und Schlossherr, ausgelaugt von seiner eigenen Unzufriedenheit. Seine einzige Freude, ist der Anblick der Einhörner, die im Meer vor seinem Schloss gefangen gehalten werden. König Haggard symbolisiert die menschliche Gier nach Raritäten und das vermeintliche Glück, was abhängig von Besitztümern ist. Er ist ein Sinnbild für das Streben nach Macht, welche er durch die Gefangenschaft anderer Lebewesen erreicht. Er ist auch Sinnbild für den Pessimismus, die Depression.

Mummy Fortuna ist eine steinalte, verschlagene Frau in Hexengestalt. Wie König Haggard, bringt sie aus rein eigennützigen Motiven, unsterbliche Geschöpfe in Gefangenschaft und bedient sich zu diesem Zweck der dunklen Magie. Sie steht für Ausbeutung, Machtbesessenheit und letztendlich für das hermetische Gesetz, dass das Resultat der schwarzen Magie auf sie selbst zurückfällt und durch ihren Tod besiegelt wird. Sie beschwört ihren eigenen Tod.

Der unbeholfene und tollpatschige Zauberer Schmendrick, steht für die Verwirklichung des Unmöglichen, der menschlichen Einflussnahme auf physikalische Gesetze, für »magisches Denken« und damit für ein uraltes Menschheitsbegehren. Er steht für die Ergebenheit einer Freundschaft, für Beistand, für Zuwendung und für die starke Energie des Glaubens.

Molly, ein in die Jahre gekommenes Mädchen, welches das Einhorn sofort als solches erkennt und ihre Rührung darüber nicht verbergen kann, ist Sinnbild für Demut, für die Verzweiflung über die Tatsache der eigenen Vergänglichkeit, für die widerspenstige Seite der Weiblichkeit, für das Erkennen.

Der rote Stier ist ein Symbol für die Zerstörungskraft der Elemente, für den Instinkt, für den Triumph des körperlich Überlegenen, für die kurze Herrschaft über das körperlich Unterlegene, welches jedoch als geistige Idee ewig fortbesteht.

Das Einhorn ist ein Synonym für die Suche, die Unerschrockenheit, die Ausdauer, den Kampfgeist, die Verwandlung und die Erkenntnis.

In unserer heutigen Gesellschaft, halten wir unsere Innenwelten unter Verschluss, damit wir funktionieren können. Wir nehmen eine gesellschaftliche Rolle an und funktionieren, indem wir den Ansprüchen der Institutionen gerecht werden, in die wir eingewoben sind: Familie, Schule, Arbeitgeber, Vereine usw. Erst wenn die Erschütterung dieser Rolle erfolgt, nach einer existentiellen Krise, die uns zusammenbrechen lässt, sind wir bereit für eine Innenschau. Dann eröffnet sich die Frage: Wer bin ich eigentlich wirklich? Es braucht meistens einen tiefen Einschnitt im Leben, bevor wir den Archetypen in uns erkennen und reanimieren.

Nachdem ich mir einen gemütlichen Platz im Fernsehraum ausgesucht habe, schaue ich mich um. Es befinden sich etwa sieben Personen im Raum. Direkt vor mir sitzt eine steinalte Frau mit weißgrauem Haar, eine Mitpatientin, die bereits Urgroßmutter ist. Sie ist über neunzig Jahre alt, aber noch bei ziemlich klarem Versand und lebendigem Temperament. Im Laufe des Filmes, taucht die Hexe Mummy Fortuna auf, die das Einhorn einfängt, um es den Besuchern ihres Kuriositätenparks zu präsentieren. Bis zu diesem Zeitpunkt herrschte absolute Ruhe im Fernsehraum und alle Anwesenden verfolgten aufmerksam den Film. Die alte Frau vor mir, stößt plötzlich einen lautstarken Schrei aus. Es scheint so, als durchströme sie ein diffuses Unwohlsein. Ein Unwohlsein, das daraus resultiert, dass die Filmcharaktere spontan eine irrationale Regung in ihr auslösen. Es liegt in der Luft und die Stimmung im Fernsehraum entwickelt sich in eine mysteriöse Richtung. Zu Beginn die außergewöhnliche Ruhe und Aufmerksamkeit, die eher unüblich für Geimeinschaftsräume auf psychiatrischen Stationen ist und schließlich das emotionale Überborden der alten Frau und meine Gewissheit, dass sich der Verwandlungsprozess, der im Film dargestellt wird, in diesem Moment in mir vollendet hat.

Das Einhorn wird gegen Ende des Films kurzzeitig zu einem Menschenmädchen und hat durch diese Verwandlung nun einen sterblichen Teil in sich. Gleichzeitig hat es die menschliche Erfahrung von Leid, Liebe und Angst gemacht. Der Preis für die Verwandlung ist eine Teil-Sterblichkeit, die emotional mit Leid und Angst verknüpft ist.

Die Erfahrung, die ich machte, zeigte sich genau im Umkehrprinzip: Ich wurde zunächst durch die tiefsten und dunkelsten Täler der Angst geschleudert und von ihr in Richtung Tod gedrängt, bevor ich von der magischen Kraft, die mich etwa ein Jahr später durchdrang, in ein spirituell höher entwickeltes Wesen verwandelt und dadurch der Tod meiner Angst besiegelt wurde. Ich musste erst mit der Angst fusionieren, um mir bewusst zu werden, dass die Kehrseite der Angst die Liebe ist. Dass die Angst nur ein irrsinniger Schatten ist, der sich über das Licht des Todes legt. Ich wurde mir bewusst, dass Angst wie keine andere Emotion mit dem Tod korreliert und dass die Sprengung dieser Angst nicht nur Freiheit, sondern auch Liebe bedeutet.

Die Atmosphäre des gesamten Films ist durchzogen von einer latenten Traurigkeit. Es ist die Melancholie über die Abgespaltenheit, über unsere Separation von der Ganzheit, die wir als Einzelwesen ertragen müssen. Es ist die Verzweiflung darüber, dass wir nicht zur Ruhe kommen, bis wir einer Illusion von Liebe anheimfallen, die durch ein Gegenüber ausgelöst wird und die uns Glauben macht, durch Verschmelzung in den Ur-Zustand einer ewigen Seligkeit zu gelangen. Es ist eine Traurigkeit, die wie ein schwerer Schleier über der Freude liegt, die darunter brodelt und die nur darauf wartet, den Schleier zu lüften, um den Protagonisten zu offenbaren, dass das, was sie ihr Leben lang für Liebe, Leid und Tod hielten nur die müden Schatten ihrer eigenen Weltverklärung sind, nachdem sie blind für ihr eigenes, innewohnendes Licht wurden.

Gegen Ende des Films kann ich meine Tränen nicht mehr zurückhalten. Der diensthabende Pfleger Thomas betritt den Raum und vollzieht so etwas wie eine tröstende Geste, indem er kurz meine Hand hält. Im näheren persönlichen Kontakt sollte sich herausstellen, dass dieser Pfleger nicht nur frappierende äußere Ähnlichkeit mit dem Filmcharakter des König Haggard hat, sondern auch dieselbe beharrliche Unzufriedenheit in sich trägt. Er ist genauso vergrämt und die Unzulänglichkeit scheint ihm den letzten Lebenssaft aus der Haut zu ziehen. Er ist knochig, fahl, dürr, verhärmt, hat dieselben blass blauen, kalten Augen und einen Spitzbart. Das einzige, was ihn kurzfristig aus seiner Selbstreduziertheit befreien kann, sind unschuldige, junge Mädchen. Später stellt sich heraus, dass er die Manipulation psychisch kranker Patientinnen wie ein Hobby betreibt, um sie für seine Bedürfnisse gefügig zu machen. Er benutzt sie für die Zufuhr seines Narzissmus, wie König Haggard die im Meer gefangenen Einhörner. In den Grundzügen und der äußeren Erscheinung, entspricht er genau diesem Archetypen. Nachdem sein fragwürdiges Hobby auffliegt, wird er von der psychiatrischen Station verbannt. Wie König Haggard's Festung, die gegen Ende des Filmes einstürzt wie ein Kartenhaus.

Die starke emotionale Reaktion der alten Frau im Fernsehraum, deutet darauf hin, dass sie ihren eigenen Archetypen in Form der Mummy Fortuna wiedererkannte. Sie besitzt dieselbe Extrovertiertheit, dieselbe Verschlagenheit, denselben spöttischen Charme des hohen Alters. Im Bannkreis dieser bedeutungsvollen Atmosphäre lag es auf der Hand, dass dieser Schrei nicht losgelöst von einer Ursache entstand, die in genau dieser Atmosphäre begründet lag.

In der diensthabenden Nachtkrankenschwester Kunigunde, erkenne ich den Archetypen der Molly. Ich empfinde sie mir gegenüber als freundschaftlich zugewandt. Sie hat dasselbe etwas derbe aber gutherzige Temperament und mir fällt sofort etwas an ihrem Erscheinungsbild auf: Sie hat ähnlich grobschlächtige Gesichtszüge wie Molly und sie trägt in einer Vorrichtung an ihrer Hose befestigt einen Einkaufschip, auf dem ein weißes Einhorn abgebildet ist. Ich spreche sie darauf an, woraufhin sie die Vorrichtung löst und ich mir das Motiv genauer ansehen kann.

Im Laufe der nächsten Jahre, sollte ich jeweils weiteren Archetypen begegnen, die in diesem Film eine Rolle spielten. Seltsamerweise schien es zwischen mir und diesen erwähnten Archetypen starke energetische Wechselwirkungen zu geben, die ein Zusammentreffen erst bewirken konnten. Im Jahr 2006 begegnete ich abermals dem Archetypen des König Haggard in einer anderen Person. Die Ambitionen und auch die optischen Züge dieses Mannes, entsprachen in ziemlicher Genauigkeit denen des Krankenpflegers aus dem Jahr 2002. Sogar das Sternzeichen war identisch: Steinbock. Es handelte sich um meinen Vorgesetzten, während meiner Arbeit in einem Naturpark. Er vertraute mir an, dass er seine sehr junge Freundin bei einem Autounfall verloren hatte. Sie war etwa vierzig Jahre jünger als er. Er bezeichnete sich selbst als

»einsamer Adler«, da er der indianischen Mythologie sehr zugetan war und neben seiner Arbeit ein eher einsiedlerisches Dasein führte.

Während dieser Zeit begegnete ich auch zum zweiten Mal dem Archetypen der Molly. Es handelte sich um eine ältere Kollegin, die der Molly optisch und charakterlich entsprach. Sie hatte ähnliche Gesichtszüge, eine ausgeprägte Labialfalte, dunkle Augen, verwuschelte dunkle Haare und denselben rauen, etwas brachialen Charme, dem doch eine Gutherzigkeit zugrunde lag. Sie vertraute mir Informationen an, die zu dieser Zeit für mich wertvoll waren und die ich in der Form von anderen Mitmenschen nicht erfuhr. Hier hatte ich eine Kollegin vor mir, die in konstruktiver Weise engagiert war. Gleichzeitig ging eine gewisse Fürsorge von ihr aus. Manchmal spotteten wir über unseren Chef, der, wenn er nicht gerade von unseren Witzen erheitert wurde, mit einem todernsten Gesichtsausdruck im Park unterwegs war. Er steckte in einem Dilemma, das sich darin offenbarte, dass er die gleichaltrigen Frauen, die an ihm interessiert waren, ablehnte und die jungen Frauen, nach denen er sich sehnte, nicht bekam. Unglücklicherweise besaß er keinen roten Stier, der ihm die begehrten Einhörner ins Kellerverlies hätte treiben können.

Im gleichen Jahr, aber in einer anderen Situation, trat längerfristig ein junger Mann in mein Leben, von dem ich nie wissen konnte, ob es sich um Schmendrick, den Zauberer oder um Prinz Lir handelte. Immerhin waren beide Charaktere von sehr schlanker, fast zerbrechlicher Statur. Schmendrick verkörperte jedoch eher die Rolle einer platonischen Begleitperson und agierte als Beschützer, während Prinz Lir darum bemüht war, das Herz des menschgewordenen Einhornmädchens zu gewinnen.

Es war eine aufrührende Begegnung, die mit einer starken Manie zusammenfiel und die sich virtuell in einem Lyrikforum anbahnte, aber letztendlich nie einen reellen Charakter annahm. Da bestand über Jahre hinweg eine immense gegenseitige Anziehung auf allen Ebenen, die jedoch nie zu einer persönlichen Distanzminderung führte. Es bestand ohne Frage eine Verbindung, aber in keinem Fall ein bewährtes Modell, das man als Freundschaft oder als Beziehung hätte definieren können. Jeglicher Austausch fand schriftlich statt. Ein diffuses Hindernis, verwehrte beiden Beteiligten die Möglichkeit, trotz starker persönlicher Anziehung, die immense Distanz, die räumlich und körperlich bestand, abzubauen. Vielleicht spielten verschüttete Ängste eine Rolle und eine diffus wahrgenommene Bedrohung, die Bipolare oft in näherem Kontakt auszulösen schienen. Gleichzeitig bestand zwischen uns der größtmögliche Kontrast im Wesen sowie in der gesellschaftlichen Rolle. Hier traf ein zukünftiger Arzt auf eine Patientin. Im Nachhinein würde ich diese Begegnung als ein immerwährendes, schwebendes Verfahren bezeichnen, was eingeweihte Außenstehende nicht selten als »Absurdität« oder als das »Aufeinandertreffen zweier Bekloppter« bezeichneten, weil sie nicht verstehen konnten, dass kein bewährtes Beziehungsmodell vorlag. Es leuchtete ihnen nicht ein, dass zwei Menschen einfach nur aneinander interessiert sein konnten und dass sie den schriftlichen Ausführungen des jeweils anderen eine besondere Bedeutung zuschrieben. In der Begegnung mit ihm, spürte ich seinerseits eine väterliche Energie und ein aufrichtiges Interesse an allem, was mich bewegte. Andererseits erlebte ich Gefühle eines tiefen gegenseitigen Verstehens, eines bedingungslosen Annehmens. Es bestand von Anfang an ein ungewöhnliches Vertrauen, welches ein großes Potential zum Verständnis in sich trug. Ich entdeckte später, dass es eine seltsame Gemeinsamkeit zwischen uns gab: Ich meldete mich im Frühjahr 2006 mit einem lateinischen Nutzernamen in dem Internetportal für Lyrik an, in welchem ich auf ihn traf. Dieser Nutzername bestand aus zwei Begriffen, die durch einen Bindestrich verbunden waren. Später stellte sich heraus, dass er vor meiner Zeit auch mit einem lateinischen Nutzernamen im Netz unterwegs war, dessen Worte ebenfalls durch einen Bindestrich verbunden waren. Ich spürte einerseits die platonische Anteilname des Schmendrick, als auch die romantische Verklärung, die von Prinz Lir ausging. Letztendlich deutete ich diese Begegnung als Verballhornung zweier archetypischer Prinzipien und lernte etwas über Beständigkeit. Über die Beständigkeit einer platonischen Verbindung.

Die Hauptfrage stellte sich aber immernoch: Wer verkörpert das Einhorn?

Ich sollte später zu einer Theorie kommen, die auf astrologischen Gestirnständen zum Zeitpunkt der Geburt beruhte. Etwa drei Monate nach dieser Zusammenkunft der Archetypen, im März 2003, sollte ich eine junge Mitpatientin kennenlernen, die eine wesentliche Rolle in dieser Theorie spielen würde. Ich komme im folgenden Kapitel darauf zurück.

Während des Wochenendurlaubes, den ich zwischen Weihnachten und Silvester zu Hause verbringe, befinde ich mich nachts in einem noch nie dagewesenen Schwebezustand, einem Dämmerzustand, zwischen schlafen und wach sein.

In dem Zwischenstadium dieser beiden Zustände, fühle ich gleichzeitig einen Rausch und sehe in diesem Zustand über mir im Schlafzimmer helle, milchige Lichtpunkte und Ovale, die sich hin- und her bewegen, die über mir schweben. Zurück in der Klinik, habe ich in demselben Zwischenzustand ein weiteres merkwürdiges Erlebnis. Ich sehe die körperliche Hülle einer demenzkranken alten Frau, die selbst Patientin auf meiner Station ist. Ihr Geist, bzw. ihre Körperhülle, krabbelt nachts auf allen Vieren auf meinem Bett, über mich hinüber. Ich erkenne sie so klar und bin so bewusst, dass ich sofort einschätzen kann, das dies nicht die Qualität eines Traumes ist. Ich habe dieses Erlebnis als sehr unangenehm in Erinnerung.

Pia – Und ich fand andere wie mich

Im Frühjahr 2003, nachdem man mich von meiner ekstatischen Hochstimmung auf eine Depression herunter gedimmt hatte, ging ich freiwillig zurück in die Klinik. Ich war nicht wirklich bei mir und hoffte, dass mich ein Aufenthalt in der Klinik wieder herstellen würde. Ich wurde von meiner Oma dorthin begleitet, da ich zu diesem Zeitpunkt sehr unsicher war. Selbstständigkeit wurde in diesem Jahr für mich zu einem Fremdwort und wenn ich versuchte, meine Angelegenheiten allein zu regeln, glich jeder Schritt, den ich unbegleitet tat, einem freien Fall ins Ungewisse. Der Boden, auf dem ich wandelte, schien so brüchig, dass mir jede Bewegung ohne meine Familienangehörigen größtes Unbehagen bereitete. Ich wartete auf der Station im Patientenbereich auf mein Aufnahmegespräch, als sich plötzlich ein Mädchen zu uns gesellte:

»Das Gesicht kenne ich doch irgendwoher«, sagte sie freundlich zugewandt.

Ich jedoch kannte sie nicht. Mir war nur in diesem Moment klar, dass man als Psychiatriepatient immer irgendwoher ein Gesicht zu kennen schien. Vielleicht war es auch nur ein Versuch, um ins Gespräch zu kommen. Mir war jedenfalls zu diesem Zeitpunkt nicht nach Unterhaltung zumute. Sie fragte mich, wie alt ich sei und dann stellten wir fest, dass wir ein Jahrgang sind. Ihr Name war Pia. Dann wurde ich zum Gespräch aufgerufen. Zunächst wurde mir ein Patienten-Zweibettzimmer zugeteilt, das ich größtenteils für mich allein hatte. Ich bekam Orfiril als Grundmedikation und reihte mich unauffällig und angepasst in den Reigen der Neuro-Zombies ein. Das sind Patienten, die aufgrund der Behandlung mit Neuroleptika ihre Persönlichkeit und ihre zugehörigen Abwehrmechanismen verlieren. Ich bekam einen spärlichen Therapieplan, der meiner aktuellen Diagnose angepasst wurde. Den Rest des Tages, verbrachte ich bei zugezogenen Vorhängen und heruntergelassener Jalousie im Bett. Die Dunkelheit war eine bessere Voraussetzung zur Weltenflucht. Eines Nachmittags betrat eine der Krankenschwestern mein Zimmer und schimpfte:

»Lassen Sie doch mal ein bisschen Licht herein. Da wird man ja depressiv.«

Sie zog die Vorhänge auf und eine gleißende, fast schon schmerzhafte Helligkeit erfüllte den Raum. Diese Helligkeit entsprach mir nicht und ich konnte nicht einmal traurig darüber sein, dass das Licht in mir erloschen war. Im hintersten Winkel meines Selbst, lag vielleicht noch irgendwo eine blasse Erinnerung daran, dass auch ich vor langer Zeit eine Lebendigkeit in mir hatte, die von Licht genährt wurde. Aber diese Erinnerung war schon längst begraben und vergessen, wenn nicht ein Lichtstrahl von außen den letzten Gedanken an ihren Verfall wachrief. Sobald die Schwester das Zimmer verließ, sorgte ich wieder für einen abgedunkelten Raum und legte mich hin.

Manchmal bekam ich Besuch von Mike, einem Mitpatienten, den ich im November in der Tagesklinik kennenlernte. Wir wechselten ein paar Worte, aber ich gab ihm durch meine eingefrorene Teilnahmslosigkeit, die mich wie eine Festung belagerte, indirekt zu verstehen, dass ich meine Ruhe brauchte.

Eines Nachmittags kam Pia mit lauten Gebärden und einer erwartungsvollen Überschwänglichkeit in mein Zimmer. Ihre Stimme war so laut und schrill, dass ich sie fast als schmerzhaft empfand. Sie war von einer Euphorie durchsetzt, die überall andockte, ein fundamentloser Frohsinn, von jener Leichtigkeit, die ein Frohsinn haben muss, um ansteckend zu sein. Genau wie Viren, die sich am schnellsten durch die Luft verbreiten. Ein Frohsinn der sich durch unablässiges Reden und zwischenmenschliche Interaktion entladen musste. Sie zögerte nicht, sich einfach zu mir ins Bett zu legen.

»Rutsch mal ein Stück rüber«, sagte sie aktionsgeladen.

Ich wusste zunächst nicht, wie mir geschah. Recht war mir das gar nicht, aber ich hatte auch keine Energie und keinen Impuls, um das nachhaltig auszudrücken. Also ließ ich es einfach geschehen. Wenn ich aus meiner heutigen Sicht auf diesen Vorfall zurückschaue, würde ich behaupten, dass sich in diesem Moment die Zeichen Yin und Yang in menschlicher Vollendung begegneten. Damals hätte ich nie gedacht, dass diese Begegnung, die letztendlich nur aus einer Laune heraus zustande kam, eine Bedeutung haben würde.

Ich spürte in dem Moment ganz deutlich, dass mir mit Pia eine Lebendigkeit aufgezwungen wurde, die noch viel lebhafter und präsenter als das Licht zu sein schien, das man mir ja vorher schon aufzwingen wollte. Dass ich niemanden um mich haben wollte, lag nicht daran, dass ich die Leute nicht mochte, sondern daran, dass ich wusste, keinem von ihnen gerecht zu werden. In diesem Zustand wollte ich mich niemandem aussetzen, weil ich für jeden einzelnen so überflüssig wie ein Klotz am Bein gewesen wäre.

Pia erzählte mir aufgebracht und wild gestikulierend von ihrem Urlaub, den sie damals in Jugoslawien verbracht hatte und von Gordan, den sie dort kennenlernte und der sie auf seinem heißen Ofen spazieren fuhr. Sie erzählte mir von ihren abenteuerlichen Versuchen, Englisch zu sprechen und von pubertärer Liebelei. Sie war in ihren Schilderungen von einer solch stürmischen Enthemmtheit, wie ich sie vorher bei noch niemandem erlebt hatte. Doch am weitesten war ich selbst von dieser Art und Weise des Ausdrucks entfernt. Hier legte sich jemand ungefragt in mein Bett, der mir selbst so wenig entsprach wie ein Löwe einem Schaf entspricht und ich fragte mich, wo hier die gemeinsame Schnittmenge liegen würde.

Ach, ja, es war die Psychiatrie, in der ich mich befand und in der Psychiatrie waren alle Normen einer gesunden Distanz außer Kraft gesetzt.

Ein: »Ich ziehe mich für den Rest meiner stationären Zeit zurück«, wurde hier nicht toleriert. Zur Gesellschaftstauglichkeit gehört nun einmal ein gewisses Maß an Präsenz und Weltzugewandtheit.

Jeden Tag vor dem Mittagessen, versammelten sich die Patienten im Aufenthaltsbereich und warteten, bis der Gang zum Speisesaal angetreten wurde. Da saß ich nun also jeden Tag um dieselbe Zeit weltverloren und bedrückt auf einem grauen, kalten Plastikstuhl und mein Blick verlor sich suchend im Raum. Doch mit jedem Tag erfreute ich mich mehr an Pia's Anwesenheit. Immer, wenn ich auf dem grauen Stuhl im Außenbereich saß, kam sie auf mich zu, wie eine mütterliche, gute Fee. Ihre infantile Penetranz wich einer einnehmenden Gutmütigkeit. Sie sprach mich an und strahlte eine beinahe ansteckende Zuversicht aus. In ihrer ungetrübten Freude und ihrem Optimismus lag eine Kraft, die es schaffte, meinen eigenen Trübsinn für eine Weile aus den Angeln zu heben. Manchmal hatte sie es eilig, weil sie von der Klinik aus zur Berufsschule ging und wenn sie wiederkam, hatte sie meistens einen Triumph in Form einer guten Note im Ärmel. Die positive Lebenseinstellung und die schulischen Erfolge schienen sich gegenseitig zu bedingen.

Manchmal nahm mich Pia mit auf ihr Zimmer. Dort standen riesige Tetrapacks, die mit Eistee gefüllt waren. Es waren 1,5 Liter Packungen. Pia musste sehr viel trinken, denn sie bekam Lithium. Unter allen Patienten, war sie die Einzige, die dem Leben zugewandt war, ein Synonym für Lebendigkeit mit einem gebenden, raumeinnehmenden Naturell.

Wenn sie nicht gerade in der Berufsschule war, saß sie die meiste Zeit im Schneidersitz vor dem geräumigen Schwesternzimmer, welches durch Glaswände abgeteilt war. Die Tür zu dieser Räumlichkeit war immer offen, außer, wenn die Übergabe stattfand. Meistens saß eine Schwester oder ein Pfleger für jeden sichtbar am Schreibtisch und schrieb die Kurve. Aus irgendwelchen Gründen, wollte Pia diesem Geschehen körperlich so nah wie möglich beiwohnen. Oftmals lenkte sie das Personal ab, indem sie versuchte, Gespräche anzuzetteln oder in irgendeiner Form ein Mindestmaß an Aufmerksamkeit zu bekommen. Sie war dabei niemals aggressiv oder dominant fordernd. Es schien eher so, als sei sie in einer Phase ihrer Kindheit steckengeblieben. Eine Phase, in der es um Zuwendung ging und darum, dass man die nächsten Bezugspersonen irgendwie auf seine Bedürfnisse aufmerksam macht. Ich hatte den Eindruck, dass sie die Entwicklung einer emotionalen Autonomie nicht abschließen konnte. Sie schien die anderen Menschen geradezu aufzusaugen in einem sinnlichen Akt des Beobachtens, der Zugewandtheit und der unaufhörlichen Inszenierung von zwischenmenschlichen Interaktionen. Sie schien davon nie satt zu werden. Ich war das genaue Gegenteil. Ich wusste, dass ich mich nur durch Rückzug von all diesen zwischenmenschlichen Interaktionen und in Zurückgeworfenheit auf mich selbst, regenerieren konnte. Mein Interesse daran, mich mit Krankenschwestern, Pflegern oder Patienten zu befassen, lag im Minusbereich. Die ganze Welt, die mich umgab, schien eine Institution zu sein, auf deren Aushängeschild in Großbuchstaben das Wort »NICHTS« prangte. Das Unterfangen, öffentlich nach Aufmerksamkeit zu lechzen, wäre mir in diesem emotionalen Zustand auch viel zu aufwendig gewesen.

Da der Kontakt zwischen Pia und mir offener wurde, wurde mir auch bewusst, dass ich sie vor unserer vermeintlich ersten Begegnung in der neuen Klinik, zuvor schonmal in der alten

Klinik gesehen und gehört hatte. Sie war das Mädchen, das über Wochen im Überwachungszimmer des alten psychiatrischen Krankenhauses Marienthal am Bett fixiert war und unablässig weinte und schrie. Man konnte die Worte, die sie dabei ausstieß draußen nicht verstehen. Das Mauerwerk schien sie zu schlucken, bevor sie mit ihrer vollen Frequenz nach außen dringen konnten. Dabei hatte mir viel daran gelegen, zu erfahren, was sie bedrückt.

Das war im Winter 2002, als es mir auf dem Höhepunkt meiner ersten Manie so richtig gut ging. Jeden Morgen während des Morgenspazierganges hörte man dieses eindringliche Schreien.

»Wer ist das?«, fragte ich die Schwester. »Ach, das ist Pia, eine junge Frau, die fixiert ist«, bekam ich zur Antwort.

Sie war außerdem die junge Frau, die mich bei meiner Ankunft in der Psychiatrie Marienthal im Dezember 2001, als ich dem Tod näher war als dem Leben, als »Weihnachtsmann« bezeichnete, weil ich einen roten, langen Mantel trug. Ich konnte mich nur nicht mehr an sie erinnern.

An einem Tag im März 2003, hatte Pia Backdienst und zauberte mithilfe einer Krankenschwester einen höchst ansehnlichen, lecker duftenden Mamorkuchen. Die Freude über dieses gelungene Resultat wollte sie sofort mit ihrem Lieblingsarzt, Herrn Hoffmann teilen. Sie schleppte das schwere Backblech ins Schwesternzimmer, wo sich auch der Arzt befand und zeigte stolz ihr Werk. Herr Hoffmann, zu dem ich wiederum überhaupt keinen guten Draht hatte, erquickte sich an dem Kuchen und verfiel geradezu in Lobeshymnen.

»Der hat ja mal einen richtig guten Tag erwischt«, dachte ich mir und erkannte den sonst so chauvinistischen Egomanen kaum wieder. Sein Lachen wurde immer breiter und seine Augen glänzten.

»Hätte gar nicht gedacht, dass der so leicht zu begeistern ist.«

Etwa eine Woche später war ich mit dem Backen dran. Es war eine Katastrophe. Meine Auffassungsgabe war unterirdisch und meine Koordination vom Chaos geprägt. Ich war nicht in der Lage, beim Backen chronologisch vorzugehen. Mir wurde schmerzlich klar, dass ich vorher noch nie gebacken hatte und dass ich mich dabei anstellte, wie ein Idiot. 80 Prozent der Aufgaben erledigte Schwester Marion, die mir zur Seite stand. Als der Kuchen endlich in der Röhre war, fiel mir ein Stein vom Herzen, denn nun konnte ja nichts mehr schief gehen. Ich schien mich zu irren. Nach etwa 30 Minuten schaute ich nach dem Kuchen im Herd und sah, dass er an der Oberfläche Blasen warf und Bläschen bildete, die dann platzten. Ich wurde nervös, denn das war ein Vorgang, den ich bisher nur vom Kochen kannte.

Erschreckt lief ich hinaus in den Vorraum und rief hilflos: *»Schwestern Marion, der Kuchen kocht.«*

Ich wurde unfreiwillig zum Gespött aller Anwesenden. Ich hatte absolut keine Lust auf diesen Kuchen und ich hatte noch weniger Lust darauf, mir irgendeinen verlogenen Kommentar über sein Gelingen anzuhören.

Unter dem Einfluss von Orfiril, ging es mir von Tag zu Tag schlechter. Die Nebenwirkungen forderten ihren Tribut. Bald würde das Familiengespräch mit Oberarzt Hoffmann statt-finden. Meine Mutter und meine Oma kamen zu diesem Termin in die Klinik. Das Gespräch blieb offen. Ich hatte nicht den Eindruck, dass dieses Gespräch eine weiterfüh-rende Wirkung gehabt hätte. Nach dem Gespräch saß ich mit meiner Familie noch eine Weile an einem der grauen Tische im Patientenbereich. Pia kam später auch dazu. Meine Mutter hatte angesichts der Tatsache, dass es mir nicht gut ging, Tränen in den Augen und sagte beim Abschied zu Pia:

»*Kümmer Dich ein bisschen um sie. Nimm sie unter deine Fittiche.*«

Pia lächelte sanft: »*Auf jeden Fall. Das wird schon wieder.*«

Eines Abends holte mich Pia aus der Eintönigkeit meines Zimmers und führte mich zu einer kleinen Holzbank im Pati-entenbereich. Wir setzten uns mit Blickrichtung zu einem Bild von Kandinski. Auf diesem Bild befanden sich vor einem dun-kelblauen Hintergrund relativ scharf abgegrenzte geometrische Figuren. Dreiecke, Quadrate und alles, was sonst noch Ecken und Kanten hat. Pia sagte, ich solle mal eine Weile auf den linken Bereich des Bildes schauen. Sie war davon überzeugt, dass sie in dieser geometrischen Figur einen Teddybären sah. In diesen kalten, klar abgegrenzten, spitzigen Figuren, sah sie einen runden, flauschigen Teddy. Natürlich nahm ich ihr das nicht ab und wertete es als einen Ablenkungsversuch. Der Ver-such, aus einer kalten, kantigen und unpersönlichen Welt, eine warme und gemütliche zu machen.

Dass Pia in ihrer Fantasie sehr wendig und enthemmt war, wurde mir im Laufe der Zeit immer öfter bestätigt. Einmal saßen wir in der Stationsküche und wollten beide einen Becherpudding mit Sahne essen. Pia zog jedoch nicht den Aludeckel ab, um die Sahne unter den Pudding zu mischen, sondern sie schüttelte einfach galant und zielgerichtet engagiert den noch verschlossenen Becher.

Für einen nüchternen, objektiven Beobachter ein völlig belangloser Vorgang, aber ihre leichte Art der Problemlösung, rief in mir seit diesem Ereignis Bewunderung hervor. Ja! Für mich war dieser Akt des Puddingbecherschüttelns ein Akt einer völlig enthemmten Losgelöstheit von allen weltlichen Konventionen.

Im März verließ ich die Klinik auf eigenen Wunsch.

Pia besuchte mich einige Wochen später überraschend bei mir zu Hause. Ich war immernoch etwas isoliert und zog mich zurück. Von da an blieben wir in regelmäßigem Kontakt und wurden gute Freunde.

Im Sommer 2006 tauchte die Einhorn-Symbolik nochmals in meinem manischen Wahn auf. Es war ein astrologischer Wahn, in dem ich erkannte, dass unsere Geburtshoroskope im Vergleich spiegelverkehrte Konstellationen aufwiesen. Ich wurde im Zeichen der Fische mit einem Jungfrau Aszendenten geboren und Pia im Zeichen der Jungfrau mit einem Fische Aszendenten.

Ich sah in beiden Zeichen, sowohl in der Jungfrau, als auch in den Fischen, die höchste Übereinstimmung zum Archetypen des Einhorns im Vergleich zu allen anderen Sternzeichen. Die Fische-Energie steht wie keine andere für Sublimierung und

Auflösung der Materie. In ihr wird offenkundig, dass alle Materie nur Illusion ist und dass auf ihrem Grund eine ewige Idee liegt. Starre Grenzen werden in den Fischen aufgehoben und alle Übergänge werden fließend. Die Fische stehen außerdem für den Prozess der Verwandlung, woraus eine ausgeprägte Anpassungsfähigkeit resultiert. Diesen Verwandlungsprozess sah ich in der Filmszene bestätigt, in welcher sich das Einhorn in ein Menschenmädchen verwandelt und durch die Menschwerdung für eine Weile menschliche Begrenzung erfährt, die ihr ewiges Wesen jedoch nicht zerstören kann. Die fischetypische Anpassung, sah ich in der Filmszene bestätigt, dass die von Haggard gefangenen Einhörner in der Lage waren, eine Einheit mit dem Meer zu bilden, und schließlich darin dauerhaft überlebensfähig zu bleiben.

Die merkurianische Jungfrau-Energie wiederum, ist mehr als alle anderen astrologischen Zeichen von einer Angst vor Ansteckung geprägt. Diese Ansteckungs-Angst, gehört als Prinzip zum Wesenskern der Jungfrau. Die Jungfrau vermeidet daher jegliche Handlungen, die eine Krankheit hervorrufen oder begünstigen könnten. Diese Angst wird in der Filmszene deutlich, als das Menschenmädchen kurz nach der Verwandlung feststellt: »*Ich habe Angst vor diesem menschlichen Körper … ‚mehr noch, als vor dem roten Stier. Dieser Körper wird verfallen und sterben. Angst.*«

Das Einhorn hatte sich durch die Verwandlung in seiner Unsterblichkeit mit dem Tod infiziert, was einer Ansteckung mit dem menschlichen Schicksal gleicht. Da es seine Verwandlung jedoch nicht selbst herbeigeführt hat, ist es schicksalhaft und unwillentlich hineingeraten. Es gibt die bekannte Einhornsage, in der es heißt, dass ein Einhorn seinen Kopf nur in den Schoß einer Jungfrau legt. Beide tragen die Eigenschaften der Reinheit und der Unschuld. Ich sah in dem Wesen des Einhorns die Aspekte von Erde (Jungfrau) und Wasser (Fische) bestätigt, weniger die Aspekte von Luft und Feuer. Zu dieser Zeit, gestaltete ich eine Mappe, in der sich verschiedene Collagen bzw. Bilder befanden, die genau zu diesem Zeitpunkt eine Bedeutung in meinem Leben bekamen. Mysteriös war, dass ich das genaue gespiegelte Abbild eines markanten Baumes, den ich jeden Tag in dem Naturpark sah, in dem ich zu dieser Zeit arbeitete, in dem Film »The Ring« wiedererkannte. Im Film handelte es sich jedoch lediglich um eine Skizze. Auch eine ähnliche Zisterne, bzw. ein Brunnen, der im Film eine zentrale Rolle spielte, fand sich in dem Landschaftspark wieder. Ich stellte also eine Collage mit Fotos der beiden spiegelverkehrten Bäume zusammen und eine Collage mit den wesentlichen Einhorncharakteren und den zugehörigen Planetensymbolen, die für die jeweiligen Sternzeichen standen und gab sie Pia. Wir haben uns jedoch nie übereinstimmend zu den Inhalten geäußert.

Wenn ich über den Sinn des Lebens nachdenke, fällt mir immer wieder folgende Situation ein, die sich in Pia's Wohnung zutrug:

Wenn Pia abends ihre Tabletten stellte, beruhigte mich das ungemein. Wenn ich auf der Couch lag und sie noch in der Wohnung umherlief, dauerte es nicht mehr lang, bis sie damit begann. Sie sagte mir, dass ich immer dann zu Besuch bin, wenn sie Tabletten stellen muss. Sie hatte dafür so ein Türmchen, bestehend aus 7 schmalen Schubladen, auf welchen Montag, Dienstag, Mittwoch usw. stand und diese Schubladen bestanden jeweils aus 4 kleinen Ablageflächen für morgens, mittags, abends und nachts. Es dauerte mindestens 15 Minuten, bis sie dieses Türmchen vollständig befüllt hatte und immer, wenn sie das tat, fühlte ich mich entspannt. Ich liebte das Knistern der Blisterverpackungen und die Regelmäßigkeit des klackenden Geräusches, wenn die Tabletten in das Behältnis fielen. Es gibt nicht mehr viele Dinge, die mich beruhigen und ich sagte zu ihr:

»Die Leute machen sich doch immer wahnsinnig viele Gedanken um den Sinn des Lebens und werden richtig ausschweifend. Weißt Du, was der Sinn meines Lebens ist? Wenn Du Tabletten stellst.«

Sie hat das zunächst gar nicht ernst genommen, obwohl ich ihr zuvor schonmal mitteilte, dass ich dabei so etwas wie Geborgenheit fühle. Der Sinn liegt manchmal so nahe.

Neuroleptika: Ein hoher Preis für Symptomfreiheit

Meine Odyssee durch die Welt der Neuroleptika begann während meines ersten Psychiatrie-Aufenthaltes im Dezember 2001. Vorher behandelte ich mich selbst mit einem sedierenden Medikament namens Rusedal, welches mir mein damaliger Freund anriet. Bis mir von einer Allgemeinmedizinerin Tavor für den Hausgebrauch verschrieben wurde. Tavor ist ein angstlösendes Psychopharmakon.

Mit Tavor wurde eine Abwärtsspirale in Gang gesetzt, die mich in die finstersten Abgründe aus Angst und Schrecken beförderte. Es war eine Art von Angst, die scheinbar über die

Grenzen meiner körperlichen Erscheinung hinaus drang und den gesamten Raum erfüllte, in dem ich mich gerade befand. Das merkte ich daran, dass zunehmend auch die Lebewesen, die mich umgaben, Angst vor mir bekamen und den Raum verließen, sobald ich ihn betrat. Es war eine Angst, die wie durch einen Projektor nach außen projiziert wurde und mir dann auch im Außen wieder begegnete.

Bevor ich meinen Hausarzt im Dezember 2001 darum bat, mir die Todesspritze zu verabreichen, versuchte ich, auf Anraten einer anderen Ärztin, meine Angstzustände mit Tavor zu behandeln und geriet dabei in eine fatale Abhängigkeit. Anfangs blieb ich mit einer Tablette etwa eine Stunde angstfrei. Die Angstsymptome verstärkten sich jedoch danach bei sich minimierender Wirkungsdauer. Die Angst, die mich immer mehr durchdrang und beherrschte, ließ mich nicht erstarren, sondern sie machte mich rastlos, trieb mich umher, durchs ganze Haus.

Nachts hatte ich Schweißausbrüche und durchs Schlafzimmerfenster freie Sicht auf den Spinnerei-Betrieb, der sich gegenüber von unserem Haus befand. In einigen Räumen des Betriebes brannte die halbe Nacht Licht, obwohl dort offiziell keine Nachtschichten mehr stattfanden. Ich war mir sicher, dass die wenigen Arbeiter, die sich dort drüben aufhielten, direkt in meine Seele blicken konnten. Nur deshalb brannte da drüben Licht. Damit ich wissen sollte, dass sich des Nachts Menschen dort drüben aufhalten, die nichts Besseres zu tun hatten, als in das dunkle Schlafzimmer gegenüber zu starren, in dem sich eine junge Frau befand, die kurz davor war, den Verstand zu verlieren. Die Beschaffenheit meiner Seele sorgte über einen abstoßenden Mechanismus dafür, dass die

Beobachter weit genug entfernt waren, aber ein Magnetismus, der ebenfalls von meiner Seele ausging, bewirkte, dass sie geradewegs in mein Schlafzimmer starrten, um sich an meiner immer seltsamer werdenden Andersartigkeit zu ergötzen.

Die Angstsymptomatik erreichte unter Tavor ihren Höhepunkt und die stationäre Einweisung in die psychiatrische Klinik wurde unumgänglich. Hier wurde ich nun mit einem sich mehrmals verändernden Medikamentenmix, bestehend aus Cipramil, Zyprexa, Taxilan und Decentan behandelt. Cipramil ist ein Antidepressiva, die anderen drei gehören in die Reihe der Neuroleptika. In den ersten Wochen verschlimmerte sich mein Zustand. Angst, der Drang zur Isolation und Wahn wurden schlimmer. Eines der Medikamente verursachte eine starke Lichtempfindlichkeit, die so ausgeprägt war, dass es mich schmerzte, sobald ich in einen helleren Raum kam. Während der Beschäftigungstherapie kniff ich die Augen so weit es ging zusammen und musste schließlich abbrechen. Es war das Taxilan und das Decentan, welche diese Lichtempfindlichkeit verursachten.

Zur Dauerstabilisierung wurde mir Zyprexa angeraten, welches ich zu Hause nach dem stationären Aufenthalt weiterhin einnahm. Es machte mich unwahrscheinlich müde, träge, antriebslos und vor allem dick. Die medikamentöse Therapie mit Zyprexa begann Anfang Dezember 2001. Im Mai 2002 war ich laut Aussagen meiner Mutter, die mich einige Monate nicht gesehen hatte, kaum wiederzuerkennen. In kürzester Zeit war ich um 15 Kilo schwerer. Ich wurde zu einer Hamsterbacke, in wenigen Monaten. Tatsächlich ist es so, dass Olanzapin, der Wirkstoff in Zyprexa, an den Hungerrezeptoren im Gehirn andockt und ein Hungergefühl auslöst. Man gibt diesem Impuls natürlich nach und sorgt immer wieder für Nachschub bei gleichzeitiger Erlahmung der körperlichen Aktivität. So verließ ich während meiner Reha im Frühjahr 2002 die Klinik nur aus dem Grund, um mir tafelweise Schokolade zu besorgen, die ich dann am Stück vertilgte, um danach meiner unendlichen Müdigkeit nachzugeben. Ich selbst bemerkte meine Gewichtszunahme nicht bewusst. Vielleicht war es mir zu der Zeit auch einfach egal, wie schwer oder leicht ich war. Im Frühjahr 2002, fühlte ich mich trotz Symptombesserung noch nicht wieder von dieser Welt.

Die Reha in Nordrhein-Westfalen, die vier Wochen dauern sollte, brach ich nach zwei Wochen ab. Ich habe mich dort so verloren, so allein gefühlt und auch nicht wirklich Anschluss gefunden. Ich habe die Zeit als einen einzigen großen Dämmerzustand in Erinnerung. Das einzige, was in dieser Zeit sehr lebhaft und real war, waren meine nächtlichen Träume, an die ich mich noch sehr genau erinnere. Ich brauchte einfach wieder einen heimatlichen Hafen, eine Vertrautheit, die mich eher gesunden lassen würde als halbherzige Reha-Versuche.

Als ich mich im Sommer 2002 bei einem Gewicht von knapp 70 Kilo befand und meine Mutter anmerkte: »*Wenn das so weitergeht, kann man sich ja bald nicht mehr mit Dir sehen lassen*«, begann in mir ein Umdenken. Heute bin ich ihr dankbar für diese Aussage, obwohl sie auf den ersten Eindruck etwas radikal erscheint. Aber ein bisschen Selbstdisziplin hat noch niemandem geschadet, auch wenn der Impuls dazu von außen kommt. Ich begann ein ausgedehntes Sportprogramm, stellte meine Ernährung um, trank nur noch Mineralwasser und setzte vor allem das Zyprexa ab. Das musste ich tun, denn mit Zyprexa ist eine Selbstdisziplinierung nicht möglich. Hunger und Müdigkeit wären einfach zu stark und würden in diesem Kampf immer als Gewinner hervorgehen.

Nachdem ich im November 2002 auf dem Höhepunkt einer Manie angekommen und wieder in psychiatrischer Behandlung war, ging der Tanz von vorne los. Zyprexa stand von nun an wieder auf dem Plan. Kurze Zeit später ein Wechsel auf Orfiril, ein Phasenprophylaktikum, welches ursprünglich aus der Epilepsietherapie stammt. Der Medikamentenwechsel fand unter stationärer Aufsicht statt. Während des stationären Aufenthaltes, bekam ich zusätzlich zum Orfiril starke Beruhigungsmittel. Nach einigen Wochen war ich am Tiefpunkt meiner motorischen Degeneration angekommen. Ich zitterte am ganzen Körper und meine Muskeln schienen erschlafft. Es wurde zu einem chronischen Zittern. Die Ärzte meinten, dass es nichts mit dem Orfiril zu tun hätte, sondern mit meiner Krankheitsphase. Sie hätten in ihrer Praxiserfahrung noch nie erlebt, dass ein Patient so zitterte. Nachts war es besonders schlimm. Oft kam ich vor Zittern gar nicht in den Schlaf. Meine Arme und Hände waren besonders stark betroffen und nachts sogar mein Kopf, der auf dem Kissen unwillkürlich hin und her zuckte. Wenn ich mich in einer Gruppe von Leuten befand, so wie beim Billardspielen in der Klinik, wurde ich wie eine Jahrmarkt-Attraktion zum Gespött der Gruppe. Jeder wollte wissen, was denn mit mir los sei und warum ich so zittern würde. Einige Mitpatienten stellten einfach die Laiendiagnose Parkinson, um ihre fragenden Gemüter endlich zu beruhigen. Leute, die mich an meinem Wochenendurlaub im Supermarkt sahen, fragten hinterrücks meine Familie, was denn mit mir los sei und ob ich denn schwer krank sei.

Der Fokus, der auf meiner Person lag, sorgte dafür, dass ich mich immer mehr verkroch und zu Hause einigelte. Als ich dann Anfang März 2003 endlich wieder ganz zu Hause war, nachdem das Orfiril aus Gründen der Unverträglichkeit langsam abgesetzt wurde und es eigentlich wieder etwas bergauf ging, sagte ich eines Morgens zu meiner Familie:

»Am liebsten wäre es mir, wenn ich einfach nicht mehr da wäre.«

Ich war zwar entfernt von Suizidgedanken, aber ich war wieder nur noch eine Hülle. Nichtmal eine innere Angst gab mir jetzt ein Gefühl von Restlebendigkeit. Jetzt lief ich nur noch auf Sparflamme, oder besser gesagt, auf Spar-LED. Ich war ein wandelnder Koma-Patient. Alles war wie weggewischt. Meine Erinnerungen, meine Persönlichkeit, mein Lebenswille, der Wille allgemein, und Gedanken und Ideen schienen Begriffe aus einer anderen Welt zu sein. Außerdem war ich in dieser Zeit in allen wesentlichen Bereichen gewissermaßen handlungsunfähig. Wie gut ging es mir doch ohne Medikamente. Als ich im November 2002 auf dem Höhepunkt meiner Manie wieder mit Zyprexa behandelt wurde und meine Manie zum Erliegen kam, fühlte es sich so an, als hätten die Ärzte über dieses ätherische, unsterbliche Tier Manie, nur einen Schlaf gelegt. Ich fühlte mich wie ein mächtiger Vogel, dessen Flügel man zusammengeschnürt hatte oder den man in eine Art komatösen Zustand beförderte, der es ihm unmöglich machte, erneut abzuheben.

Als die medikamentöse Therapie mit Orfiril beendet war, mussten die Ärzte sichergehen, dass ich daheim weiterhin irgendein stabilisierendes Medikament einnahm, das nicht einfach so abgesetzt werden konnte. Es wurde entschieden, dass ich Risperdal als dreimonatige Depotspritze bekomme. Meine Odysee durch die Welt der Neuroleptika ging weiter. Unter Risperdal schien meine geschwächte Muskulatur nun gänzlich zu verkümmern. Ich war aufgrund der Schwäche nicht mehr in der Lage, eine Wasserflasche aufzudrehen. Zähneputzen war nicht mehr möglich, weil ich keinen Druck mehr ausüben konnte und mir die Zahnbürste aufgrund der Kraftlosigkeit durch die Finger glitt. Das ist wirklich wahr. Beim Haarewaschen musste mir meine Familie zur Hand gehen und auch beim Aufdrehen von Getränkeflaschen. Sobald ich an einem Tisch saß und meine Hände auf den Tisch legte, verkrampften diese zu einer merkwürdigen Position. Meine Daumen bildeten dann immer einen Winkel zu den restlichen Fingern, sodass meine Hände die Form eines Dreiecks annahmen. Ich tat das nicht bewusst, sondern unter Einfluss dieses Medikamentes war es einfach nicht anders möglich. Diese Verkrampfungen mussten sich auch auf die Gesichtsmuskulatur gelegt haben, denn in dieser Zeit wurde mir sehr oft von anderen Menschen gesagt, dass ich einen »fragenden Blick« hätte. Als ich noch stationär in der Klinik war und sich die Patienten zum Abendessen in der Küche einfanden, saß mir ein älterer Mann gegenüber. Er fragte dann ganz vorwurfsvoll:

»Warum starren Sie mich immer so an?«

Mir selbst war das gar nicht bewusst, dass andere meinen Blick als Starren oder als einen fragenden Blick empfanden.

Es muss an den Medikamenten gelegen haben, denn vorher bekam ich nie derartige Rückmeldungen. Im Nachhinein habe ich die Behandlung mit Risperdal als Strafe empfunden. Es hat mehr Schaden angerichtet, als eine Positiv- oder Negativsymptomatik es zu diesem Zeitpunkt hätten tun können. Ich bekam Haarausfall, wurde wieder übergewichtig und bekam Haare an Stellen, wo eigentlich nur Männer welche bekommen sollten. Es war so, als hätte man mir männliche Hormone gespritzt. Noch nie in meinem Leben fühlte ich mich so weit von meiner Identität als Frau entfernt, wie unter Risperdal. Auch meine Regel blieb aus.

Als ich meinem behandelnden Psychiater meine Sorgen schilderte, sagte er mir unter Rücksprache mit meiner Frauenärztin, dass das Risperdal abgesetzt werden muss, weil es den Prolaktinspiegel erheblich erhöht. In dieser Zeit, im Frühjahr 2003, als ich Risperdal als Depotspritze bekam, war ich gerade dabei, meine Ausbildung zur Einzelhandelskauffrau extern in einem Supermarkt nach dem Hamburger Modell abzuschließen. Meine Arbeitsfähigkeit wurde auf 4 Stunden pro Tag eingestuft.

Da mich das Risperdal auch ängstlich machte und gewissermaßen einen sozialen Rückzug bewirkte, kostete es mich viel Überwindung, in dem Supermarkt unter Leuten zu sein und ständig mit Blicken, vielen Menschen und Fragen konfrontiert zu werden. Ich fühlte mich im Verkaufsraum absolut unwohl, verängstigt und unsicher. Ich habe mich gefühlt wie Falschgeld. Die neuen Kolleginnen und Mitarbeiter waren größtenteils sehr nett zu mir und haben mir Arbeitsanweisungen gegeben. Nur eine Kollegin legte ihren Finger direkt in meine Wunde. Als ich dabei war, Milchprodukte ins

Kühlregal zu sortieren, näherte sie sich mir von der Seite und sagte leise:

»Du bist ziemlich ängstlich, stimmt's? Angst ist aber keine gute Voraussetzung für diesen Beruf.«

Ich sagte dazu nichts, ich hörte sie nur von der Seite auf mich einreden. In dieser Phase war ich auch nicht dazu aufgelegt, Widerstand zu leisten oder überhaupt irgendetwas zu meiner Verteidigung zu sagen. Ich würde im Nachhinein sogar behaupten, dass ich zu dieser Zeit in gewissen persönlichen Bereichen handlungsunfähig war. Ich erinnere mich sehr gut an das Jahr 2003, denn immer, wenn ich nahestehenden Menschen und Freunden etwas aus meiner Vergangenheit erzähle, dann erwähne ich das Jahr 2003:

Im Jahr 2003 hatte ich nur ein einziges Highlight. Nur einen einzigen Grund, der mir einen Anreiz lieferte, überhaupt das Bett zu verlassen. Und das waren »The Osbournes.«

»The Osbournes« war eine Dailysoap über die Familie um Ozzy Osbourne, die damals täglich auf MTV gesendet wurde. Diese Serie lenkte mich kurzzeitig von meiner persönlich empfundenen Ausweglosigkeit ab und während ich sie schaute, vergaß ich für eine Stunde alles andere. Es gab zu dieser Zeit nichts anderes, was mich mit Zuversicht erfüllen konnte. Die Osbournes konnten das auch nicht, in keinster Weise, aber diese Serie schaffte es, dass ich vergessen konnte. Einfach vergessen. Und diese Tatsache war für mich schon ein Highlight, ein Höhepunkt im Jahre 2003. Ich erinnere mich noch an den heißen Sommer, der schon im März begann. Es war nicht mein Sommer. Zuvor steckte ich mich im Krankenhaus mit Läusen an, gegen die ich mit starken chemischen Mitteln vorgehen musste. Jeden Abend verkroch ich mich bereits vor 21 Uhr ins Bett, auch wenn es draußen noch hell war. Ich wollte allein sein, im Dunkeln, in der Geborgenheit meiner Bettdecke. Ich ließ mich von meiner Familie verleugnen, wenn Freunde nach mir fragten oder am Telefon waren. Ich sagte immer:

»Sag, ich bin nicht da. Sag, ich würde zurückrufen.«

In diesem Jahr hatte ich einige demütigende Begegnungen mit Menschen. Die Kommentare dieser Menschen waren nicht vernichtend oder bewusst angreifend, nein, sie waren subtiler, aber an deren abwertender Körpersprache deutlich zu identifizieren.

Der Mann, der mir in der Klinik mit abwertendem Blick empört vorwarf, ich solle ihn nicht immer so anstarren. Eine verhöhnende Bemerkung von einem ehemaligen Nachbarn, dessen Hohn sich im Tonfall ausdrückte. Abwertend musternde Blicke von Supermarktkunden, die mir meine Unsicherheit anmerkten. Die Kollegin, die mir den Rat gab, dass Angst ein schlechter Begleiter sei und mich dadurch noch mehr verunsicherte. Ein Bekannter meiner Mutter, der mich sehr genau mit den Augen eines sensationslüsternen Schaulustigen musterte und dem aus Gründen der Ergötzung sehr viel daran lag, zu erfahren, was denn mit mir los sei.

Ich war wie ein Autounfall: Schrecklich und doch zu faszinierend, um einfach wegzugucken. Im Frühjahr 2003 war ich mit meiner Familie zu einem Pfingstausflug unterwegs, es war sehr warm. Wir fuhren in eine nahegelegene Stadt und suchten uns dort einen gemütlichen Biergarten aus, in dem wir unseren Nachmittag verbrachten. Ich war zu dieser Zeit sehr ruhig. Wahrscheinlich auch eine Begleiterscheinung des Risperdal. Gedankenverarmung, Ideenlosigkeit und eine extreme Verlangsamung aller kognitiven Abläufe vereinten sich in mir. In dieser Zeit hatte ich auch große Schwierigkeiten, Zusammenhänge zu erfassen. Beispielsweise, wenn ich zwei Leuten zuhörte, die sich unterhielten, fiel es mir sehr schwer, die Zusammenhänge ihres Gesprächs nachzuvollziehen. Oft hatte ich nicht die blasseste Ahnung, worüber sie sich unterhielten. Für mich waren es wiedermal die Anzeichen einer fortschreitenden Verblödung, aber da ich die Hoffnung hatte, dass sich das wieder geben würde, hatte ich in dieser Zeit auch keine Suizidgedanken.

Immerhin hatte ich schonmal eine solche Phase überstanden. Meine Familie und ich, setzten uns an einen freien Tisch in dem Biergarten und es dauerte nicht lange, da bekamen wir Gesellschaft. Drei jüngere Männer setzten sich zu uns an den Tisch. Sie waren mit ihren Motorrädern da und wollten auf ein Bier bleiben. Meine Familie und die Männer kamen ganz unverblümt und locker ins Gespräch. Schon bald fühlte ich mich wie eine Systemfremde, wie ein Außenseiter. Ich redete kein Wort. Ich starrte wahrscheinlich nur vor mich hin, wie eine Schaufensterpuppe. Ich bekam schon mit, wie lebendig die Situation um mich herum war und wie wenig die Beteiligten mein Verhalten nachvollziehen konnten.

Und wieder fühlte ich mich wie eine vom anderen Stern. Denn zwangsläufig geriet ich auch hier wieder kurzzeitig in den Fokus der Aufmerksamkeit: »Die kann wohl nicht sprechen?«, hieß es da von Seiten der heiter angetrunkenen

Männergesellschaft. Ich sagte nicht viel dazu. Mir wurde die Situation nur immer unangenehmer, da ich so unfähig war, diese Heiterkeit nachzuempfinden oder zu teilen. Und wieder bekam ich einen Seitenhieb, der mich noch unsicherer werden ließ. Wenn man selbst unter einer persönlichen Schieflage leidet und ständig auf diese Schieflage hingewiesen wird, dann verschlimmert es die Sache nur noch. Keiner dieser Leute konnte ahnen, dass ich starke Medikamente nehmen musste, die mich eben zu dieser nichtssagenden, fragwürdigen Hülle werden ließen. Im Spätsommer 2003 hatte sich das Thema Risperdal dann endlich nach langem, sinnlosen Kampf erledigt und ich war wieder frei. Ich bekam nun wiedermal ein anderes Medikament für den Hausgebrauch, auf welches ich natürlich dankend verzichtete. Es musste ja keiner der Ärzte wissen.

Bei einem erneuten stationären Aufenthalt im Frühjahr 2004, wollte man mich auf Carbamazepin einstellen, was ich jedoch, nachdem ich mich über die Nebenwirkungen informiert hatte, ablehnte. Ich wusste ja, dass ich bereits auf Orfiril und Risperdal hochempfindlich reagierte und mit überdurchschnittlich ausgeprägten Nebenwirkungen zu kämpfen hatte. Ich wollte mich nicht schon wieder zum Zombie machen und für meine Mitmenschen unfreiwillig zur Jahrmarkt-Attraktion dekradieren lassen. Eine Therapie mit Lithium war dann noch im Gespräch, aber meine Freundin Pia, riet mir tunlichst davon ab.

So stimmte ich im Frühjahr 2004 lediglich einer Behandlung mit Bedarfsmedizin zu. Da ich als Selbsteinweiser in die Klinik kam und keine Bedrohung darstellte, ging das auch seinen Gang. Bis zu meinem letzten stationären Aufenthalt im Oktober 2007, war ich Versuchskaninchen für folgende Medikamente:

Zyprexa, Cipramil, Diazepam, Tavor, Decentan, Taxilan, Faustan, Atosil, Orfiril, Zeldox, Risperdal, Seroquel. Das waren mit Sicherheit noch nicht alle. Ich musste seit meiner offiziellen Diagnose im Jahr 2001 genau 11 Jahre warten, bis ich an eine Psychologin geriet, die mir ein Medikament namens Lamotrigin ans Herz legte. Sie sagte, dass es sich um ein Medikament handelte, bei dem die Gefahr der Gewichtszunahme und einer chronischen Trägheit so gut wie nicht gegeben ist. Bei genau dieser Psychologin machte ich im Jahr 2003 unter Risperdal einen Fahrtauglichkeitstest. Leider war sie vorher nie ambulant für mich zuständig, sondern erst im Jahr 2012, als so gut wie alle anderen Fachärzte die Klinik verlassen hatten, um woanders ihr berufliches Glück zu finden.

Am Ende meines Medikamentenmarathons, stellte sich mir folgende Frage: Kann es sein, dass die angeblich krankheitsbedingte Persönlichkeitsveränderung erst durch die regelmäßige Einnahme bestimmter Medikamente angekurbelt wird? Ist es möglich, dass dies in der Folge dazu führt, dass die Dosis aufgrund dessen erhöht werden muss, um diesen irrsinnigen Kreislauf am Leben zu erhalten?

Medikamente lähmen die Gedanken und Gefühle der Patienten. Sie lähmen die Gedanken über die eigene Nutzlosigkeit, sie lähmen Aggressionen, die aus Angst heraus entstehen. Sie lähmen auch die Angst, sie lähmen Gedankenspiralen, aus denen es keinen Ausweg gäbe. Aber sie lähmen auch die schöpferische Idee, den inspirierenden Gedanken, die Fähigkeit zur Muse, sie lähmen das Interesse an Dingen, die eigentlich Leben symbolisieren und sie sorgen letztendlich für eine Stagnation der persönlichen Weiterentwicklung. Der Wahn, der den Patienten vorher alle Facetten des menschlich Ertragbaren durchlaufen ließ, wird nun abgelöst – von einer ausgehöhlten Menschenparodie, die man vorher als »Ich« bezeichnete. Einerseits ist es beruhigend zu wissen, dass die akuten Symptome einer psychischen Erkrankung durch Neuroleptika gedämpft oder zeitweise beseitigt werden können, doch die größte Nebenwirkung, ist der Verlust der Persönlichkeit des Kranken. Die Patienten empfinden sich oft wie betäubt und im Ausdruck ihrer persönlichen und intellektuellen Fähigkeiten beschnitten. Sie werden heruntergedimmt, abgeschossen, auf Sparflamme gedrosselt. Das ist der Preis für Symptomfreiheit und wahrscheinlich der einzig mögliche Weg der Systempsychiatrie, eine überschaubare Struktur auf den Stationen zu schaffen.

Der Persönlichkeitsverlust, der mit der Medikamenteneinnahme einhergeht, sowie die Dämpfung aller Empfindungen, zieht in den meisten Fällen auch eine überdimensionale Gleichgültigkeit nach sich. Der Patient ist quasi in sich gefangen und für Input unzugänglich. Viele von ihnen igeln sich, bedingt durch diesen Zustand ein und stellen soziale Randfiguren mit hohem Isolationspotential dar. Um diesem entgegenzuwirken, bieten viele Kliniken ambulante Treffen für Patienten an, bei denen eine Kaffeerunde oder gemeinsame Unternehmungen organisiert werden. Doch gerade für depressive Menschen ist es schwierig, wieder in ein soziales Mittelfeld zu kommen und Kontakte zu knüpfen, da sie oft außerordentlich verschlossen sind.

Residualsymptome – was nach dem Psychosevietnam kommt

Unter diesem Begriff werden die Überbleibsel einer psychischen Krankheit nach dem Abklingen der Akut-Phasen zusammengefasst. Wenn die Ekstase der Manie nicht mehr von den Tälern der Depression abgelöst wird und man in ein symptomfreies Intervall gleitet, bleibt doch etwas über. Man scheint zunächst befreit von den Extrempolen der Krankheit, doch zahllose schlaflose Nächte, die Überforderung des eigenen Körpers, die bis zum Exzess betriebene Überflutung mit Sinneseindrücken: das alles hinterlässt Spuren. Der Überschuss an Ressourcen scheint ins Minus zu geraten und dieser Mangel macht sich schleichend aber chronisch durch körperliche und vor allem sensorische Überempfindlichkeit bemerkbar. Ich selbst wurde immer empfindlicher gegenüber Lärm. Es gibt verschiedene Arten von Lärm. Bis an die Grenzen des nervlich erträglichen, brachte mich Straßenlärm, das Geräusch von klirrendem Geschirr und Gebrüll. Aber auch ein zu lautes Radio und Fernsehgeräte gehören dazu. Lärmempfindlichkeit macht sich dadurch bemerkbar, dass Geräusche intensiver wahrgenommen werden als früher. Der Lärm geht jetzt direkt ins Gehirn, wo er doch früher von einer Art Filter oder Puffer erträglich gemacht wurde. Wurde ich übermäßig mit Lärm konfrontiert, machte mich das zusätzlich aggressiv.

Es gibt Betroffene, die werden emotional sofort aus ihrer Bahn geworfen, sobald sich auch nur eine belanglose Kleinigkeit in ihrem bewährten Alltagstrott verändert. Das kann ein unangemeldeter Besucher sein, die Betreuung eines zur kurzfristigen Pflege überlassenes Haustier, ein unüberlegter, verletzender Kommentar vom Werkstattleiter, der sonst immer freundlich ist. Psychisch Erkrankte beziehen neutral gemeinte Äußerungen in negativer Umdeutung in nahezu jedem Fall auf sich selbst. Zur Residualsymptomatik gehört auch ein stark nachlassendes Energieniveau, eine Energielosigkeit, die bereits nach kürzeren Freizeitunternehmungen einsetzen kann und bei Tätigkeiten, die eigentlich Spaß machen sollten. Viele Patienten, die schon seit Jahren erkrankt sind, zeigen diese Erschöpfung, die bereits nach kurzzeitiger Tätigkeit eintritt. Unternehmungen und Tätigkeiten, mit denen sich gesunde Erwachsene acht Stunden beschäftigen können, können von einem psychisch Kranken mit Residalsymptomatik maximal zwei bis vier Stunden ertragen werden. Eine Verringerung des Lebenstempos ist ebenfalls festzustellen, was nicht selten an den Nebenwirkungen der Medikamente liegt. Größere Menschenansammlungen werden zunehmend als belastend, schließlich als unerträglich empfunden und daher gemieden. Das Bedürfnis, sich unter Leute zu mischen, lässt langfristig deutlich nach. Zwischenmenschliche Interaktionen kosten nun sehr viel Kraft und um die eigenen Energieressourcen nicht ins Minus zu treiben, meidet man vorsichtshalber jegliche Neuinszenierung von Kontakten.

Im Oktober 2007 befand ich mich zum letzten Mal in stationärer psychiatrischer Behandlung. Ich stellte mich im Sommer 2008 einer neuen Herausforderung und zog zu diesem Zweck nach Jena. Dort meldete ich mich an der Volkshochschule an, um mich der Herausforderung des Abiturs zu stellen.

Der Spiegel, in dem ich mich nicht erkennen will

Im Jahr 2009 begegnete ich zum ersten Mal außerhalb der schützenden Mauern eines psychiatrischen Krankenhauses einem fremden Menschen, der mir das Spiegelbild meiner eigenen seelischen Entrückung zeigte. Ich befand mich zu der Zeit aus Gründen der Weiterbildung in Jena und war auf der Suche nach einem neuen WG-Zimmer. Ich suchte Anzeigen im Internet heraus und meldete mich telefonisch bei einigen Inserenten.

Nun kam es zu dem Tag, an dem ich einen Besichtigungstermin für ein kleines Zimmer mit dem Vermieter, namens Martin vereinbarte. Er holte mich freundlicherweise in der Innenstadt ab und wir fuhren gemeinsam zu seinem Haus. Martin war 40 Jahre alt, hatte eine Glatze und trug eine eckige, rahmenlose Brille. Er hatte diese Scheiß-Freundlichkeit an sich, die auf den ersten Blick zwar erwärmend und zugewandt wirkt, sich aber auf Dauer als substanzlos erweist und hinter der immer eine Bedürftigkeit steckt. Wir nahmen in seiner Küche Platz, die eine Durchgangsküche war. Der gefliestе Boden blitzsauber und hochglänzend. In der Mitte des Raumes ein Fachwerk-Holzbalken, der einen natürlichen Kontrast zur puristischen Sterilität bildete. Die Fenster lupenrein. Keine überflüssige Deko, kein Schnickschnack, nur das Nötigste und das stilvoll und dezent platziert.

Doch was war das, da oben? Da war ein blaues Plüschpferd im Regal eingeklemmt. Ein Plüschpferd, das ich sehr gut kannte. Das mich sogar durch einen Teil meiner Pubertät begleitet hat und das mir später als Synchronmodell bei einem Fotoshooting diente. Es war ein blaues, dünnes Pferd mit übergroßen Glupschaugen der Marke Mordillo. Die dürren Beine waren beweglich, da Draht eingearbeitet war und es hatte einen violetten Stoffsattel. Durch die biegsamen Beine konnte man es in alle möglichen Positionen bringen. Es konnte sitzen, stehen, knien oder sich selbst umarmen.

Genau dieses Pferd wollte ich vor 14 Jahren unbedingt haben und überredete meine Mutter damals, es mir zu kaufen. Ich wusste, dass es diese Mordillo-Tiere schon lange nicht mehr auf dem aktuellen Markt gab, also war ich umso verwunderter, dass ausgerechnet dieses Pferd bei einem 40jährigen, gestandenen Mann in diesem so modernen ansonsten plüschtierfreien Haushalt stand, wo es eigentlich überhaupt nicht hinpasste. Es gab noch weitere Auffälligkeiten.

Die weißen Werbekaffeetassen seiner Firma, aus denen wir den Kaffee tranken, waren mit einem Cartoon von Loriot bedruckt. Auch Loriot war ein ganz starkes Symbol meiner Kindheit. Ich bin mit Loriot aufgewachsen, habe mir über Jahre hinweg die gleiche Hörspielkassette angehört und sie teilweise auswendig gelernt. Und der Sketch mit Herrn Dr. Klöbner und Herrn Müller-Lüdenscheidt, die in der Badewanne keinen Konsens über Politik, Wirtschaft und Soziales finden konnten, war mir zutiefst vertraut. Die Cartoonzeichnungen dieser beiden Herren zierten die Kaffeetassen auf welchen sich auch das Werbelogo von Martins Firma befand.

Auffällig war, dass es in dieser Wohnung kaum Gegenstände gab, die einen Symbolgehalt aufwiesen, da es eher eine puristische Wohnung war, in der Gegenstände aller Art sehr sparsam eingesetzt wurden. Deswegen fielen diese beiden Requisiten besonders ins Gewicht. In einer Sammlerwohnung mit Kunst und Antiquitäten, wären diese beiden Gegenstände eher nicht aufgefallen oder sie wären darin untergegangen, doch in dieser Konstellation hatten sie eindeutig einen symbolischen Gehalt. Gab es hier irgendeinen mysteriösen Parallelismus zwischen Martin und mir? Und, wer war er überhaupt? Wieso wurde ich mit solch eindeutigen Symbolen gleich am ersten Tag konfrontiert? Am selben Tag noch setzten wir uns auf den Balkon, der sich auf Martins Wohnetage befand und unterhielten uns eine Weile. Martin wurde plötzlich kleinlaut, seine Stimme senkte sich und er flüsterte:

»Ich muss dir dann nochwas Wichtiges sagen. Ich bin nicht gesund.«

Ich sagte: »Keine Sorge, ich auch nicht. Was hast Du denn?«

Er: *»Das wird dir nicht viel sagen: Ich bin manisch-depressiv.«*

Ich: »Ach so, ja, das hab ich auch.«

Im ersten Moment dachte er, ich wolle ihn auf den Arm nehmen.

»Wie du hast das auch?«, fragte er.

»Glaubst Du, Du bist der einzige Privilegierte, der diese Erkrankung hat?«, entgegnete ich. Ich erzählte ihm, dass ich mich seit 2006, also seit drei Jahren in einem phasenfreien Intervall befinde und seitdem keine kritischen Phasen mehr hatte. Ich erzählte ihm auch, dass, seitdem ich in Jena bin, meine Lärmempfindlichkeit wesentlich schlimmer geworden ist und ich das Haus nicht mehr ohne Ohrenstöpsel verlasse.

Er vertraute mir noch ein paar persönliche Geschichten an und erzählte mir über seine Firma, die seine Eltern ihm überschrieben hatten. Er hatte vor, demnächst auszuziehen, aber das Haus wollte er behalten und die Zimmer untervermieten.

Er sagte: »*Wenn ich demnächst ausziehe, dann kannst du jederzeit den Balkon benutzen.*«

Die Ereignisse in den folgenden Monaten, sorgten zunehmend dafür, dass ich seinen Auszug regelrecht herbeisehnte.

Als kleine Geste meines Dankes, lud ich Martin eine Woche später zum Abendessen ein, das ich selbst zubereitete. Es gab Nudelgratin und zum Nachtisch einen kleinen Feigenauflauf. Martin zeigte sich nach dem Essen begeistert und kommentierte:

»*Na, wenn das mit dem Essen schon so gut klappt, dann bin ich ja mal darauf gespannt, wie das mit den anderen Annehmlichkeiten klappt.*« Diese Aussage wurde von einem dreckigen Lachen begleitet.

Diese unmissverständliche Botschaft vergiftete mir rückwirkend den gesamten Abend, wie bittere Wehrmutstropfen in einem Glas Limo. Das lag daran, dass Martin nicht das geringste Interesse an irgendeiner Form von persönlicher Annäherung in mir auslöste. Er war weder optisch, noch persönlich attraktiv für mich. Das Abendessen war lediglich eine Geste des Dankes. Selbst wenn seine Aussage nur ein Witz gewesen sein sollte, habe ich einfach einen diametral entgegengesetzten Humor.

Seine substanzlose Scheißfreundlichkeit gepaart mit plumpen Verbalerotik-Attacken, sorgten dafür, dass er sich selbst nur noch mehr ins Aus schoss. Um seine absurden Vorstellungen nicht zu nähren, zog ich mich zusehends zurück und minderte den Kontakt. Das tat ich auch deshalb, weil mir bereits in den ersten Tagen klar wurde, dass sich Martins Ambitionen weit über das Vermieten eines Zimmers hinaus erstreckten. So betonte er immer wieder, wie froh ich doch sein könnte, ein Zimmer in seinem Haus und in dieser Lage für einen solchen Spottpreis zu bekommen.

Am ersten Abend war er sich bereits sicher, dass aus uns beiden »sehr gute Freunde« werden würden. Dieser spontanen, völlig beliebigen Euphorie, maß ich von Anfang an keinerlei Gewicht bei. Weil ich geistig sowieso sehr in meine berufliche Tätigkeit eingespannt war, hatte ich in der Folgezeit nicht mehr all zuviele Berührungspunkte mit ihm. Ich wusste, wie hartnäckig ein Manisch-Depressiver sein kann, wenn er sich etwas in den Kopf gesetzt hat.

Die folgenden Monate verliefen relativ gemäßigt. Martin kam abends von der Arbeit und ging nach oben in seine Etage. Manchmal bekam er Besuch, wenn er eine kleine Party veranstaltete und einmal war ich zufällig in der Küche, als er mit ein paar Kumpels zur Tür hereinkam. Er wollte mich unbedingt seinem Bruder vorstellen, der auch in dieser Männergruppe war. Die Männer waren aufgeschlossen und heiter und Martin beschloss, dass wir in seinem Wohnzimmer zusammen einen Film gucken. Es war eine schwarze Komödie über Junggesellen. Da ich die einzige Frau in der Runde war, blieben sexistische Anspielungen und musternde Blicke nicht aus. Alles in allem verlief der Abend jedoch amüsant und im erträglichen Rahmen.

Nachdem die Gäste das Haus verlassen hatten, erzählte mir Martin, dass er nachts im Schlaf manchmal Monologe von sich gibt und irgendwann von seiner eigenen Lautstärke aufwacht. Er sagte, dass sein Bruder und er nun die Idee hatten, eine Aufnahmetechnologie in seinem Schlafzimmer zu installieren, um diese nächtlichen Monologe akustisch festzuhalten. Er hatte vor, diese dann nach Hollywood zu namenhaften Filmregisseuren zu schicken, damit sie als Filmvorlage dienen könnten. Er hatte morgens, wenn er aus dem Schlaf erwachte, ein Gefühl der Inspiration und ahnte, dass die nächtlichen Monologe inhaltlich genial waren. Über die konkreten Inhalte erfuhr ich jedoch nichts.

Nach einigen Wochen bekam ich eine neue Mitbewohnerin, eine junge Frau, die ebenfalls zur Untermiete in der unteren Wohnung ein Zimmer bezog. Ihr Name war Anna. Sie war etwa Mitte zwanzig und stammte aus Regensburg. Ich erinnerte mich plötzlich an eine Aussage, die Martin ganz zu Beginn meines Einzugs tätigte. Er sagte:

»Ich vermiete ausschließlich an Frauen unter. Männer kommen hier nicht rein.«

Noch hielt er sich an sein Versprechen. Anna und ich kamen gut miteinander aus und unternahmen auch in der Freizeit

Dinge zusammen. Einige Zeit später, nach etwa vier Wochen, erzählte mir Anna, dass sie ziemlich spät einen Anruf von Martin bekam, der ihr anvertraute, dass er große Lust hätte, sich mal einen Pornofilm mit ihr zusammen anzusehen. Sie teilte mir das mit, nachdem ich ihr Dinge anvertraute, die mir an seinem Verhalten negativ auffielen.

Womit rechtfertigte dieser Martin eigentlich seine Dreistigkeit, Untermieterinnen auf solch penetrante und plumpe Art und Weise zu belästigen, von denen er zudem wusste, dass sie gerade in festen Beziehungen stecken? Ist er tatsächlich davon ausgegangen, dass eine Frau, die aus Gründen des ausgeprägten Wohnraummangels ein Zimmer zur Untermiete sucht auch gleichzeitig eine Interessengemeinschaft zur Befriedigung seiner niedersten Bedürfnisse mit ihm bildet? Die Vermutung, dass er sich schon länger in einer Situation des sexuellen Notstandes befand, lag nahe. Anna und ich waren einerseits erbost und andererseits amüsiert über die offensichtlichen Verzweiflungsaktionen dieses bedauernswerten Menschen.

Doch in den kommenden Wochen glückte ihm eine Notlösung. Es war an einem Wochenende, mitten in der Nacht. Er betrat das Haus unüberhörbar in Begleitung einer weiblichen Person. Da das Haus sehr hellhörig war, wurde man akustischer Zeuge der nächtlichen Begebenheiten. Am nächsten Morgen, sehr früh, verließ dann eine Frau mit auffällig lauten Stöckelschuhen das Haus. Sie trug bei Temperaturen nahe des Gefrierpunktes einen Cord-Minirock ohne Strumpfhose, der farblich und stilistisch in einem beißenden Kontrast zur Oberbekleidung stand und war von quadratischer, derber Statur. Ein Typ Frau, an den sich ausgenüchterte Männer am Folgetag meist nicht mehr erinnern können oder wollen.

Das war also die Ausbeute seines Diskobesuches. Mit neuer Zuversicht und in der Hoffnung, dass Martin seine überschüssige sexuelle Energie zunächst erfolgreich an die Frau gebracht hat, startete ich in den Tag.

Einige Wochen später, arrangierte Martin einen künstlichen »Wir müssen uns alle mal zusammensetzen«-Abend. Ich weiß nicht mehr, was der Anlass für dieses Zusammensetzen sein sollte, auf jeden Fall verlief der Abend nicht im Rahmen eines sachlichen Gesprächs. Jeder von uns hatte ein Glas Wein vor sich. Martins Motivation war es, einen amüsanten Abend einzuläuten, eine lockere Atmosphäre zu schaffen. Später wurde er dann besonders hemmungslos in seinen Ausführungen und erzählte von einer Gruppensex-Party, die er vor Jahren mit seinem Bruder und unzähligen Frauen veranstaltet hat. Da ich am nächsten Tag früh raus musste und außerdem keinen Alkohol vertrug, verabschiedete ich mich nach einem Glas Wein von Anna und Martin in die Nacht.

Beiden schien das irgendwie so gar nicht recht zu sein und Martins Stimmung kippte auf einmal ins Bodenlose. Er war schon etwas alkoholisiert und warf jähzornig seine Brille in die äußerste Ecke der Küche. Dann fing er an, wie ein jähzorniges Kind zu heulen. Ich weiß auch, warum es zu diesem Ausbruch kam. Etwa eine Viertelstunde vorher, teilte ich ihm mit, dass er mich an ein prominentes Fernsehgesicht erinnert und ich wollte ihn auf die Folter spannen und ihn selbst erraten lassen, wer das denn sein könnte. Er rätselte ein paar Minuten und kam nicht darauf und bat mich, um die Lösung.

Ich sagte flach euphorisch: »Na, du bist der uneheliche Zwillingsbruder von Ralph Morgenstern.«

Schon an seiner Reaktion merkte ich, dass ihn das absolut nicht erheiterte. Er wurde auf einmal ganz ruhig, nahezu tief enttäuscht. Als ich mich dann zur Nachtruhe verabschieden wollte, machte er seiner Wut dann schließlich Luft. Mir fiel auf, dass Anna nicht mit Martin allein bleiben wollte und so warf sie mir vor, dass es unhöflich sei, einfach so zu gehen. In dem Moment hatte ich jedoch meine Schuldigkeit getan. Ich trank aus Solidarität ein Glas Wein, obwohl ich nichts vertrug und vor 24 Uhr wollte ich dann eben meine Ruhe und ging dann auch. Anna hätte es ja auch so handhaben können. Die aggressive Verzweiflung meines Vermieters über seine unerfüllten Ambitionen, ließen in mir zunehmend ein Gefühl der Verachtung ihm gegenüber entstehen. Es strengte mich einfach nur an, mich mit diesem Menschen auseinanderzusetzen und irgendwie musste ich mich abgrenzen, auch wenn man gemeinsam im selben Haus wohnte.

Es gingen einige Wochen ins Land, als er sich auf einmal freudestrahlend in festen Händen wähnte. Er bekam nun jedes Wochenende Besuch von einer jungen, blonden, zierlichen Frau, um die er sich zunächst rührend zu kümmern schien. Es war nicht zu übersehen, dass sie in einem fortgeschrittenen Stadium schwanger war. Da ich den Kontakt zu Martin eher mied, teilte mir Anna mit, dass Martin die junge Frau im Internet kennengelernt hat und dass sie von dem Mann, von dem sie schwanger ist, verlassen wurde. Aber Martin hätte damit keinerlei Problem und würde sogar gern in die Vaterrolle für dieses Kind schlüpfen.

Martin verbrachte zunächst viel Zeit mit ihr, er besuchte sie oder sie kam an den Wochenenden zu ihm. An einem Samstag, beschloss ich, für ein paar Tage nach Hause zu fahren. Ich verließ mein Zimmer und in der Küche befanden sich Martin und seine neue Freundin, die jedoch gerade in ein Gespräch vertieft waren. Da ich es eilig hatte und Martin aus Gründen meiner wachsenden Verachtung fast nur noch meine Rückansicht zu sehen bekam, sollte es auch an diesem Morgen wieder so sein.

Ich kehrte ihm also den Rücken zu und stellte meine Reisetasche in den Flur, um gleich das Haus zu verlassen. Ganz plötzlich vernahm ich einen sehr lauten, dumpfen Knall. Martin hatte aus Frust die Küchentür hinter meiner Nase zugeschlagen. Damit wollte er seinen Zorn mir gegenüber zum Ausdruck bringen, da ich ihn ja ganz offensichtlich mit Verachtung strafte. Und dieser Mann war sich am Anfang so sicher, dass aus uns beiden richtig gute Freunde würden.

Eines Abends kam es dann in seiner Wohnung zwischen ihm und seiner Freundin zu einer lautstarken Auseinandersetzung, bei der fast nur das Gebrüll seines Machtorgans zu vernehmen war. Es gab wohl eine handfeste Auseinandersetzung. In der Folgezeit ging es mit Martins psychischer Gesundheit rapide bergab. Die junge Frau kam, wie zu erwarten, nicht mehr zu Besuch. Obwohl ich mich abends immer öfter in meinem kleinen Zimmer aufhielt, bekam ich mit, dass Martin immer unruhiger und hektischer wurde, wenn er sich im Haus befand.

Auch schien es so, als verliere er leicht die Nerven, denn oftmals fluchte er nach beruflichen Telefonaten oder er brüllte seine Gesprächspartner am Telefon an. Es schien ihm alles über den Kopf zu wachsen. Eines Abends bekam er Besuch von seiner Familie, also von seinen Eltern und seinem Bruder. Das Treffen, was ich im Nachhinein als Krisentreffen bezeichnen würde, ereignete sich in der oberen Etage und verlief zunächst relativ ruhig. Ob Alkohol floss, weiß ich nicht. Da seine Eltern zu Besuch waren, ging es um die Zukunft des Familienbetriebes, den Martin weiterführen sollte. Mitten in der Nacht, als sein Besuch schon lange weg war, schien er einen Wutanfall zu bekommen. Ich hörte dann, dass er von unten etwas die Treppe hinauf warf und gleichzeitig dabei fluchte.

Am nächsten Tag sah ich verschiedene aufgerissene Tablettenpackungen vor seiner Zimmertür liegen. Vielleicht konnte er sich nicht mit dem Gedanken anfreunden, dass es »wieder soweit ist.« Vielleicht wollte er einfach raus aus dieser ewigen Zwickmühle. In den folgenden Tagen hörte und sah man rein gar nichts mehr von Martin.

Anna und ich machten uns schon Gedanken, obwohl wir andererseits auch froh um die Ruhe waren, die inzwischen eingekehrt war. Doch kurze Zeit später bekam Anna von Martin telefonisch die Information, dass er kurzfristig im Urlaub sei. Eine Woche später kreuzte er dann ganz unerwartet zu Hause auf. Er hatte ein blitzblaues Auge, machte aber trotzdem einen erfrischten Eindruck. Er ging nur kurz zu sich nach oben, holte eine Reisetasche und war wieder verschwunden. Anna fragte ihn kurz vorher, was denn passiert wäre und Martin antwortete nur, dass er gestürzt sei.

Ein merkwürdiger Sturz, bei dem die Aufprallfläche gerade die Augenhöhle ist, die sich am tiefsten im Gesicht befindet.

Später kam uns dann die Information zu, dass Martin in eine handfeste Schlägerei mit einem Polizisten während einer Alkoholkontrolle verwickelt war und dass er sich nicht im Urlaub, sondern in der psychiatrischen Klinik befand, später dann in der Tagesklinik. Dort verblieb er noch einige Wochen. Als er wieder zu Hause war, war seine Situation jedoch immernoch angespannt.

Seine Nächte wurden immer unruhiger. Das merkte ich daran, dass er nachts oft noch im Haus umherlief. Außerdem gewöhnte er sich in dieser Zeit an, jedesmal, wenn er ein Zimmer verließ oder betrat, die Tür mit voller Wucht hinter sich zuzuschlagen. Ich war davon überzeugt, dass er das deswegen tat, um mich zu tyrannisieren, denn ich berichtete ihm anfangs von meiner Lärmempfindlichkeit. Für mich kam dieses Geräusch jedesmal einer akustischen Vergewaltigung gleich. Eines Nachts bekam ich es dann mit der Angst zu tun.

Da sich mein kleines Zimmer direkt neben der Treppe befand, die zu seiner Wohnung hinaufführte, war er mir in jener Nacht zu präsent. Er lief die halbe Nacht diese Treppe rauf und runter, mit einer solchen Trittstärke, dass man annehmen könnte, es würde sich um ein wildes Tier handeln. Seine Schrittlaute waren so gewaltig und auch die Geschwindigkeit, mit der er sie ausführte. Gleichzeitig schien er dabei zu grummeln oder Laute von sich zu geben, die man nicht verstehen konnte. In dieser Nacht bekam ich wirklich Angst. Anna war zu dieser Zeit auch nicht da. Da ich auf das Zimmer angewiesen war und wusste, wie schwierig es war, in Jena ein bezahlbares Zimmer in einem Wunsch -Stadtteil zu finden, versuchte ich einen anderen Ausweg zu finden.

Ich rief den sozialpsychiatrischen Dienst an und schilderte am Telefon meine Besorgnis und auch die Tatsache, dass Martin bereits eine Diagnose hat. Ich schilderte, warum ich mich bedroht fühlte und wodurch. Die Dame am anderen Ende der Leitung machte mir jedoch nicht allzuviel Hoffnung. Sie sagte: »*Wir können nicht eingreifen, solange er nicht aufs Objekt geht. Erst, wenn er handgreiflich wird, können Sie eine Behörde einschalten.*«

Somit war mein Aktionsradius ausgeschöpft. Ich konnte nur hoffen, dass sich die Lage entspannte und dass Anna bald wieder da war, die auch schon Angstzustände durch Martins Aktionen erlitt. Die Tatsache, dass Martin sein Versprechen eines baldigen Auszuges nicht umsetzte, erfüllte mich zunehmend mit Wut. Ich hatte zunehmend das Gefühl, Opfer eines unerbittlichen Energie-Vampirismus zu sein.

Wieso konnte es nicht einfach so sein, dass der Vermieter so war, wie die Perfektion dieser Wohnkulisse? Wieso konnte es sich nicht einfach um einen dezenten, zurückhaltenden Menschen handeln, in dessen Gegenwart man sich wohlfühlt? Ein stilvoller, gediegener, geordneter Mensch. Das Rundherum glich einem harmonischen Grundkonzept. Leider war der Schöpfer dieses Grundkonzepts dem absoluten Chaos entsprungen. Aber es war ja klar, dass eine solch makellose Wohnsituation in ruhiger, ländlicher Lage und Atmosphäre, einen gewaltigen Haken haben muss. Die Natur hat es nun mal so an sich, dem Menschen nichts Perfektes zur Verfügung zu stellen, ohne dass diese Perfektion nicht ihren gewaltigen Preis einfordern würde. Das wurde mir hier wieder deutlich vor Augen geführt.

Nachdem sich Martin abermals hinter den schützenden Mauern der psychiatrischen Klinik befand und Anna unterdessen ausgezogen war, bekam ich einen neuen Mitbewohner, der nun Annas Zimmer zur Untermiete bekommen sollte. Es war ein junger Mann, namens Dennis, den Martin in der Klinik kennengelernt hatte. Augenscheinlich hatte er ein gravierendes Drogenproblem. Mit seinem Einzug veränderte sich die Wohnatmosphäre schlagartig. Dennis hatte die Angewohnheit, nach dem Wasserlassen die Toilettenspülung nicht zu betätigen und so war das Badezimmer von einem säuerlich-abgestandenen Geruch durchzogen, der mich an die Grenzen des Brechreizes beförderte. Durch seinen Drogenkonsum und der Tatsache, dass er tagelang dieselben Klamotten trug und auch der Körperpflege eher abgeneigt war, roch bald die gesamte Wohnung nach diesen eigenartigen Ausdünstungen, die von ihm ausgingen. Außerdem war er Starkraucher, ging jedoch zu diesem Zweck vor die Tür. Im Grunde war er eine bemitleidenswerte Kreatur.

Hiermit scheiterte Martin an seinem Vorhaben, dass niemals ein Mann zur Untermiete in sein Haus kommen würde. Aber vielleicht hatte er einfach nur seinen Standpunkt geändert und wenn man flexibel war, musste man die Gesamtsituation einfach aus einer neuen Perspektive betrachten. Sonst würde man ja schnell als engstirniger Kleingeist abgestempelt. Wer nicht flexibel in seiner Weltanschauung ist, der muss ein eingerosteter ewig Gestriger mit längst verstaubten Ansichten sein. Jemand, wie ich.

Um meinem Frust Luft zu machen, gewöhnte ich mir nun ebenfalls an, jedesmal, wenn ich ein Zimmer verließ, die Tür lauthals hinter mir zuzuschlagen. Nicht, wenn Dennis in der

Nähe war, sondern immer, wenn ich wusste, dass der Verrückte gerade im Hause ist. Es wurde mir regelrecht ein Vergnügen, mich auf diese subtile Art und Weise abzureagieren. Immerhin war ja auch ich krank. Und diesem Bild musste ich ja auch wiedermal gerecht werden. So vergingen noch etwa 2 Wochen, bis ich einen Zettel an meiner Tür hatte, mit welchem mir mein Auszugstermin mitgeteilt wurde. Der Schrecken hatte ein Ende.

In dieser Zeit musste ich am eigenen Leib erfahren, wie es ist, mit einem Maniker zusammen zu wohnen. Das Mordillo-Pferd und die Loriot-Tassen verhießen nichts Gutes, sondern nur Verwirrung, Antipathie, viel Lärm um Nichts und eine nervenaufreibende Wohnsituation.

Berufliche Reha – Vanillekipferl oder Hirschhornknöpfe?

Nachdem mir mein zugewiesener psychiatrischer Gutachter von der Rentenversicherung in anklagender Weise vorwarf, warum ich mich denn noch nicht um eine berufliche Reha gekümmert hätte, besprach ich dieses Thema mit meiner Sozialarbeiterin. Mich hatte vorher nie jemand darauf hingewiesen, dass es eine solche Möglichkeit mit entsprechender Institution überhaupt gibt. Ich wurde nie darüber aufgeklärt, welche Chancen man als Rentner in Bezug auf berufliche Weiterbildung oder Reha überhaupt hat. Jeder, der aufgrund einer chronischen psychischen Krankheit in den Rentenbezug fällt, muss in den ersten Jahren regelmäßig einen Gutachter aufsuchen, der in der Regel von der Rentenversicherung bestimmt wird. Dieser muss in Interaktion mit den behandelnden Ärzten darüber entscheiden, ob man noch krank genug ist, um die Rente weiterhin zu beziehen oder ob sich die Symptome gebessert haben und dadurch der Anspruch auf Rente entfällt. Der Gutachter arbeitet zugunsten der Rentenversicherung, er begutachtet nicht im Interesse des Patienten. Einem besonders harten Knochen wurde ich zur Begutachtung ausgesetzt. Um diesen Psychiater und Neurologen aufzusuchen, musste ich eine halbtägige Reise mit der Bahn in Kauf nehmen, da er sich in einem anderen Bundesland befand. Das Wartezimmer der Praxis war meistens leer und man wurde schnell zum Gespräch gerufen. Die Praxisatmosphäre war unterkühlt und lieblos. Der Gutachter, der folgte, sollte diese Attribute noch bei Weitem überbieten. Die Praxisatmosphäre war wie ein kleiner Vorgeschmack auf den Hauptgang dieser Null-Sterne-Institution. Schon kurz nach der Begrüßung hatte man als Patient das Gefühl, dem Gutachter bereits überdrüssig zu sein. Im Gespräch schließlich fühlte man sich so gut reflektiert, als würde man gegen eine Wand reden. Der Psychiater stellte Fragen und sobald man zur Antwort ansetzte, unterbrach er einen mit der Aussage, danach habe er gar nicht gefragt. Wenn man Interviews mit Klaus Kinski kennt, dann kann man sich ungefähr vorstellen, wie das ablief. Bei der Beschreibung meiner Symptome wurde mit Unverständnis reagiert und beinahe mit der Unterstellung, man bilde sich das alles nur ein. Ich erklärte ihm, dass in meiner Residualsymptomatik die Lärmempfindlichkeit schlimmer geworden sei. Er fragte mich dann wie sich Lärmempfindlichkeit äußern würde, denn davon hätte er in zwanzig Jahren Praxiserfahrung noch nie etwas gehört. Ich sagte: »Es gibt bestimmte Arten von Lärm, die ungefiltert in mein Gehirn dringen und mich nach einer Weile aggressiv machen. Dazu gehört Straßenlärm, klirrendes Geschirr und Kindergeschrei.«

Ich sagte ihm auch, dass ich, seitdem ich in Jena bin, nicht mehr ohne Ohrenstöpsel aus dem Haus gehe und sogar damit schlafe, damit ich nachts die Straßenbahn nicht so laut höre. (Menschen, die nicht lärmempfindlich sind, haben einen Filter, in Form von körpereigenen Hemmern, die an den Synapsen dafür sorgen, dass die Lautstärke von Lärm gemildert wird, bevor sie als Reiz im Gehirn ankommt.)

Er reagierte skeptisch bis abweisend. Während meine Patientenakte hektisch und ahnungslos durchblättert wurde, verließ der Herr ohne ersichtlichen Anlass in Windeseile den Raum, um dann genauso unwissend und gleichgültig wiederzukommen. Mit der Frage: »Wie stellen Sie sich eigentlich Ihre Zukunft vor? Wollen Sie für den Rest Ihres Lebens Rente beziehen?«, wurde das Gespräch abgeschlossen und ich machte meinem Frust in den kommenden Tagen durch eine unterirdische Arztbewertung in einem Internetportal Luft. Es ist so, als würde man einen Stock über einen zehn Meter hohen Zaun werfen und einen gesundheitlich eingeschränkten Hund dazu auffordern: »Willst du denn nicht das Stöckchen holen?« Es ist, als würde man zu einem Blinden sagen: »Willst du eigentlich für den Rest deines Lebens blind bleiben?«, oder zu einem Tauben: »Hast du das gehört?«

Wollte ich in diesem Alter schon Rentner sein? Wollte ich eine gesellschaftliche Randposition einnehmen? Wurde ich nicht eher in diese Rolle hineinmanövriert, in der ich nun, beschnitten in all meinen Möglichkeiten, feststeckte?

Was passiert mit Feuer, wenn man es versucht, einzusperren? Es bahnt sich seinen Weg. Was passiert mit Gas, wenn man versucht, es einzusperren? Dasselbe. Was passiert mit

Potential, das nicht ausgeschöpft werden kann? Es wird umgewandelt. In meinem Falle wurden Aggressionen daraus. Was passiert mit Aggressionen, die es nicht würdig sind, vom zuständigen Fachpersonal professionell in Angriff genommen und therapiert zu werden? Sie bahnen sich ihren Weg.

Meine Rente wurde weiterhin bewilligt und im Spätsommer 2012 begab ich mich nach Erfurt zur beruflichen Reha. Ich wurde dort, zusammen mit einer anderen Teilnehmerin in einer Zwei-Zimmer-Wohnung in einem Wohnblock untergebracht. Die Einrichtung der RPK (Reha für psychisch Kranke), befand sich eine halbe Stunde zu Fuß von der Wohnung entfernt. Es gab dort, je nach Therapieziel und Verweildauer vier verschiedene Gruppen, die aufbauend in den Fächern Sozialkunde, Lernbüro, Deutsch, Mathe, Wirtschaftslehre und Kreativwerkstatt unterrichtet wurden. Im Grunde war es ein Auffanglager ohne großartige Aussicht auf Veränderung zum Status Quo. Dort sollte festgestellt werden, ob man körperlich und psychisch noch in der Lage ist, wieder in seinem erlernten Beruf zu arbeiten oder nicht.

Die Gruppe, in welche ich eingegliedert wurde, bestand aus ca. 10 Leuten, die zwischen 18 und 45 Jahre alt waren. Anfangs war ein Klima der Zurückhaltung spürbar. Die emotionale Großwetterlage der Gruppe musste von jedem einzelnen in den nächsten Tagen erstmal ausgelotet werden. Ein Großteil der Gruppe machte auf mich einen resignierten, depressiven Eindruck. Mir ging es zu dieser Zeit gut, wie immer. Allerdings ist es ja hierzulande eine Krankheit, wenn es einem besonders gut geht. In den letzten sechs Jahren blieb ich ja, abgesehen von den Resiudualsymptomen, stabil und ein Tapetenwechsel mit Aussicht auf eine neue Perspektive machte mich nicht gerade trauriger, im Gegenteil. In der ersten Woche wurden wir den Dozenten vorgestellt und wurden darüber aufgeklärt, was denn das Therapieziel der verschiedenen Fächer ist. Am zweiten Tag wurden wir in den Unterricht der Kreativwerkstatt eingeführt. Unsere Dozentin, Frau Wichert forderte uns auf, eine kleine Collage über uns selbst, unsere Hobbys und Sehnsüchte anzufertigen und danach darüber zu reden. Da es mir ja nicht wirklich dreckig ging, redete ich auch relativ offen und entspannt über meine Hobbys, meine Sehnsüchte und meine beruflichen Ziele. Meine pastellfarbene Kleidung strahlte eine leichte Lebensfreude aus und meine vordere Haarpartie hatte ich zu kleinen Dutts gezwirbelt und mit Spangen an der Stirn befestigt, sodass sie fast aussahen wie kleine Hörner. Auf den ersten Blick, wie ein ganz normaler Mensch, dem nichts fehlt. Erhobenen Hauptes, zuversichtlich und mit einem sympathischen Lächeln auf den Lippen, welches später als »verführerisches Lächeln« von meiner Deutschlehrerin kommentiert wurde.

Ganz im Kontrast zur Dozentin Frau Wichert selbst: Die Mundwinkel herabhängend, genau wie die gesamte Körperhaltung. Eine latente Unzufriedenheit und unterschwelliger Groll strömten aus jeder einzelnen ihrer Poren. So, wie diese Frau in den kommenden Wochen allein auf meine Anwesenheit reagieren sollte, schien ich eine Provokation ersten Ranges für sie zu sein. Als unsere Gruppe nun die erste Unterrichtseinheit in der Kreativwerkstatt begann, wurden wir von der Dozentin darüber belehrt, dass wir uns für einen Toilettengang kurz bei ihr abmelden sollten. Diese Regel wurde jedoch im laufe der Wochen verworfen und so konnte (fast) jeder unangekündigt den Unterricht für einen Toilettengang verlassen. So tat auch ich es eines Tages zum ersten

Mal. Auf diesen Moment schien die Dozentin nur gewartet zu haben. Als ich den Raum nach fünf Minuten wieder betrat, wurde mir doch tatsächlich anklagend vorgeworfen, warum ich mich denn nicht abgemeldet hätte. Ich rechtfertigte mich mit der Aussage, dass es sich doch in den letzten Wochen so eingebürgert hätte, dass man den Raum ohne Abmeldung verlassen darf.

Ich dachte nicht weiter darüber nach, verbuchte es darunter, dass die Dozentin vermutlich einen schlechten Tag hatte und ging zum Tagesgeschehen über. Eine Woche später hatten wir Kreativ-Unterricht in einer Holzwerkstatt, die von einem Lehrer, namens Herr Höcksel geleitet wurde. Frau Wichert war jedoch als eine Art Co-Produzentin auch anwesend, während uns Herr Höcksel die Werkzeuge theoretisch und praktisch erklärte. Jedem einzelnen unserer Gruppe wurde der Umgang mit der Laubsäge erklärt. Die Haltung, der Druck und das Auswechseln der Sägeblätter. Als ich an der Reihe war und Herr Höcksel mir eine ausführliche Gebrauchsanweisung gab, vernahm ich aus dem Hintergrund folgende Aufforderung: »Sie müssen aber auch mal lernen, selbstständig zu arbeiten, Frau Otto.«

Ich sagte nichts dazu, weil ich in irgendeiner Weise noch resistent gegen diese Sticheleien war. Das sollte sich jedoch demnächst ändern. Während ich bei den anderen Dozenten regelrecht einen Stein im Brett hatte, schien sich bei Frau Wichert ein Brett vorm Kopf zu manifestieren. Jeden Mittwoch gab es ab 14 Uhr einen Veranstaltungsnachmittag, an dem verschiedene Freizeitaktivitäten angeboten wurden und man sich in eine Liste eintragen konnte, je nachdem, welcher Unternehmung man zugetan war. Ich entschied mich für die

Schwimmhalle, packte meine Badesachen und fuhr mit dem Bus zum Hallenbad. Der Aufsichtswauwau dieser Aktivität war dummerweise Frau Wichert. Die kleine Gruppe stand nun in der Schlange vor der Kasse. Auch hier kam es seitens Frau Wichert wieder zu einer Unstimmigkeit meine Person betreffend. Diesmal gab ich jedoch nicht mehr klein bei. Ich erhob meine Stimme sachlich und mit Nachdruck, denn das Problem, was sie hatte, war unspezifisch und sie hätte es an jedem anderen in der Gruppe auslassen können und deshalb fragte ich sie, warum sie es gerade an mir auslässt. Die Gruppe versuchte mich nach einer etwas ungestümen Verbalattacke zu beruhigen, die Stimmung war angespannt und Frau Wichert beobachtete mich beim Schwimmen argwöhnisch durch eine Glasscheibe. Ich fühlte mich wie in einem Aquarium, in dem man ständig unter Beobachtung steht. Unter Beobachtung einer Person mit negativen Intentionen. Nach dem Schwimmen verließ ich die Halle ohne ein Wort. Es trugen sich in den nächsten Wochen noch weitere unterschwellige Sticheleien zu, bis es zum Tag des großen Eklats kam.

Ende August begann ich, an dieser Maßnahme teilzunehmen. Inzwischen war es fast Mitte November und die Gruppen überlegten sich, wie sie die Adventsfeier im Dezember gestalten wollen. Es wurden Backgruppen, Serviettenfaltgruppen, Kochgruppen und Bastelgruppen ins Leben gerufen. Einige Tage vor dem Tag X hatten wir wieder eine Spielerunde, die für alle Beteiligten sehr amüsant und erheiternd war. Man musste einen Begriff erklären, ohne bestimmte Worte verwenden zu dürfen. Da sich einige Mitglieder meiner Gruppe als regelrechte Ulknudeln entpuppten, verlief dieser Nachmittag wirklich sehr amüsant und angeregt. Für Frau Wichert, die diesen Spielenachmittag beaufsichtigte, muss das ja geradezu ein Todesstoß gewesen sein, solch eine heitere Gruppe in ihrem tristen Dunstkreis zu haben und mich an vorderster Front des Amüsements. Mit angewidert feindseliger Miene und Augen, die mich am liebsten getötet hätten, verabschiedete sie mich schließlich in den Feierabend. Auch diese offensichtliche Geste der Antipathie prallte irgendwie noch an mir ab.

Der November war dunkel, trist und vor allem kalt. Dennoch ließ ich mich vom Wetter nicht negativ beeinflussen. Das lag u.a. daran, dass ich zu dieser Zeit wiedermal frisch, aber einseitig verliebt war. Es war ein Tag wie jeder andere und da es zu kalt und zu regnerisch war, um die halbstündige Frühstückspause draußen zu verbringen, setzte ich mich in den Aufenthaltsraum. Ich drehte die Heizung auf, da ich fror und setze mich ganz nah dran, sodass ich mir die Beine wärmen konnte. Das Fenster, welches sich über der Heizung befand, war gekippt. Dabei beließ ich es auch, denn ich lechzte nicht nur nach ein bisschen Wärme, sondern auch nach der nötigen Zufuhr von Frischluft. Frau Wichert näherte sich. Sie machte ihren Kontrollgang im Aufenthaltsraum, sah mich, ihr »rotes Tuch« und suchte an dieser Situation einen Fehler. Sie fand ihn auch direkt. Der Fehler war, dass ich bei gekipptem Fenster an der aufgedrehten Heizung saß. Sie kam nun in Windeseile und schloss hektisch das Fenster, so, als ob es ihre wichtigste Amtshandlung wäre mit dem Kommentar:

»Das Fenster bleibt geschlossen, wenn die Heizung läuft, das weiß ja sogar jedes Kleinkind. Entweder das Fenster ist geöffnet und die Heizung aus, aber für die Katz wird hier nicht geheizt.«

Mit der Rechtfertigung, dass ich im Winter sowohl Wärme als auch frische Luft benötige, stieß ich jedoch auf Ignoranz. Ganz unabhängig davon, war auch das Maß an Sticheleien und Mikromobbing bereits übervoll und irgendwie musste ich dieser einseitigen Machtdemonstration ein Ende setzen. Nachdem mich eine innere Adrenalinwelle überschwemmte, schritt ich direkt zur Tat. Ich nahm meine Kaffeetasse, die noch halb mit lauwarmem Kaffee gefüllt war, begab mich in dem Aufenthaltsraum der Dozenten und fragte, ob Frau Wichert zu sprechen sei. Sie wurde geschickt und weil ich durch eine spontane Eingebung wusste, dass Worte hier nichts klären würden, kippte ich ihr kurzerhand den Restkaffee über den Latz und ging zurück zur Heizung, um das Fenster anzukippen. Das sollte mein letzter Tag in dieser Einrichtung gewesen sein.

Rückblick: Warum war ich eigentlich hier? In einer Gesprächsrunde mit einer Psychologin, erwähnte ich einmal auf Nachfrage, dass ich Probleme mit Aggressionen habe. Dieser Hinweis wurde weitestgehend ignoriert. Einige Wochen später, berichtete ich dann von einem Vorfall, der sich in Erfurt zutrug. Eine Situation, in der meine Frustrationstoleranz von Dritten überschritten wurde und es fast zur Eskalation kam. Eine Situation, in der es mir wiedermal nicht gelang, langsam bis zehn zu zählen und den Raum zu verlassen. Von diesem Vorfall berichtete ich dann in der RPK. Ich wollte auf die Dringlichkeit hinweisen, darauf, dass ich unbedingt therapeutische Hilfe brauche. Man machte sich dazu eine kleine Notiz und erklärte mir, das das Thema Aggression zu heikel ist, um es jetzt schon in der Gruppe zu besprechen. Man würde sich das Thema bis ganz zum Schluss aufheben, denn bald stünde ja die Adventsfeier an und momentan wäre es wichtiger, dass sich Richard (ein Mitpatient) in der Gruppe Gedanken darüber macht, ob er denn nun lieber Vanillekipferl oder Hirschhornknöpfe zum ersten Advent backen will. Richard war genausogut drauf wie ich, allerdings hatte er ein Problem, was schneller zu lösen war, als meines. Richard hatte chronische Entscheidungsschwierigkeiten. Und die Behandlung dieser hatte natürlich Vorrang. Ich habe in diesen zweieinhalb Monaten meine Bruchrechenkenntnisse aufgefrischt, aber mein eigentliches Problem blieb unbeachtet. Man hatte hier keinen Plan davon, wie man einen Patienten mit gestörter Impulskontrolle wieder gesellschaftsfähig machen kann. Ich habe Texte übersetzt und Freundschaftsbändchen geflochten. Ich war der Schmetterling inmitten von graubraunen Sumpfdotterblumen und welken Trauerweiden und passte wiedermal nicht ins Bild. Das Therapieziel wurde seitens der Einrichtung nicht nur NICHT erfüllt, sondern nicht einmal zur Kenntnis genommen.

Wenn Strafe Heilung bedeutet – Die doppelte 33

Es muss Menschen geben, die nicht wissen, was in der Vergangenheit mit dir war. Menschen, die nichts von deinen inneren und äußeren Dramen ahnen und für die du zunächst ein unbeschriebenes Blatt bist. In dieser Unwissenheit liegt das Potential jeder neuen Begegnung. Diese Potential kann endlich neue Horizonte eröffnen, es kann Heilung bedeuten, Verständnis, Vergebung.

Im Frühjahr 2015 musste ich wegen einer Verurteilung 250 Sozialstunden ableisten. Nachdem ich mehrere gemeinnützige Institutionen kontaktierte, bekam ich schließlich beim vierten Anlauf eine Zusage. Es handelte sich um eine soziale Einrichtung, in welcher ich nun in der Küche eingesetzt werden sollte. Noch bevor ich eine der Institutionen kontaktierte, graute mir vor den Sozialstunden und ich hatte die Befürchtung, dass ich hier auf Leute treffen könnte, die mir gegenüber ihre Machtposition ausspielen würden und ich wieder in eine Verteidigungssituation geraten würde. Ich rechnete mit einer kalten, unpersönlichen Atmosphäre und mit anspruchslosen undankbaren Arbeitsabläufen. Die Zeit würde sich bestimmt wie Kaugummi hinziehen.

Bei meinem Vorstellungsgespräch Ende März, unterrichtete ich die Chefin der Einrichtung darüber, dass ich aufgrund einer psychiatrischen Erkrankung nur drei Stunden pro Tag arbeitsfähig bin. Sie wollte mich erstmal kennenlernen, um zu sehen, ob sie mich in der Einrichtung aufnimmt. Sie war sehr aufgeschlossen und verständnisvoll. Die Chefin teilte mir mit, dass sie nun auch den Küchenchef darüber unterrichten würde, dass ich aufgrund der Diagnose nur drei Stunden arbeiten könne. Denn er wäre dann mein Vorgesetzter in der Küche. Sie fragte: »*Wie sollen wir uns Ihnen gegenüber verhalten, wenn wir merken, dass es Ihnen zuviel wird?*«

Ich sagte: »Lassen Sie mich dann einfach links liegen.«

Am nächsten Tag wurden mir dann von dem Küchenchef Christian die Räumlichkeiten gezeigt. Er zeigte mir die Arbeitsbereiche, die Umkleideräume und die Lagerräume. Was mir auffiel, war, dass er vor jeden dritten Satz die Worte »Keine Angst« stellte. Er schien sehr aufmerksam und zugewandt. So kannte ich das nicht aus anderen Küchen, in welchen ich zeitweise Nebenjobs ausübte. Er bot mir gleich das Du an und sagte, dass sich hier alle Kollegen duzen. Er sagte mir, welches Schuhwerk ich in der Küche tragen soll und zeigte mir meine Arbeitskleidung. Ich fühlte mich gut aufgehoben, fast schon mit kumpelhafter Zugewandtheit. Christian nahm sich Zeit und es erfolgte eine Abklärung aller Eventualitäten. Er war sehr genau. Fast so, als sei ich eine neue Angestellte. Ich hatte bereits am ersten Tag ein so gutes und vertrautes Gefühl, dass ich ihm etwas Persönliches aus meinem Leben anvertraute, was ich sonst nicht tat. Ich wusste, dass es bei ihm bleiben würde. An einem Dienstag um 11 Uhr, sollte mein erster Arbeitstag beginnen. Es war der 24. März 2015, der Tag, der 150 Menschen beim Absturz des Germanwings-Fluges 9525 in den französischen Alpen das Leben kostete.

Ich verhielt mich in der Küche sehr zurückhaltend, dezent und konzentrierte mich nur auf die Arbeit. Die Arbeitsatmosphäre war insgesamt ungewöhnlich entspannt und aufgelockert. So, wie ich es vorher zum letzten Mal vor 17 Jahren in der Küche des »Vier Jahreszeiten« in Hamburg erlebte, jedoch nicht in den Provinzküchen drittklassiger Dorflokale. Der Umgang war sehr rücksichtsvoll und entgegenkommend. Alles lief fast wie von selbst.

Aber nur, wenn Christian da war, der mit seiner beschwingten Leichtigkeit wie bei einem Spaziergang auf Wolken in perfektem Timing seine Arbeitsresultate vollendete. So leicht, wie ihm diese von der Hand gingen, gelangen ihm auch die zwischenmenschlichen Kontakte an der Arbeit. Er war einer der seltenen Menschen, die durch eine Kombination aus begeisterungsfähiger Zugewandtheit und ansteckender Lebendigkeit in kürzester Zeit viele Sympathien erspielen konnte.

Wenn er da war, ließ er das Wort Stress zu einem Fremdwort werden und es war so, als würde man das Gemüse daheim in fröhlicher Runde zubereiten.

Er war für mich ein personifiziertes »JA«. Er hatte einen offenen Blick und seine Augenfarbe schien sich manchmal wetterabhängig zu verändern. Immer, wenn er mich ansah oder mir etwas erklärte, war es so, als würde ein großes »Ja«, ein Annehmen, eine Zustimmung aus all seinen Poren dringen.

Seinem Naturell lag etwas zutiefst Liebenswürdiges zugrunde. Ein Naturell, was in Zeiten der chronischen Unzufriedenheit völlig unüblich an konventionellen Arbeitsplätzen war und erst recht in einer Chefposition. Er hatte weder Vorgesetzten-Allüren, noch versuchte er, irgendjemanden von uns zu belehren. Er war wie ein guter Freund von nebenan, der fortwährend Distanz abbaute. Er behandelte alle Kollegen und Mitarbeiter gleich und schaffte es, sogar den trübsinnigsten Langweiler zu beleben und diesem ein Lächeln zu entlocken. Er hatte die Eigenschaft, Menschen zu öffnen. Ich halte das für eine kostbare Gabe, denn die meisten Menschen im Berufsalltag sorgen eher dafür, dass sich die anderen verschließen. Das Prinzip der Mitarbeitermotivation schien ihm in Fleisch und Blut übergegangen zu sein, obwohl ich sicher war, dass es ihm einfach im Blut lag, ohne dass er dafür Schulungskurse hätte besuchen müssen.

Er versuchte auch im Gespräch, Informationen über mein Privatleben zu bekommen, aber ich war in dieser Hinsicht eher verschlossen. Die Chefin unterrichtete ihn zwar darüber, dass ich psychisch krank bin, aber über Diagnose oder Einzelheiten wurde er nicht informiert. Auch nicht von mir.

Obwohl die Arbeiten, die ich verrichtete leicht waren, unterstützte er mich bei jedem Arbeitsablauf, indem er mir Kisten an den Arbeitsplatz trug, die ich bei jedem anderen Chef selbst hätte holen müssen. Er erklärte mir jedes Mal ganz genau, wie ich etwas zu machen habe, auch wenn ich diese Aufgabe vorher schon zehnmal verrichtete. Er war außergewöhnlich zugewandt, einfühlsam, hatte eine sensitive Intelligenz. Es war eine Art von sozialer Kompetenz, die verbindend wirkte. Christian war in dieser Hinsicht das komplette Gegenteil von mir.

Nachdem einige Wochen vergangen waren, begann ich ihn für seine Leichtigkeit und seine beständige positive Aura zu bewundern. Ich sah an ihm keinen Makel, keine Ungereimtheiten. Es schien so, als sei er eine Lichterscheinung. Ein Mensch ohne Sorgen, ohne schwarze Tage. Wie konnte man nur so glücklich sein?

Ich sah einen Menschen, der auf den ersten Blick überhaupt nichts mit mir gemeinsam hatte und von dem fortwährend folgende nonverbale Botschaft ausging: »Sieh her. So unbeschwert lebt es sich, wenn man das Talent hat, mit allen gut Freund zu sein und wenn man es im Blut hat, mit dieser positiven Energie so spielerisch und großzügig umzugehen, dass sie sich aus sich selbst heraus potenziert.«

Ich wusste gleichzeitig genau, dass ich vom ganz andern Ufer war und es mir eben nicht im Blut lag, diese Energie auch nur mittelfristig aufleben zu lassen. Ich wusste, dass Christian ein wandelndes Statement für mich ist und obwohl ich nie so sein würde wie er, bestand trotzdem eine seltsame Verbundenheit.

Ich war gern in der Einrichtung und hatte seit langem wiedermal das Gefühl, an einem Ort zu sein, der frei von jeglichen Feindseligkeiten war. Ein Ort des Aufatmens. Ich wusste genau, dass es an ihm lag. Seine Anwesenheit war der Grund für diese geschützte Atmosphäre. Sobald er mal nicht da war, ging es in der Küche drunter und drüber, weil die Kollegen teilweise mit dem Timing überfordert waren und dann wurden sie nervös und hektisch. Dies wiederum wirkte sich auf die Laune der Angestellten und schließlich auf die gesamte Arbeitsatmosphäre aus.

Christian erklärte mir dann detailgenau die Liste über meine Arbeitsstunden, die er für die Bewährungshilfe erstellt hatte. Er kam oft auf mich zu und sagte, dass ich mich ja tapfer schlagen würde und dass die Stunden schon rapide abgenommen hätten. Er sagte, dass ich jederzeit einen Blick auf die Liste werfen könne. Und wenn ich eine Frage hätte oder eine Unklarheit, dann könne ich jederzeit zu ihm ins Büro kommen. Er ließ mich jeden Tag eine halbe Stunde früher gehen und vermerkte trotzdem drei volle Stunden in der Liste.

Christian war als Küchenchef auch für die Buchführung, für Bestellungen und Korrespondenz zuständig. Er verbrachte deswegen viel Zeit im Büro, was direkt an die Küche angrenzte. Meine Aufgaben bestanden in der Lebensmittelzubereitung und Vorbereitung von Rohkost. Christian war es jedoch ein Anliegen, dass ich auch etwas Fachliches erfuhr und so gab er mir Insiderinfos über die Herstellungsweise von bestimmten Lebensmitteln und über die konkreten Auswirkungen von Schadstoffen auf die Gesundheit. Eines Nachmittags suchte er mich im hinteren Teil der Küche auf, um mir in einem Fachbuch die verschiedenen Arten von Langusten anhand deren Optik zu erklären. Er nahm sich einfach die Zeit dafür. Da ich kleiner war als er, begab er sich auf Augenhöhe, indem er sich auf die Kante des Stahltisches setzte.

Für den Großteil der Menschheit ist das nichts Besonderes, aber für mich war das eine ganz bedeutsame Geste, dass er mit dem Buch auf mich zukam. Vielleicht war ich auch nur vollkommen ausgehungert nach solch kleinen Anzeichen von Zuwendung und Interesse. Diese Geste empfand ich beinahe als familiär. Ich versuchte immer öfter, sein Verhalten zu interpretieren, weil ich in mir ahnte, dass das Ganze irgendetwas zu bedeuten hatte. Woher sollte diese Kursänderung kommen?

In den letzten Jahren hatte ich oft unangenehme Begegnungen mit Menschen, die mir feindselig gesonnen waren und mich stressten. Oft waren es einfach irgendwelche fremden Menschen, die mir auf der Straße begegneten und mich in unangenehme Situationen verwickelten, die manchmal zu eskalieren drohten und ehrlich gesagt, hatte ich die Schnauze von fremden Mitmenschen voll. Und nun kam ich in die Küche einer sozialen Einrichtung und wurde behandelt wie eine kostbare Rarität. Wie ein wertvoller Edelstein, den man in Watte packte, um ihn vor weiteren Erschütterungen zu schützen. Das alles passte nicht zu meinen gewohnten Alltagserfahrungen der letzten Jahre. Es war so, als hätte man mich aus meinem gewohnten Lebensfilm herausgeschnitten, um mir kurzfristig die Hauptrolle im Paradies zu überlassen.

Eine Heilpraktikerin sagte vor Jahren einmal zu mir: »Du strahlst etwas aus, was die Aggressionen der anderen anzieht.«

Sie sollte Recht behalten. Die Aggression meiner Mitmenschen und meine Reaktion darauf, war wie ein Damoklesschwert, was ständig über mir schwebte. An dieser Ausstrahlung hatte sich in den letzten Jahren nichts geändert und auch nicht dann, als ich meine Arbeit in der Küche begann. Doch jetzt traf ich auf einen Menschen, der anscheinend gegenteilig auf meine Aura reagierte, nämlich mit Zuwendung und Sympathie. So, wie eigentlich nur gute Freunde oder Vertraute auf mich reagieren. Christian verwickelte mich nicht in unangenehme Situationen. Er gab mir das Gefühl, sein Mittelpunkt zu sein. Zwischen uns existierte ein undefinierbares Geheimnis. Es lag in der Luft und bald konnte ich es benennen. Mit der Aufmerksamkeit, die er mir entgegenbrachte, machte er wiederum auf sich aufmerksam.

Er war wie das Licht, das aus einer Primel, die einzugehen droht, die leuchtendste und erhabenste Blume auf dem ganzen Feld macht. Es war so, als würde er mir eine gewisse Form von Leben einhauchen. In dieser Form hatte ich so etwas noch nie erlebt. Es war keine Verliebtheit. Dafür war die Nachwirkung zu bleiern. Hierin steckte ein mächtiges Potential, das eine Umwandlung in Gang setzte.

Verliebtheit ist das, was entsteht, wenn man sich noch nicht kennt oder sie entsteht, weil man sich nicht kennt. Hier jedoch erkannte ich meine Heimat. Meine seelische Heimat.

Irgendeine Zeit war reif. Ich wusste nur noch nicht genau, welche.

Einmal redeten wir darüber, dass irgendwo jeder Mensch seine Leiche im Keller hat. Christian sagte: »Susan, jeder von uns hat sein dunkles Geheimnis.«

Ich sagte: »*Ich weiß, was dein dunkles Geheimnis ist ... Das bin ich.*« Er lachte.

Christian erklärte mir später, dass diese verbindliche Freundlichkeit einfach seine Art sei und er zu jedem so wäre. Er hatte recht, aber ich war mir sicher, dass die anderen nicht das spüren würden, was ich spürte, sobald er in meiner Nähe war. Ich war teilweise damit überfordert, weil wir, auch wenn wir nicht redeten, fortwährend Informationen austauschten und zwar auf energetischem Wege. Diese Energie empfand ich als große Irritation.

Von außen wirkt das Ganze vielleicht wie eine einseitige Verliebtheit, aber für mich steckte in dieser Begegnung ein übergeordnetes Potential, was sich auch später bestätigen sollte.

Obwohl ich wusste, dass ich jederzeit in Christians Büro kommen konnte, um ihn etwas zu fragen, tat ich es nicht. Das lag einerseits daran, dass ich keine wichtigen Fragen hatte und daran, dass sich eine Art von Ehrfurcht in mir entwickelte, die mich daran hinderte auch nur in die Nähe seines Büros zu gehen, wenn er sich darin befand.

Weil ich immernoch zurückhaltend und verschlossen war, stellte sich Christian eines Tages an eine Stelle in der Küche, von wo aus er mich gut im Blick hatte. Er begann, mir Fragen zu stellen, um mich in ein Gespräch zu verwickeln. Er fragte mich, ob ich in meiner Freizeit viel unterwegs bin. Er wollte konkrete Informationen, verpackte seine Fragen aber so, dass sie nicht neugierig wirkten. Wir redeten eine Weile miteinander und seine Anwesenheit lockerte mich auf. In den nächsten Wochen verlor ich Stück für Stück meine innere Verkrampftheit.

Christian brauchte gar keine Worte zu verlieren, ich spürte intuitiv, was er mir mit bestimmten Verhaltensweisen oder Gesten sagen wollte. Manchmal kam eine Mitarbeiterin aus dem Hauswirtschaftsbereich zu uns in die Küche, um ein Pläuschchen zu halten oder um einfach ihren Kontrollrundgang zu machen. Ich hatte das Gefühl, dass sie, seitdem ich da war, immer öfter in die Küche kam, um nach dem Rechten zu sehen. Sie mochte mich nicht besonders, das ließ sie sich anmerken.

Nun stand ich also an meinem Arbeitsplatz und schnitt Paprika. Christian stand direkt neben mir und half mir dabei. Wir unterhielten uns. Dann kam Bianca aus dem Hauswirtschaftsbereich und stellte sich zu uns an den Tisch. Sie musterte mich und gab zunächst belanglose Bemerkungen von sich, während Christian begann, mich vor ihr zu loben. Sie versuchte nun, indirekt stichelnde Kommentare in meine Richtung abzugeben. Ich blieb ruhig und Christian ließ sich durch Schweigen und subtile Ignoranz anmerken, dass er keinen Wert auf die Anwesenheit der Kollegin legt. Ich spürte intuitiv, dass er mich schützen wollte.

Dass ich in dieser Situation ruhig blieb, kannte ich so gar nicht von mir. Ich fühlte mich wohl in seiner Nähe und dieses Gefühl war stärker als die Antipathie dieser Kollegin. Ich empfand ihn zunehmend als meinen Beschützer, ein gutartiges männliches Wesen, jemand, der es verstand, mich richtig zu handhaben und mir dabei noch das Gefühl zu geben, dass ich nicht nur eine Daseinsberechtigung, sondern einen Sonderstatus habe. Es herrschte eine Atmosphäre, die ich als großes Geschenk empfand und ich fragte mich, womit ich das verdient hatte. Immerhin war ich hier, um für eine Straftat zu büßen. Er sagte in Anwesenheit der Kollegen oft Dinge wie: »Ich bin froh, dass du da bist« oder »Wenn ich könnte, würde ich dich fest einstellen.« Er belebte etwas in mir, was bisher untergraben wurde. Hier durfte sich alles entwickeln, was einer Entwicklung bedurfte. Ohne festgesetztes Ziel, ohne einengende Richtungsgebung. Hier war nicht nur Liebe, sondern auch Freiheit. Eine Dynamik, die sich durch das Zusammentreffen unserer Energien entwickelte.

Durch die Vertrautheit, die Christian schaffte, wurde ich in der Folgezeit immer offener ihm gegenüber und wir kommunizierten auf zwei Ebenen, wobei ich das Gefühl hatte, dass sein nonverbales Verhalten mehr Gewicht hatte. Seine Hilfsbereitschaft, sein Entgegenkommen und das nahezu unermessliche Lob, das er auch in Anwesenheit aller Kollegen über mir ausschüttete, ließen in mir die Frage aufkommen: »Warum ist er so gut zu mir?«

Er verhielt sich allen Kollegen gegenüber sehr freundlich, aber ich wurde von ihm regelrecht auf ein Podest gestellt. Dass er mich vor allen anderen Kollegen beweihräucherte, war einerseits schmeichelhaft, jedoch war es mir eher unangenehm, weil ich es für keine gute Idee hielt, wenn ich über die Auswirkungen dieser Botschaft auf das Arbeitsklima nachdachte. Sicherlich fühlten sich einige Kollegen nun unbewusst zurückgestellt oder fürchteten sogar um ihren Arbeitsplatz.

Einmal malte er mir sogar einen »Petersilienorden«, weil er mich zur Erstplatzierten im Petersilienhacken auserkoren hatte. Bei nur einem Teilnehmer, wohlgemerkt.

Eines Morgens kam Christian wie gewohnt auf mich zu und erklärte mir einen Arbeitsablauf. Wir standen uns gegenüber und ich trug wie immer meinen weißen Arbeitskittel. Er umfasste meine Handgelenke, positionierte meine Hände so, dass er meine Handflächen sah und krempelte die Ärmel des Arbeitskittels nach oben. So weit, dass man die Innenflächen meiner Unterarme sehen konnte. Das verwunderte mich, denn ich hatte die Ärmel zuvor bereits selbst hochgekrempelt. In der Folgezeit überlegte ich immer wieder, warum er das tat und dann wurde mir schlagartig klar:

Er wollte sehen, ob er mich bedenkenlos mit den scharfen Messern arbeiten lassen konnte. Er wollte nachsehen, ob ich mir in der Vergangenheit die Pulsadern aufgeschnitten hatte. Keine andere Vermutung wäre logisch gewesen. Er hatte immer wieder versucht, in Gesprächen etwas über mich herauszufinden, doch über meine Krankheit sprach ich nie und da er nicht wusste, was ich hatte, sah er eben nach. Denn wenn ein Laie den Begriff »psychisch krank« hört, denkt er als erstes an Depressionen oder Borderline und aufgeschnittene Arme. Warum drehte er sonst meine Handflächen nach oben?

Ich erzählte ihm zu Beginn meiner Tätigkeit von einem Koch, mit dem ich während eines Schulpraktikums im Hotel Vier Jahreszeiten zusammenarbeitete und der sein Arbeitsmesser angekettet hatte, weil seine Kollegen es ihm vorher immer verschleppten. Vielleicht dachte er auch, dass diese Geschichte einen Haken hätte.

Einige Wochen später hatten wir A la carte Abend. Es musste viel vorbereitet werden. Die Stimmung war aufgelockert und in heiterer Vorfreude auf das Resultat gehobener Küche. Ich freute mich, daran teilhaben zu dürfen und nun auch unter etwas Zeitdruck zu arbeiten, den ich mir allerdings selbst machte. Christian betonte, dass ich mich nicht beeilen müsse und dass ich jederzeit eine Pause machen könnte. Er sprach mich immer mit meinem Vornamen an. Es schien so, als könne er ihn gar nicht oft genug nennen. Ich fühlte mich sehr wohl in seiner Nähe. Wir unterhielten uns und hatten Spaß. Wenn er mir etwas erklärte, musste ich manchmal schmunzeln, wenn er mich ansah. Ich hatte so eine Art Vorfreude in mir, obwohl ich gar nicht wusste, worauf. Ich war durch die Anwesenheit eines anderen Menschen noch nie so aufgerührt.

Als wir allein waren und Christian hinter mir stand, spürte ich kurz seine Hand auf meinem Rücken, nachdem er mir etwas zum Arbeitsablauf erklärte. Ich wurde vollkommen ruhig, wie paralysiert. Es war ein energetischer Ozean, der mich durchflutete. In diesem Moment urteilte ich nicht über diese Geste, weil sich ihre Aussagekraft im Bruchteil einer Sekunde offenbarte. Hier ging es nicht um körperliche Zudringlichkeit.

Es ging um Heilung.

Ich spürte in der Folgezeit, dass meine Empfindungen immer intensiver wurden und die Energie, die zwischen uns lag, machte mir teilweise Angst, obwohl sie überaus positiv war. Meine Lärmempfindlichkeit, weshalb ich in den letzten Jahren immer Ohrenstöpsel trug, wurde geringer. Schließlich war ich nicht mehr auf Ohropacks angewiesen, obwohl dies eine Residualsymptomatik ist, die sich im Laufe der Jahre eher verschlimmert. Keine Geräuschkulisse erschien mir mehr schmerzhaft.

Die Energie, die zwischen uns bestand, setzte nun unaufhaltsam eine Spirale der kreativen Inspiration in mir in Gang. Diese Begegnung hatte eine Qualität, die weit über gegenseitige Sympathie hinausging. Diese neue Welt belebte mich so sehr, dass ich zeitweise so aufgerührt war, dass ich nicht mehr in den Schlaf fand und vor der Arbeit in derartige Nervosität geriet, dass ich Magentabletten einnehmen musste.

Dieses Gefühl war anders geartet als Verliebtheit, das konnte ich beurteilen, im Vergleich zu allen Verliebtheitsphasen, die ich bisher hatte. Auf ihrem Grund lag eine bleierne Substanz. Ein grenzenloses unbewusstes Verstehen und Vergeben, was von den Grenzen des Verstandes beidseitig als große Irritation wahrgenommen wurde. Meine ganze innere Ordnung und mein Körpergefühl gerieten komplett aus den Fugen. Ich freute mich trotz der Nervosität und der Magenschmerzen auf jeden neuen Tag, wie ein kleines Kind, das die Welt durch viele unbekannte Überraschungen immer wieder neu erfährt. Wenn wir zusammen arbeiteten, spürte ich jedesmal diese starke Energie, die so magnetisch und aufgeladen war, dass man sich kaum entziehen konnte. Als Christian neben mir stand, um mir zu zeigen, wie man ein Kronenmuster in eine Kiwi schneidet, schien sich die Energie zwischen uns so stark zu verdichten, dass es sich anfühlte, als würde sie zwischen uns ein neues Wesen erschaffen. Die Energie war so stark, dass sie meine verstandesorientierte Fähigkeit zur Auswertung überstieg. Aber diese Kraft erzeugte auch Angst. Angst vor einem unbekannten Potential zur Verwandlung, vor einer Intensität, die vorher noch niemals in einer zwischenmenschliche Begegnung auftrat. Ich spürte, dass er dieselbe Angst empfand. Sie offenbarte sich durch spontanen körperlichen Rückzug trotz massiver Anziehungskraft.

Das änderte jedoch nichts an unserem guten Arbeitsklima und ich empfand die Einrichtung immer mehr als zweite Heimat. Ich fühlte mich in irgendeinem übergeordneten Sinn angekommen. Ich wusste, dass es hierzu keine Steigerung geben würde. Ich sah aus dem Fenster und sah den japanischen Kirschbaum in voller Blüte und die Musik, die jeden Tag im Radio lief und die ich vorher als lästig empfand, begann ich jetzt zu lieben. Ich liebte die Musik, die im Radio gespielt wurde, weil ich sie im Zusammenhang mit dieser wunderbaren Energie erfuhr. Meine Seele schien sich immer mehr zu öffnen, als ob Licht eindrang, das alle dunklen Wirrungen der Vergangenheit ungeschehen machte. Ich wusste, dass das, was ich hier erfuhr, der Inbegriff von Liebe ist und dass ich an einem Punkt in meinem Leben angekommen war, an dem es Zeit war, eine neue Qualität von Energie zu erfahren, die eine Umwandlung bewirken würde.

Auf dem Höhepunkt der Inspiration, die von Christian ausging, malte ich nächtelang Bilder, schrieb Gedichte und erkannte uns schließlich in einem bestimmten Musikvideo wieder, in dem Situationen dargestellt wurden, die sich genauso an unserer Arbeitsstelle zutrugen, nur vor einer anderen Kulisse. Es handelte sich um Feinheiten, um Details, auf die man nur aufmerksam wurde, wenn man zwischen den Zeilen las.

Es handelt sich um das Musikvideo »Jambi« der Band Tool. Das Artwork zu einer Version dieses Videos stammt von einem Künstler, namens Robert Morgan. Ich sah mir dieses Video nach langer Zeit zufällig wiedermal an und wusste noch nicht, welche blitzartige Eingebung es in mir auslösen würde.

Es handelt von siamesischen Zwillingen, die als Kinder getrennt wurden und über diese Trennung stumpfsinnig geworden sind. Die Zwillinge werden im Video von markanten männlichen Puppen repräsentiert. Das Video zeigt in Zeitraffer Auszüge deren Lebensgeschichte, von der Geburt bis zum Tod. Die Geschichte wird nonverbal, nur durch Handlungen erzählt. Man sieht, dass die beiden dem Handwerk des Puppenmachens nachgehen. Sie befinden sich in einem abgedunkelten Arbeitsraum, in dem sich eine Nähmaschine, eine Zuführmaschine und viele einzelne Puppenteile befinden.

Während einer der beiden Brüder mit dem Rücken zur Kamera, an seinem Arbeitspult stehend seine Arbeit verrichtet, nähert sich sein Zwillingsbruder aus dem Hintergrund an und legt schließlich kurz seine Hand auf dessen Rücken. Daraufhin reagiert sein Bruder überrascht und dreht sich zu ihm um. Er scheint besonders unter der körperlichen Trennung zu leiden und die Geste des anderen bedeutet soviel wie: »Wir sind zwar getrennt, aber wir haben uns noch. Ich bin dir sanft ergeben.«

Die Zuführmaschine, die von dem Bruder am Arbeitspult bedient wurde, erinnerte mich optisch zudem an die überdimensionale Kaffeemaschine, die wir in der Küche hatten und die unmittelbar neben meinem Arbeitsplatz stand. Es war eine große, silberne Anlage.

Die Arbeitsposition des Zwillings, den man nur in der Rückansicht sah und der monotone Arbeitsablauf in Kombination mit dem sich annähernden Bruder, der ihn am Rücken berührte, empfand ich wie eine Analogie zu der Arbeitssituation, in der sich Christian mir aus dem Hintergrund annäherte und mir kurz seine Hand auf den Rücken legte. Für mich war das ein Schlüsselmoment, weil es der Moment mit dem größten emotionalen Potential und dem größten Wiedererkennungswert war.

Die Arbeitssituation, die Platzierung der großen silbernen Anlage und sogar die Position an welcher sich der arbeitende Bruder in dem Raum befand, stimmten exakt mit meiner Arbeitssituation in der Küche überein.

Nun erkannte ich genau diese Szene in dem Musikvideo wieder.

Doch das entscheidende Symbol war das Messer.

In der Geschichte kommt es zu einer sehr düsteren, bedrückenden Szene, in der sich einer der Brüder mit einem Messer selbst an seiner Oberkörperregion Wunden zufügt. Von der Seite eilt sein Bruder herbei, stellt sich mit prüfendem Blick neben ihn und hebt das Stück Stoff an, mit welchem sich der Bruder zugedeckt hat und unter dem er das Messer versteckt hält. Er will über diese Selbstverstümmelung den Schmerz der Trennung kompensieren.

Diese Szene war eine Analogie zu der Kontrollsituation, als mir Christian die Ärmel hochkrempelte und meine Handinnenflächen nach oben drehte, um nachzusehen, ob ich mich jemals selbst verletzt hatte. Nur spielten in unserer Geschichte körperliche Verletzungen keine Rolle. Er schien mit derselben Besorgnis über mich zu wachen, wie der Mann im Video über seinen Bruder.

Wir waren offensichtlich keine siamesischen Zwillinge im körperlichen Sinne, aber uns verband etwas seelisch-geistiges. Mir drängte sich in der Folgezeit eine Vermutung immer mehr auf, auf die ich später zurückkomme.

Sicherlich ist es nichts Außergewöhnliches, wenn ein Kollege seinem Mitarbeiter aus Gründen der Sympathie oder des Mitgefühls die Hand auf den Rücken legt und es passiert in einigen Berufsbranchen sicherlich tausendfach am Tag. Überdimensionale silberne Kaffeemaschinen gibt es auch in jeder sozialen Großeinrichtung in der sich eine Küche befindet und manche Chefs sind vielleicht besorgt, ob sie ihrem Mitarbeiter ein scharfes Messer zur Arbeit anvertrauen können.

Hier traten jedoch alle Symbole gleichzeitig auf und nur durch die Fokussierung auf das Video, konnte ich erkennen, dass die emotional aufgeladenen Ereignisse in der Küche mit den Videoinhalten übereinstimmten, die genau zu diesem Zeitpunkt eine Bedeutung bekamen. Denn genau zu diesem Zeitpunkt tauchte das Video wieder in meinem Leben auf, welches mich darauf hinwies, dass sich diese Inhalte genau hier und jetzt in meinem Leben manifestierten.

Hier ging es nicht um Chef und Angestellten, sondern um einen Menschen, der durch ein schicksalhaftes Ereignis in eine Art Arbeitsumgebung kam, um dort für eine Straftat zu büßen. Das Schicksal brachte mich in diese Einrichtung. Habe ich mir nur wieder eine Geschichte zusammen gesponnen? Eine Geschichte, in der mehrere symbolische Begebenheiten aus einem Video nahezu deckungsgleich mit den Ereignissen der Realität zweier Menschen sind, die sich aus schicksalhaften Gründen begegneten? Symbole, die Schlüsselmomente ihrer Wirklichkeit darstellen. Ein Hinweis darauf, dass sich die Welt der Kunst zu einem bestimmten Zeitpunkt in der Wirklichkeit bestimmter Menschen manifestiert. Der Moment, in dem fiktionale künstlerische Inhalte in der Wirklichkeit Form annehmen.

Die düstere, bedrückende Kulisse, vor welcher die Brüder in dem Video agieren, ist eine komplett andere und hat nicht ansatzweise etwas mit der Atmosphäre in der Küche zu tun, aber die zwischenmenschlichen Begebenheiten sind dieselben. Die beklemmende und düstere Stimmung des Videos und der Stumpfsinn der Brüder, der sich in deren Gesichtsausdruck widerspiegelte, waren das komplette Gegenteil zu unserer Arbeitsatmosphäre, doch genau in dieser Tatsache liegt die Bestätigung dafür, dass es zwei Seiten derselben Medaille sind, die ihre gemeinsame Schnittstelle in derselben Symbolik haben. In beiden Welten ging es um Verbindung, um die Sehnsucht nach Ganzwerdung und um Heilung. Dort auf der körperlichen Ebene und hier auf der seelischen.

Das Video erzählt eine Geschichte, die aus den bizarren Gedanken eines Künstlers stammt und ist eben nicht eines der Low-Budget Mainstream-Videos, in denen ein paar jugendliche Gangster um eine brennende Mülltonne herum tanzen oder sich eine alternde Madonna lasziv durchs Haar streicht und aus Gründen der Ideenlosigkeit »Miss American Dream« wieder aufleben lässt. Selbstverständlich tragen sich auch solche Begebenheiten täglich tausendfach zu. Letztendlich kommt es auf die Tiefe der Übereinstimmungen an, auf den Bezug zu dem Kunstwerk und auf das, was zwischen den Zeilen steht, das, was man als Intuition bezeichnet.

In unserer Begegnung ging es zusätzlich um Astrologie. Die Radix unserer Horoskope, also die bildliche Darstellung, zeigte die geometrische Figur des Drachens: zweier Dreiecke, die aneinander angrenzen. Die Verbindungslinien dieser Dreiecke waren blau, was in der Astrologie für ein überaus positives Zusammenspiel der beteiligten planetarischen Kräfte steht. Die Kräfte, die hier zusammentreffen, beeinflussen sich also positiv verstärkend. Ein solches Dreieck, was sich zwischen drei Zeichen desselben Elements auffaltet und diese somit verbindet, wird in der Astrologie auch als Schutzdreieck bezeichnet. Durch die Deutung der einzelnen Aspekte, fand ich heraus, dass zwischen Christian und mir eine gegenseitige Saturn-Venus-Opposition vorlag und wenn dieser astrologische Aspekt beidseitig vorliegt, dann haben beide Beteiligten die Chance, das Thema »Vaterkonflikt« auszuagieren. In den Interaktionen einer solchen Verbindung, entstehen immer wieder Situationen, die diesen alten Vaterkonflikt aufleben lassen und durch das Ausagieren dieser Situationen, kann eine persönliche Weiterentwicklung eingeleitet werden, die letztendlich zu einem intuitiven Verstehen der eigenen Vergangenheit führt. Ein weiterer Aspekt, die Mars-Pluto-Konjunktion, ist verantwortlich für den großen inneren Aufruhr, der durch unbewusste Erinnerungen ausgelöst wird. Die magnetische Anziehung und wiederum das Vorhandensein starker innerer Regungen, liegt in der Opposition zwischen Aszendent und Uranus begründet. Die Neptun-Mond-Konjunktion steht für den gegenseitigen Ausdruck von Dankbarkeit für frühere Existenzen. Schließlich fand ich durch den Horoskopvergleich in konkretisierter Form, die Bestätigung für die besondere Qualität dieser Momentaufnahme, in der ich mich gerade befand. (Bei bestehendem Interesse zu diesem Thema, empfehle ich weiterführende Literatur: »Karmische Beziehungen« von Martin Schulmann.)

Mir fiel in der Folgezeit auf, dass Christian oft seine Arbeitsmütze abnahm, und sich durchs Haar strich, wenn wir allein waren und er mir etwas erklärte. Dieses Verhalten war so auffällig, dass ich ihm eines Tages schmunzelnd mitteilte: *»Du erinnerst mich an den Haubentaucher, den ich letztes Jahr auf dem See während einer Bootsfahrt beobachtet habe.«*

Er erwiderte: »Weil ich immer abtauche, oder warum?«

Ich: *»Nein, der war auch so eitel und hat sich mit seinen Füßen immer über seine Kopffedern gestrichen, um Eindruck zu machen.«*

Einige Tage nach diesem Gespräch, kam mir während eines Spazierganges am Fluss, ein Haubentaucher entgegen, was in dieser Gegend sehr selten passiert. In dem Moment, als er mit mir auf einer Höhe war, tauchte er ab und ich interpretierte das so:

»Erst vor Kurzem habe ich mich mit dem Chef über Haubentaucher unterhalten und jetzt sehe ich einen, der tatsächlich

abtaucht. Das ist ein Hinweis für mich, dass ich bald abtauchen sollte.«

In der Zeit unserer Begegnung, wurde ich zudem überdurchschnittlich oft mit dem Symbol der Wespe konfrontiert. Ich träumte sehr lebendig von einem Duell zwischen einer Spinne und einer Wespe. Die Spinne versuchte, die Wespe in einem Webkokon einzuwickeln, doch die Wespe stach zu und triumphierte. Mir fielen zu diesem Traum spontan drei Stichworte ein: Konkurrenz, Vernichtung und Triumph.

Die Wespe tauchte dann auch in einprägsamer Weise im wirklichen Leben auf. An einem Tag im Juni, an dem der A la carte Abend stattfand und ich die stärkste Ausprägung dieser archaischen Energie spürte, die zwischen uns lag und die so stark war, als würde sie sich zu Materie verdichten. Auf dem Fundament eines tiefen gegenseitige Verstehens und Erkennens, fühlte ich mich zum ersten Mal in meiner Identität als Frau angenommen. Es war etwas in mir lebendig geworden, was ich seit Jahren verdrängte, untergrub und ablehnte. Die Wiederbelebung dieses verkümmerten Teil meiner Selbst, war nicht an Bedingungen geknüpft. Ich wurde in dieser Zeit komplett. Dennoch machte mir die Einläutung dieses überwältigenden Prozesses Angst und ich verließ die Küche an diesem Tag, obwohl ich länger bleiben wollte, nach einigen Stunden.

Nachdem ich dieser Situation entkam und in meinem Auto den Nachhauseweg antrat, öffnete ich das Fenster einen Spalt. Nahezu während der gesamten Fahrt, saß an dem geöffneten Fenster neben mir eine Wespe, die selbst dann nicht verschwand, als ich die Geschwindigkeit drastisch erhöhte. Normalerweise hätte sie dem Luftwiderstand irgendwann nachgeben müssen. Aber nicht in dieser Situation. In dem Moment wurde mir schlagartig klar, dass dies ein Symbol sein musste, in der Häufigkeit des Erscheinens. Die Wespe kam in dieser Zeit so präsent in mein Leben, dass ich eines Morgens ein halbfertiges Wespennest an meinem Wohnzimmerregal entdeckte. Einige Wochen später, als ich einem Zweitjob in der Küche eines anderen gastronomischen Betriebes nachging, störte eine Hornisse meine Arbeitsabläufe. Eine Kollegin bemerkte: »Komisch, die Hornisse ist immer nur da, wenn du Dienst hast.«

Die Wespe steht als Symbol für folgende Eigenschaften: Aggression, Faulheit, Trieb. In dieser Situation deutete sie am ehesten auf einen unterdrückten Trieb hin und auf Aggressionen, die in der Vergangenheit daraus resultierten.

Mit dieser Symbolik konnte ich mich sehr treffend identifizieren. Sie war wie ein Hinweis auf meine wunden Punkte, meine Baustellen, die ich reparieren musste. Neben all diesen großen Belohnungen, diesem großen Geschenk der bedingungslosen Liebe, sollten dies die bitteren Wehrmutstropfen sein, die sich ja immernoch irgendwo in mir befanden und die unter dieser Liebe keinen Schaden anrichten könnten. Die Aggressionen verschwanden und das Verschwinden der Aggression eröffnete mir gleichzeitig die positive Wahrnehmung meiner weiblichen Identität.

In den folgenden Tagen, kam ich auf die Idee, Christian's Lebenszahl auszurechnen. Diese erschließt sich aus der Quersumme des Geburtsdatums. Zu meinem Erstaunen stellte ich fest, dass wir dieselbe Lebenszahl hatten, nämlich die 33. Hinter der Lebenszahl verbergen sich die Lebensthemen und die spezifische Grundenergie, mit der wir zur Welt kommen. Wie die Astrologie ist sie eine Codierung für das individuelle Potential, die Lebensenergie und die Bestimmung eines Menschen.

Da ich relativ selten mit Menschen in Berührung kam, deren Anwesenheit ich über einen längeren Zeitraum ausgesetzt war, war es ziemlich unwahrscheinlich gerade in einer solchen Konstellation einer 33 zu begegnen. Jedenfalls in Relation zu dem isolierten Dasein, was ich ansonsten führte.

Neben dem astrologischen Karma-Aspekt, hatte ich mit der 33 ein zweites Indiz, mit dem ich mir die außergewöhnliche Anziehungskraft erklären konnte, die zwischen uns bestand. Wenn zwei 33er aufeinander treffen, dann potenziert sich diese Energie und genau diese Intensität machte uns Angst. Jetzt schien sich langsam alles zu erklären. Wieder lag die Antwort in den Zahlen, in den Symbolen, in der Astrologie.

Zu dieser Zeit wurde ich auch zum ersten Mal auf das Thema der Dualseelen aufmerksam. Ich las im Internet über außergewöhnliche zwischenmenschliche Begegnungen, die durch starke emotionale Aufrührung gekennzeichnet sind und sowohl gleichgeschlechtlich als auch gegengeschlechtlich sein können. Ich erkannte in diesen Berichten viele Parallelen zu der Begegnung zwischen Christian und mir. Schließlich bestellte ich mir ein Buch zu dieser Thematik, von einer Autorin, die Fallbeispiele gab und konkrete Wiedererkennungsmerkmale der Dualseelenbegegnung beschrieb.

Die Dualseele ist der ergänzende Teil unsere Seele, der in Form eines Menschen in unser Leben tritt. Die Begegnung findet immer durch ein schicksalhaftes Ereignis, meistens an einem Wendepunkt des Lebens statt. Durch die Begegnung mit diesem Menschen wird einem klar, dass der Wendepunkt nun eingetreten ist.

Zwischen Dualseelen besteht eine starke Anziehungskraft auf allen Ebenen und eine alles Bisherige in den Schatten stellende Energie, die für beide spürbar und beängstigend zugleich ist. Dualseelen sind in ihrer Persönlichkeit, anders als Zwillingsseelen, vollkommen unterschiedlich, machen jedoch zu bestimmten Zeiten in ihrem Leben dieselben Erfahrungen durch, auf die sie jedoch ganz unterschiedlich reagieren. Während Zwillingsseelen genau spüren, was der andere gerade denkt und einen angefangenen Satz von dem jeweils anderen zuende führen können. Das ist bei Dualseelen nicht der Fall. Hier bestehen Verbindungselemente einer anderen Qualität, z.B. durch eine gemeinsame Lebenszahl oder beidseitige astrologische Aspekte.

Dualseelen begegnen sich so gut wie nie auf der Ebene einer Partnerschaft, da sie bestimmte Aufgaben zu erfüllen haben, die ihrer seelischen Weiterentwicklung dienen und deren Erfüllung eine Partnerschaft nur im Wege stehen würde. Dualseelen haben immer wieder Phasen der räumlichen Trennung, die dazu genutzt werden, die individuellen Aufgaben zu erfüllen. Das Interesse am Gegenüber bleibt jedoch immer bestehen, egal, was einer dem anderen im Laufe der Zeit vorwirft. Begegnet man diesem Menschen, spürt man ein bis zu diesem Zeitpunkt unbekanntes Gefühl des bedingungslosen Angenommenseins, des tiefen Verstehens und Verzeihens, obwohl sich auf rationaler Ebene mit dieser Person keine Situation zugetragen hat, in der man hätte verzeihen müssen.

Eines der wichtigsten Erkennungsmerkmale: Dieser Mensch bricht die »Baustellen« in uns auf und versorgt uns mit der Energie, die wir brauchen, um diese Baustellen zu heilen.

Als ich das las, war ich so gefesselt, weil ich sofort erkannte, dass meine Baustellen bereits im Begriff der Heilung waren. Christian war derjenige, der sie aufgebrochen hatte:

– Die Ablehnung meiner Weiblichkeit
– Die Aggressivität

Christian war der erste Mensch, der mir das Gefühl gab, mich in meiner Identität als Frau anzunehmen. Ich fühlte mich in seiner Gegenwart als Frau. Vorher hatte ich nur ein taubes Gefühl für meine geschlechtliche Identität oder ich untergrub es. Meistens fühlte ich mich sogar eher maskulin und war auch davon überzeugt, diese maskulinen Züge zu kultivieren, um nicht endgültig als Opfer durch die Welt zu schreiten. Meine bisher verdrängte weibliche Energie, wurde durch ihn in einer Weise aktiviert, die mich überschwemmte. Wenn ich nach drei Stunden Arbeit nach Hause kam, fühlte ich mich, als befände ich mich in einem Kokon aus Liebe. Die Intensität dieses Gefühls, belebte mich so sehr und löste gleichzeitig eine solche Irritation aus. Ich konnte es einfach kaum fassen, dass er mich, ohne eine Bedingung zu stellen, so in Liebe einhüllen konnte. Jedesmal, wenn er mich ansah, musste ich schmunzeln und er nahm mir das übel, weil er dachte, ich würde ihn auslachen. In Wirklichkeit war es eine unablässige innere Freude über unsere Wiederbegegnung, die ich einfach nicht verbergen konnte. Ich hatte in den vergangenen acht Jahren nicht soviel Freude, wie in diesen sechs Monaten.

Der Todesengel von Udo Ulfkotte

Der Psychologe und Physiker Gary Bruno Schmid, beschreibt in seinem Buch »Tod durch Vorstellungskraft«, folgendes Phänomen als Fallbeispiel für außersinnliche Wahrnehmung:

Er beschreibt ein Erlebnis eines ihm vertrauten 25 Jährigen Mannes namens Paul, das ich hier kurz erörtern möchte:

»Paul stand in einer freundschaftlichen Beziehung zu Mary, einer jungen Frau, die er jeden Sonntag zum Abendessen traf. Beide befanden sich zum Zeitpunkt des Geschehens, unabhängig voneinander in einer emotional belastenden Situation, nämlich in Scheidung. Sonst gab es keine emotionale Verbindung, insbesondere keine Liebesgeschichte, weder vorher noch nachher. An einem Sonntag Vormittag, sagte Mary das geplante Abendessen ab, mit der Begründung, am Abend eine Verabredung mit einer Freundin zu haben. Am Sonntag Abend gegen 18 Uhr beschlich Paul ein seltsames Gefühl, eine plötzliche Sorge um Mary. In ihm wuchs das Bedürfnis, sich zu vergewissern und Mary zu Hause aufzusuchen. Er konnte sich die Intensität dieses unguten Gefühls nicht erklären.

»Es wirkte wie ein Zwang auf mich ein«, beschrieb er die Situation.

Paul versuchte zunächst, Mary telefonisch zu erreichen, seine Anrufversuche liefen jedoch ins Leere. Eine immer intensiver werdende Intuition machte sich in ihm breit, die ihn zum Handeln drängte. Gegen 19 Uhr fuhr er dann wie unter Zwang zu Marys Wohnung und klingelte.

»Ja, ich war fest entschlossen, die Tür einzutreten, falls niemand auf mein Klopfen reagieren sollte; so dringlich war mein unerklärlicher Spürsinn inzwischen geworden. Lediglich wegen einer vagen Ahnung – fragte ich mich immer wieder, warum es mir so eilig erschien, gerade jetzt mit Mary Kontakt aufzunehmen.«

Paul hielt es sogar für verrückt, so konkret und extrem auf dieses beunruhigende Gefühl zu reagieren. Obwohl er vom Verstande her sicher sein konnte, dass sie sich mit einer Freundin zum Essen verabredet hatte. Als Paul vor Marys Tür stand, klingelte er und klopfte gleichzeitig, doch es öffnete keiner. Paul wurde von einer überwältigenden Verzweiflung gepackt, die sich wieder wie ein Zwang äußerte, der ihn dazu trieb, die Tür gewaltsam aufzubrechen. Dies gelang vorerst nicht. Paul wütete weiter und vernahm schließlich eine leise Stimme. Daraufhin versuchte er, das Glasfenster mit der Faust einzuschlagen, als ihm endlich die Tür von innen geöffnet wird. Paul wurde von einer Wolke Naturgas eingenebelt. Mary kroch auf dem Boden und kollabierte schließlich im Nebenzimmer. Ihr Hund war von der toxischen Wirkung bereits ohnmächtig geworden. Unter die Türen und Fensterrahmen waren nasse Tücher gestopft. Ein verschlossener Brief ließ keinen Zweifel: Marys Suizidversuch war ernst. Sie hatte nicht erwartet, dass sie jemand retten würde und an Paul dachte sie dabei am aller wenigsten.«

Von einer ähnlich diffusen Kraft wurde ich im Dezember 2016 getrieben. Nur mit dem Unterschied, dass der Beteiligte nicht suizidal war und kein persönlicher Kontakt, im Sinne von realen Begegnungen bestand.

Die Antworten, die der Verstand nicht liefern kann, werden zu Ahnungen in einer uns antreibenden Kraft.

Der Mann, von dem ich gleich berichte, hatte sich bereits zwei Jahre bevor ich Kontakt zu ihm aufnahm einen Weg in mein Bewusstsein gebahnt. Durch ein Buch und mehrere Videovorträge zu aktuellen politischen Themen, die im Internet abrufbar waren. Da er ein Insiderwissen um die global strategischen Entwicklungen in Europa hatte, diese in Worte zu fassen vermochte und einen unermüdlichen Eifer an den Tag legte, politische Tatsachen ans Licht zu bringen, die vom Mainstream-Journalismus verschwiegen wurden, ging eine gewisse Faszination von ihm aus. Er konnte all seine Thesen durch konkrete Zahlen und Fallbeispiele belegen und formulierte seine Bedenken als Fragen, sodass der Zuschauer zum Denken angeregt wurde.

Kurze Zeit später, erwähnte ich ihn einmal flüchtig in einem Internetportal für Philosophie und Lyrik, als ich von einer meiner fantasiebeladenen Hirngespinste berichtete, in der ich ihm die Rolle als Trauzeuge zusprach, in einer Vision von einer Hochzeit ohne Bräutigam. In Anlehnung an den Song »Isobel« der isländischen Sängerin Björk, in dem es darum ging, dass eine naturverbundene, selbstgenügsame Frau mit sich selbst verheiratet war.

Das war etwa zwei Jahre, bevor ich den persönlichen Kontakt zu ihm suchte. Zum Zeitpunkt der Kontaktaufnahme, lag meinerseits keine auffällige Grundstimmung vor.

Ich meldete mich am 30. Dezember 2016 bei Twitter an, um mit dem ehemaligen FAZ-Journalisten, Autoren und Islamkritiker Udo Ulfkotte in Kontakt zu treten. Bis zu diesem Zeitpunkt war ich nie in einem sozialen Netzwerk angemeldet. Aber in diesem Fall sah ich keine andere Möglichkeit, um mit ihm in Kontakt zu treten. Twitter ist ein Nachrichtendienst, auf dem man kurze Nachrichten oder längere Texte im Jpeg-Format veröffentlichen, Zeitungsartikel verlinken und Fotos hochladen kann. Man kann seine eigene Profilseite frei gestalten und Freunden oder öffentlichen Personen folgen, um automatisch über ihre aktuellen Posts informiert zu werden. Ich entschied, mein Profil dezent zu gestalten. Ohne Foto, ohne Signatur, zunächst ohne Headerbild.

Es war klar, dass ich Udo Ulfkotte mein gesamtes Profil widmen würde. Ich folgte niemandem, auch ihm nicht. Ich wollte ihm nicht als Anhängsel in Form eines Followers gegenübertreten, sondern als eine Person, die ihm auf einer anderen Ebene begegnet.

Udo Ulfkotte verlinkte auf seiner Seite internationale Zeitungsartikel aus dem Bereich Politikversagen, über die vorwiegend nur alternative Medien berichteten. Alternative Medien bilden das Gegenstück zum sogenannten Qualitätsjournalismus, gegen den sich Udo Ulfkotte positionierte. In den frühen 90er Jahren war er für eine Tageszeitung als Kriegsberichterstatter im Irak tätig und kam dort mit lebensbedrohlichem Senfgas in Verbindung. Später konnte er es nicht mehr mit seinem Gewissen vereinbaren, ein vom Regime geschmierter Journalist zu sein und vorgefertigte Berichte mit seinem Namen zu unterschreiben, die keine objektive Berichterstattung erlaubten. Schließlich stieg er aus seinem Beruf aus und entschied sich, seine Arbeit der Wahrheit zu widmen und auf der anderen Seite der Berichterstattung tätig zu werden. Durch den Umstand, dass Udo und ich keine gegenseitigen Follower waren, konnten wir nur indirekt über die Kommentarfunktion oder über persönliche Tweets miteinander kommunizieren. Udo antworte nie direkt auf die Kommentare seiner Follower, denn die gesamte Kommunikation war öffentlich und sonst wäre seine Twitterseite zu einer Plauderecke verkommen und das ist nicht der Zweck von Twitter.

Zunächst kommentierte ich seine Nachrichten oder schickte ihm Videos, Zeichentrickparodien zu politischen Ereignissen. Eine schwarz vermummte Zeichentrickfigur in Gestalt eines Untoten, der metzelnd durch die Dörfer zieht, dort Menschen enthauptet und Häuser in Brand setzt und dazu singend verkündet, wie gelangweilt er manchmal ist und dass er nun einige blutrünstige Bedürfnisse zu befriedigen hätte, indem er die Ehefrauen des Dorfes zu Witwen macht und sich aus den enthaupteten Männern Marionetten oder Handpuppen bastelt, um dann ein Tänzchen mit diesen aufs Parkett zu legen.

»*Ich will brandschatzen und enthaupten. Will hier und da ein Gesicht verätzen und Hinterbliebene in Angst und Schrecken versetzen.*«

Das alles in Reimform und unterlegt mit der Titelmusik von Disney's Arielle. Ich sah in diesem Video, welches eigentlich eine Parodie auf ein Computerspiel war, die jüngsten Gräueltaten durch den IS in Form einer schwarzen Satire widergespiegelt.

Udo Ulfkotte waren derartige Szenarien durch seine frühere Nähe zum Islam vertraut und er veröffentlichte auch Bilder und Artikel solcher archaischer Gewalttaten, um den Menschen hierzulande die Augen für die kommende Kollision der Kulturen zu öffnen, die sich auf dem kleinsten gemeinsamen

Nenner treffen würden und der Preis für diesen Nenner, wäre in erster Linie der Verlust der Zivilisation.

Da Kritiker Udo's Tätigkeit gern als »Panikmache« verklärten, kommentierte ich eine seiner Nachrichten, getarnt als kleinen Seitenhieb:

»Meine Befürchtungen, Angst zu bekommen, sind groß. Vollkommen beruhigt wäre ich allerdings, wenn ich nur schon wüsste, wovor.«

Ich bemerkte, dass er nach einigen Tagen begann, auf mich zu reagieren, indem er die Inhalte und Schlagworte, die ich in Kommentaren äußerte, in seinen Tweets aufgriff und verwendete. Obwohl seine Themen sehr ernst waren und er auf die Bedrohungen hinwies, die durch den aktuellen politischen Kurs für ganz Europa entstanden, versuchte ich, ihn zu erheitern. Es machte Spaß, hier zu sein und es ging eine unbewusste Inspiration von ihm aus, die mich dazu veranlasste, kreativ zu werden und die sich in eine ganz bestimmte Richtung entwickelte.

Am vierten Tag, gestaltete ich eine Collage, die ich als Headerbild für meine Profilseite verwendete. Die Collage zeigt ein eingerahmtes Porträt von Udo Ulfkotte, welches an der Wand eines britischen Old-School-Zimmers hängt. Von der Decke des Zimmers rieseln durch den gesamten Raum leere Papierseiten. Als sei vorher ein Sturm durch das Zimmer gefegt. Zwischen diesen Papierseiten, sieht man sein gerahmtes Bild. Ich fand, dass diese Collage gut zu seiner Autorentätigkeit passte. Das Schreiben war seine Leidenschaft.

Ich wollte, dass er nun Klarheit darüber hatte, dass ich ihm zugewandt bin und dass ich ihm diesen Account widme, denn er hatte in der Vergangenheit negative Erfahrungen im Internet gemacht, etwa, als zwei Jugendliche seinen Namen missbrauchten, um Hass-Videos gegen Moslems zu veröffentlichen, die auf die pure Verhöhnung und substanzlose Beleidigung dieser Bevölkerungsgruppe abzielte. Infolge dessen erhielten er und seine Frau Morddrohungen, die in einer Nachdrücklichkeit geäußert wurden, dass er sich gezwungen sah, den Wohnort zu wechseln und von da an anonym zu leben, wie viele Islamkritiker.

Am selben Tag schrieb ich ihm ein Gedicht, weil ich ihm die Antwort auf seine eventuell aufkommende Frage: »Wer bist du?« schon vorher geben wollte.

Ich bin dein Licht am Horizont,
ich bin Dir die Essenz von Reinheit.
Ich bin der Vorderste an Front,
ich bin Dein Synonym für Freiheit.
Ich sterbe keinen Tod mehr hier,
bin tausende doch schon gestorben.
Wir stehen für uns selbst Spalier,
die Welt hat sich an uns verdorben.
Ich spinn dir Dein Gedankennetz,
Ich bin der Mond, der nur da ist, wenn Du hinsiehst.
Ich bin der Äther, der Dich durchsetzt,
ich bin die Kamera, die das Happyend gen Himmel schießt.

Ich postete das Gedicht für ihn auf meiner Seite, weil ich nicht aufdringlich sein wollte. Zwei Tage später, verlinkte er einen englischen Artikel über das Alter des *Mondes* auf seiner

Seite. Eine Bestätigung dafür, dass er mein Gedicht gelesen hatte. Ein ungewöhnlicher Post inmitten von Schreckensnachrichten aus dem Bereich Politikversagen. Es schien so, als hätte er kurzzeitig seinen Kurs verlassen. Später postete ich die Schlussszene des Historiendramas »Braveheart«, die Enthauptung des Patrioten William Wallace. Ich sah Udo in genau dieser Position und mit derselben Passion mit der Wallace für Freiheit kämpfte, kämpfte er für die Wahrheit und setzte dabei alles aufs Spiel.

In den letzten Jahren musste er vermehrt Hausdurchsuchungen wegen des Verdachts auf Geheimnisverrat und zahllose Gerichtstermine über sich ergehen lassen, in denen es darum ging, dass Qualitätsjournalisten ihn verleumdeten oder ihm Behauptungen unterschoben, die er nachweislich nie getätigt hatte.

»Lieber mit der Wahrheit fallen, als mit der Lüge siegen«, war seine Signatur auf Twitter. Er kämpfte zwar nicht auf einem mittelalterlichen Schlachtfeld, aber er war so einflussreich, dass er das Potential hatte, von den führenden Kräften dieses Landes durch seine Tätigkeit als aufklärender Aufdeckungsjournalist als Bedrohung angesehen zu werden. In der Folgezeit berichtete er darüber, dass verschiedene Supermarktketten seine Bücher boykottieren und dass ein Werbeplakat für sein neues Buch gezielt entfernt wurde.

Ich antwortete ihm: »*Ich bin besorgt. Das alles erinnert mich an den Werdegang von Kirsten Heisig.*«

Kirsten Heisig war eine Berliner Richterin, die sich für konsequentere Jugendstrafen in den vorwiegend von Parallelkulturen unterwanderten sozialen Brennpunkten Berlins einsetzte. Der Öffentlichkeit wurde erzählt, sie hätte sich im Sommer 2010 durch Erhängen an einem Baum in einem Waldstück suizidiert. Auf dem Höhepunkt ihres Erfolges, kurz vor der Veröffentlichung ihres ersten Buches und in der Verantwortung für zwei jugendliche Töchter. Ihr Hund, mit dem sie am Tag ihres Todes unterwegs war, wurde ebenfalls tot aufgefunden. Welchen Grund hätte sie gehabt, ihren Hund zu töten?

Ich schrieb: »*Selbst mit der Verbrennung der letzten Hexe, wird man niemals das Hexenwesen auslöschen.*« Ich wollte darauf hinweisen, dass Menschen wie Kirsten Heisig und Udo Ulfkotte in diesem Staat als vernichtenswerte Hexen gehandelt werden. Menschen, die zuviel wissen, Menschen, die ihre Talente zu sehr »in die falsche Richtung« ausagieren.

Es war mir ein dringendes Bedürfnis, ihm am Folgetag handschriftlich ein Gedicht zukommen zu lassen, welches ich dann einscannte und als JPEG-Datei zur Verfügung stellte. Ich schrieb es sogar zweimal ab, um dann die Version zu veröffentlichen, die besser lesbar war. Das Gedicht nahm eine ganze Din-A4 Seite ein. Es handelte von Angst, Isolation, Kälte, Dunkelheit und Tod. Das sind zentrale Themen des Saturn. Saturn ist der Herrscherplanet des Sternzeichen Steinbock. Udo war Steinbock. Das Gedicht endete mit folgenden Zeilen:

» *…lockt aus der Finsternis hervor, den garstig zischelnd Schattenchor, der wie ein kalter kranker Hauch, sich faulig häuft in Deinem Bauch. Und dann als ekler Leichenwind Güte und Schönheit von Dir nimmt.*«

In dem Gedicht geht es um Selbstschutz, um eine zweite Haut, die man sich gewissermaßen heranzüchtet und die einen unempfindlich gegenüber den Feindseligkeiten der Außenwelt macht, aber gleichzeitig auch das Eindringen von Licht und Wärme verhindert. Dadurch wird eine seelische Verkümmerung in Gang gesetzt. Es geht auch um Unfruchtbarkeit, von der Udo durch die Folgeschäden der Senfgasattacken selbst betroffen war: »*Kein Leben schlüpft aus dir heraus.*« Es geht außerdem um Angst und Tod und um Schreckenszenarien, die vor dem geistigen Auge entstehen und die in ihrer Vollendung nichts als Leid verursachen.

In der Folgezeit begann ich, Videos für ihn zusammenzuschneiden. Ich setzte mich stundenlang hin, um den Song »*Todeswunsch*« im Video mit Lyrics zu unterlegen, was wirklich ein großer zeitlicher Aufwand war. Der Untertitel des Songs ist:

»*Unter der Sonne Saturns. Über die Unbegreiflichkeit des dunklen Pfades, den die Kinder Saturns gehen.*«

Der Song wirkt akustisch wie eine erwartungsvolle Zeremonie des Todes, wie eine Vorfreude auf die Befreiung aus den Fesseln des Lebens. Der Tod wird mit Licht erfüllt und lässt die Dramen und Schmerzen unserer menschlichen Existenz in Dunkelheit zurück. Es ist ein Werk, das die Sicht auf den Tod verändert. In dem Lied kommen mittelalterlich Instrumente und Glocken zum Einsatz.

Eine Zeile des Songs lautet: »*Ich könnte wie ein Christ sterben und einfach im Schlaf verblassen. Aber ich will für denjenigen sterben, der auf mich wartet.*«

Udo konnte sich bestimmt mit dieser Aussage identifizieren, denn er kehrte dem Christentum in seiner Jugend aus Protest den Rücken, konvertierte später aus beruflichen Gründen zum Islam, bis er erkannte, dass der Islam nicht seine Religion ist. Er rekonvertierte später aus voller Überzeugung zum Christentum.

Die Kinder Saturns sind die astrologischen Steinböcke. Udo war Steinbock. In der Folgezeit, stellte ihm eine ausführliche und fundierte astrologische Abhandlung über den Steinbock aus der »Academia Occulta« zur Verfügung, die den Wesenskern der saturnischen Grundenergie und die Entsprechung des Steinbock beschrieb. Über Memento, Tragik, Krankheit und Tod. Ich berichtete darüber, dass die alten Naturvölker eine viel selbstverständlichere Beziehung zum Tod hatten und dass sie ihn in den Lauf der Dinge integrierten, anstatt ihn, wie unsere Kultur, zu isolieren und als Ende von allem zu betrachten. Dass die Naturvölker das Leben, wie wir es führen, als großen, unlogischen Wahnsinn betrachtet hätten, mit unserer Sicht auf den Tod.

Ich hatte das Gefühl, dass Udo offen für diese Inhalte war. Neben dem Tod, war die Angst das Thema, was in den Videos und den Gedichten immer wieder zur Sprache kam. Ich beschäftigte mich schon vor vielen Jahren mit den Themen des Steinbock, weil ich selbst meine Mondposition im Steinbock habe. Der Mond symbolisiert die Seele, während die Sonne das Ego symbolisiert. Wenn jemand vom Sternzeichen Steinbock ist, dann befindet sich die Sonne zum Zeitpunkt seiner Geburt im Abschnitt des Steinbock. Man kann jedoch auch einen der anderen Planeten im Steinbock haben, z.B. den Mond, die Venus, den Merkur usw. Ich kannte die Saturnqualität auf emotionaler und seelischer Ebene.

Parallel dazu, postete Udo eine sehr persönliche Botschaft auf seiner Seite: »*Ich habe Angst vor der Eiseskälte des Merkelregimes.*«

Ich kommentierte dies so: »*Ich setze alles daran, dass Sie diesem nuklearen Winter entkommen. Und jetzt kommt es nur noch auf Sie an.*«

Am nächsten Morgen schickte ich ihm einen Cartoon, auf dem ein Schlauchboot auf hoher See abgebildet war. In dem Schlauchboot befand sich eine Kuh und ein bierbäuchiger Mann mit Brille. Sie saßen sich in dem Boot gegenüber und sahen sich an. Über ihren Köpfen befanden sich Denkblasen. In der Denkblase des Mannes war ein Steak abgebildet und in der Denkblase der Kuh war der Mann abgebildet, der von einer Wiese und Blümchen überwuchert war. Die Überschrift des Bildes war: »*Ich und Du.*« Es sollte das Boot sein, mit welchem wir dem nuklearen Winter entkommen konnten.

Udo hatte neben seinem Twitteraccount auch noch ein Profil auf der russischen Alternative zu Facebook, da er beim konventionellen Facebook gesperrt wurde. Er forderte seit einigen Tagen immer wieder dazu auf: »*Bitte folgt mir auch auf meinem russischen Facebookaccount VK.*« Auf dieser Seite postete er dieselben Nachrichten wie auf seiner Twitterseite. Ich besuchte diese Seite, meldete mich jedoch nicht dort an. An dem Tag, als ich ihm den erwähnten Cartoon »Ich und Du« schickte und ich seine neuen Posts auf Twitter und auch auf VK las, bemerkte ich, dass sich eine Nachricht auf VK von derselben Nachricht auf Twitter unterschied. Die Nachricht auf Twitter lautete:

»Marokkaner wegen Drogenhandels festgenommen.«

Auf seiner VK-Seite sah die Nachricht so aus: »Du, Du, Du. Marokkaner wegen Drogenhandels festgenommen …«

Ich wusste, dass er sich damit auf den Cartoon »Ich und Du« bezog und mich dazu ermuntern wollte, mich auf VK anzumelden. Dort wäre es möglich gewesen, ihm private Nachrichten zu schicken, dennoch meldete ich mich nicht dort an.

Udo kündigte der Twittergemeinde kurz darauf ein vernichtendes Projekt an. Er war bemüht, eine Sammelklage gegen Merkel einzureichen und war zu diesem Zweck online auf der Suche nach schriftlichem Material über die Rechtsbrüche der Angela Merkel. Dieses Ansinnen offenbarte er kurz nachdem ich ihm schrieb, dass es nur noch auf ihn ankommt, im Kampf gegen den nuklearen Winter des Merkelregimes.

Ich konfrontierte ihn mit seiner Vergangenheit und postete ein Video der Band Offspring mit dem Titel »Teheran«. Udo war Anfang der 90er Jahre im Iran und war vor Ort, als iranische Zivilisten von Irakern mit Senfgas vergast wurden, welches aus Deutschland geliefert wurde. Er selbst erlitt chronische gesundheitliche Schäden durch dieses Gas und bekam Krebs. Dieses Gas verursacht darüber hinaus Unfruchtbarkeit.

Das Video klärt über die amerikanischen Machenschaften im Irak-Krieg auf. Wieder konfrontierte ich ihn mit der Saturn-Energie. Der Frontman der Band Offspring, Dexter Holland wurde, wie Udo, im Zeichen des Steinbock geboren, genau wie Mel Gibson, der Regisseur und Hauptdarsteller des Historiendramas »Braveheart«. Ich stellte in der Vergangenheit fest, dass Menschen, die eine Vorliebe für eine gewisse Band oder auch Schauspieler haben, oft dasselbe Sternzeichen tragen, wie der führende Kopf der Band. Die Menschen finden dadurch unbewusst zu ihrer eigenen planetarischen Energie, indem sie sie in einer Form der Kunst, z.B. der Musik gespiegelt sehen.

Am Abend des 10. Januar postete ich auf meiner Seite ein Video, eine 3D-Animation von einem Asteroideneinschlag geziert mit einer politisch provokanten Headline. Einige Zeit später, postete Udo auf seiner Seite einen Bericht darüber, dass im Jahr 2022 zwei gigantische Himmelskörper kollidieren. Dieser Bericht war seine Antwort auf mein Video. In den nächsten Tagen wollte ich unbedingt ein neues Video für ihn anfertigen. Es sollte ein Geburtstagsvideo werden, denn ich wollte ihn an seinem Tag überraschen. Ich wollte ihm Wertschätzung entgegenbringen. Etwas mit Hand und Fuß. Etwas, was er schon seit langem verdient hatte und was nur darauf wartete, Gestalt anzunehmen.

Ich erinnerte mich an eine Szene aus dem Film »A beautiful mind«. Als die Kollegen des Mathematikers John Nash ihm ihre Ehre erwiesen, indem sie ihre goldenen Kugelschreiber vor ihm niederlegten. Eine sehr ergreifende Szene. Ich schnitt die Szene heraus und suchte ein passendes Lied dazu heraus. Doch erschien mir meine Songauswahl, »Bitter earth« von Dinah Washington, viel zu schwer und melancholisch. Ich dachte mir dann: Es hört sich eher nach Abschied an, aber Udo ist ja noch nicht so alt, dass er sich verabschieden wollen würde.

Ich veröffentlichte dieses Video nicht, sondern schrieb ihm am 11. Januar ein letztes Gedicht:

Erzähl mir vom Gespenst der Wirklichkeit,
von Dunkelziffern, goldenen Armaturen im Orient
und Schreibtischhengsten, die sich nicht unter Wert verschenken.
Und während der solide Boden unter unseren Füßen allmählich
zum
Platz der himmlischen Hinrichtung verkommt,
und der Wolf im Hosenanzug seine Unterweltler ins Trockene
bringt,
gibt es da draußen einige Auserwählte,
die ihren Kugelschreiber vor Dir niederlegen,
mit Dir die Nächte durchweinen.
Diejenigen, die mit jedem Atemzug Dein Bild in ihren Lungen
festhalten.
Auf Deinen Lippen steht Verzicht.

Am 12. Januar verabschiedete ich mich abends mit einem Bild vom Mond und folgenden Worten:

»Ich möchte daran glauben können, dass der Mond auch dann
da ist, wenn ich ihn nicht sehe.«

Am nächsten Tag starb er.

Der Account, den ich ihm widmete, war eine Kombination der Themen Tod und Wertschätzung. Ich spürte eine inspirative Kraft in mir, die mich dazu trieb, ihm diese Gedichte und Videos zukommen zu lassen und ihn in diesem Umfang mit diesen Themen zu konfrontieren. Später entdeckte ich einige astrologische Auffälligkeiten in einem Horoskopvergleich und die Tatsache, dass uns eine Zahl verband. Seine Lebenszahl und meine Persönlichkeitszahl waren identisch. Es war die 19. Es gab noch eine weitere seltsame Übereinstimmung.

Udo beschrieb in seinem Buch »gekaufte Journalisten« eine Szene, die er während eines Auslandsaufenthaltes miterlebt hatte. Als ich diese Szene las, wurde mir schlagartig ein Traum aus meiner Vergangenheit bewusst, der inhaltlich exakt die beschriebene Szene wiedergab. Es handelte sich um einen Alptraum, mit einem fernöstlichen Ritual, mit dem ich mich zuvor jedoch nie beschäftigte und vorher keine Informationen über diese geträumte Konkretisierung hatte. Dieser Traum blieb mir durch seinen abstoßenden Charakter immer in Erinnerung und plötzlich las ich ihn in einem Buch von Udo Ulfkotte.

Etwas in mir hat sich verselbstständigt – Grenzfälle der Psychiatrie am Beispiel von Anneliese Michel und Manuela Ruda

Nicht jeder psychisch Kranke ist böse, aber das Böse ist immer psychisch krank.

Dass ein Mensch nicht nur durch genetische Disposition, Dünnhäutigkeit und belastende Umweltfaktoren in einen seelischen Ausnahmezustand geraten kann, möchte ich anhand von zwei erschütternden Fällen schildern, die weit über die Grenzen ihrer Ereignisorte hinaus, Fragen aufgeworfen haben. Fälle, die auch viele Jahre nach ihrem Ereigniszeitpunkt nicht zu den Akten gelegt wurden. Diese Fälle ereigneten sich in komplett gegensätzlichen Umgebungen, wobei die beteiligten Personen, die sich bezüglich Biographie, Lebensweise und Herkunftsmilieu diametral gegenüberstanden, von der gleichen Macht beherrscht und letztendlich zerstört wurden.

Es handelt sich um die Vollendung der Glaubensidee einer satanischen Opfergabe im Leben der Manuela Ruda und den heraufbeschworenen dämonischen Todeskampf der Anneliese Michel. Eine Täter – und eine Opfermentalität.

Die damals zweiundzwanzigjährige Manuela Ruda war an dem Satansmord von Witten beteiligt, der im Jahr 2001 ein umfassendes Medienecho auslöste. Die Menschen fragten sich: »Wie kann so etwas in einer zivilisierten Kultur gedeihen und auf welchem Nährboden entwickeln sich satanische Auswüchse?« Von diesem Fall als Synonym des Bösen ging gleichermaßen Abscheu und Faszination aus. Anhand dieses Beispiels, sehe ich meine Vermutung bestätigt, in der ich davon ausgehe, dass eine frühzeitig ins Leben tretende Passion unter der dauerhaften Vernachlässigung aller anderen Lebensthemen, nach einigen Jahren zur Obsession führt. Ruda's Passion begann mit ihrem 13. Lebensjahr. Sie fand ihren seelischen Ankerpunkt in der schwarzen Szene, die vordergründig ein Synonym für Todessehnsucht, Dunkelromantik und Weltenflucht ist. Diese Szene versucht, sich der belanglosen Schnelllebigkeit zu entziehen und in ihren dunklen Wurzeln eine beständige Tiefgründigkeit zu kultivieren. Einige wenige Einzelfälle driften in die finsteren Unterkategorien dieser Szene ab. So auch Manuela Ruda. Einige Jahre später findet sie ihr männliches Pendant über ein Inserat in einer Szenezeitschrift. Wenn man von dem Inhalt dieses Inserats ausgeht, haben sich hier zwei Misantrophen gefunden, die sich der Unterwelt verschrieben haben, die alles Menschliche abgrundtief verachten, um schließlich auch mit ihrem Leben abzuschließen. Am 6. Juli 2001 begehen sie gemeinschaftlich einen geplanten Ritualmord an einem Bekannten, der sich unter dem Vorwand einer Party in die Wohnung seiner Mörder begibt. Die Tat wurde ihnen nach eigenen Aussagen von Satan befohlen.

»Im Bochumer Prozess sprachen die Angeklagten davon, dass Satan ihnen eine verschlüsselte Botschaft geschickt habe, in der die Ziffern 6667 vorkamen. Daraus folgerten sie, dass sie am 6.6. heiraten und am 6.7. einen Menschen töten sollten – was sie auch taten.«

»Vor rund zweieinhalb Jahren, so sagt Manuela Ruda im Jahre 2002, habe ich Satan meine Seele verschrieben. Jahrelang habe sie an Satansritualen teilgenommen und beispielsweise auf Friedhöfen geschlafen und Blut getrunken. Davon geben auch Fotos im Wohnzimmer von M. Ruda Zeugnis. Der Befehl zum Töten sei schließlich von einer Stimme aus der Unterwelt gekommen.«
(Gabriele Amorth, Exorzisten und Psychiater)

Manuela Ruda wurde einige Jahre vor Ende ihrer Haftstrafe in der geschlossenen Psychiatrie interviewt. Sie wirkte introvertiert, beinahe scheu. Als ob die Dämonen von ihr gewichen wären. Sie berichtete darüber, dass sich ihre damalige Innenwelt zu einem bestimmten Zeitpunkt nach außen hin verselbstständigt habe.

Nach Berichten ihres Pflichtverteidigers, war Ruda's einzige Sorge, ob sie die Strecke zu einem vierzig Kilometer entfernten Rockkonzert nach dem Mord als Vampir über den Luftweg zurücklegen konnte. Sie ging im Wahn davon aus, dass sie unmittelbar nach der Tat zu einem Vampir würde und aufgrund dessen nicht mehr auf Straßen angewiesen war, um von A nach B zu kommen. Sie war unerschütterlich davon überzeugt, dass sie eine Auserkorene Satans sei und wollte als Vampir in der Hölle leben. Hier entwickelte sich die anfängliche Faszination zu einer Identifikation mit dem Bösen.

Beim zweiten Fall handelt es sich um eine junge Frau, die nach ihrem Tod als »Exorzismusopfer von Klingenberg« zu trauriger Berühmtheit gelangte. Die Rede ist von der jungen Lehramtsstudentin Anneliese Michel. 1952 geboren, wuchs sie in einem erzkatholischen, streng gläubigen Elternhaus und einem ebensolchen Milieu in einer bayerischen Kleinstadt auf. Schon seit ihrer Kindheit hatte sie eine schwächliche gesundheitliche Konstitution und wurde von mehreren Krankheiten, in ihrer Jugend unter anderem von einer leichten Epilepsie geplagt. Ihre damaligen Kommilitoninnen beschrieben sie vorwiegend als einen lebenslustigen Menschen. Einige Berichte zeugen jedoch von einer gewissen Absonderung und Zurückgezogenheit und einem nicht nachvollziehbaren Wunderglauben, dem sie verfallen war. Zu einem bestimmten Zeitpunkt in ihrem Leben verlor Anneliese Michel, genau wie Manuela Ruda, die Fähigkeit einer realitätsgetreuen Lebens- bzw. Alltagserfassung, während vor ihrem geistigen Auge nur noch ein einziges Thema in einen bedeutungsvollen Vordergrund rückte. Das wird in einer Aussage einer früheren Freundin deutlich, zu welcher Anneliese eine Brieffreundschaft unterhielt. Die Freundin bemerkte, dass sich das Themenspektrum in ihren Briefen schmälerte und sich ihr Themenfeld schließlich nur noch auf religiöse Begebenheiten bezog. Sie schrieb vom Beten und erwähnte immer wieder den italienischen Wallfahrtsort San Damiano. In ihren Briefen forderte sie ihre Freundin und deren Familie eindringlich zu religiösen Handlungen auf. San Damiano war ein von Rom nicht anerkannter »Erscheinungsort«, der von tausenden gläubigen Pilgern besucht wurde. Bereits während ihres ersten Aufenthalts in San Damiano eröffnete sich ein zukunftsweisender Verdacht. Eine Begleiterin reichte Anneliese ein Glas Gnadenwasser, welches sie zwar trinken wollte, es aber nicht konnte. Mit der Begründung, dass es stinkt, stieß sie das Glas von sich weg. Weitere Phänomene von »klerikaler Aversion«, sollten sich bald täglich in Annelieses Verhalten zeigen. Die Begleiterin erinnert sich auch an unheimliche Zeichen und einen zerfetzten Rosenkranz, den Anneliese bei sich trug. Sie berichtete außerdem darüber, dass nichts normal gewesen sei, wenn Anneliese in ihrer Nähe war.

Immer, wenn sie bei der älteren Frau zu Besuch war, konnte diese das Wohnzimmer wochenlang nicht betreten, weil Anneliese einen Gestank, einen Höllengestank ausgeströmt habe. Die Bilder, die Anneliese bereits seit ihrer Kindheit in den Kirchen zu sehen bekam, schienen nun Gestalt anzunehmen und sie zunehmend zu erdrücken. Sie öffnete sich fortan nur noch ihrer Wallfahrtsbegleiterin und vertraute ihr an, dass sie der Teufel ständig zum Suizid animiere. Sie, die Wallfahrtsbegleiterin, war es auch, die sich zuerst auf die Suche nach Priestern machte, um ihren Verdacht zu bestätigen. In der Folgezeit gab es für Anneliese noch eine kurze, letzte Phase des Aufatmens, als sich ihr Leben wieder zu normalisieren schien, sie einen jungen Mann kennenlernte und zusammen mit Kommilitoninnen in einem katholischen Internat ihr Studentendasein feierte. Schließlich wurde sie doch wieder vom Glauben eingeholt, fuhr wieder nach San Damiano und sonderte sich innerhalb ihrer Studentengemeinschaft mit einer kleinen Gruppe ab, die sich vorwiegend dem Gebet verschrieb. In dieser Zeit kontaktierte sie zum ersten Mal aus freien Stücken einen Pfarrer, mit der Begründung, dass es ihr sehr schlecht gehe. Kurz darauf beginnt die tragische Endphase im Leben der jungen Frau. Der zuständige Pfarrer suchte sie auf und übte vorerst einen rein mentalen, wortlosen Ritus aus. Anneliese begann daraufhin zu toben. Kurz darauf erteilte der zuständige Bischof einen amtlichen Exorzismus-auftrag und beschäftigte zwei Pfarrer mit dem Fall. Anne-lieses Schicksal schien durch diese unumstößliche religiöse Inhalts- und Richtungsgebung besiegelt.

Ihr Vater berichtete, dass sich Anneliese im Rahmen von Tob-suchtsanfällen die Kleider vom Leibe riß und ihn mit frivolen Gesten ansprang. Auch er ging im Zuge seiner verinnerlich-ten Glaubensbilder von einer Besessenheit aus. Die Exorzis-mus-Odysee begann Mitte Mai 1976. Der Exorzismus sollte zunächst der feierliche Höhepunkt eines jeden Tages sein. Danach setzte man sich jedesmal in gemütlicher familiärer und priesterlicher Runde zum gemeinsamen Kaffeekränz-chen zusammen. Anfangs konnte Anneliese ihre Verzweif-lung noch schriftlich festhalten. Sie ahnte um den Sog die-ses tiefen Abgrundes und wünschte sich Halt in Form einer Begrenzung. Ihre Bezugsperson, die Wallfahrtsbegleiterin berichtete, dass der Teufel sie vereinnahmte und sie schließ-lich die Wundmale Jesu bekam. Obwohl der zuständige Bischof von seinen Priestern fortlaufend über die aktuellen Entwicklungen, über die Qualen, die tiefe Verzweiflung und das Hilfgesuch der jungen Frau unterrichtet wurde, erschien er nicht ein einziges Mal bei der Familie. In der Folgezeit betonte Anneliese immer wieder, dass sie nicht mehr kann und flehte schließlich um Erlösung. Es wurden insgesamt 67 Exorzismen verübt, bevor sie starb.

Diese beiden Fälle liegen zeitlich 25 Jahre auseinander. Sie sind in dem schmalen Grenzbereich zwischen psychiatrischer Erkrankung und Besessenheit anzusiedeln. Eine Besessenheit, die meines Erachtens schrittweise durch gedankliche Konzentration und der daraus resultierenden Lebensausrichtung entstand.

»Die Konzentration ist bestrebt, ihren Gegenstand im positiven Sinn kennenzulernen. Sie ist eine maskuline Funktion. Die Konzentration zentriert und greift an, auf diese Weise dringt sie in die Wesenheit ein.« (Maria Szepes, Academia Occulta)

»Die Konzentration dringt in die Wesenheit ein« bedeutet, dass man durch geistige Rituale, selbst ein Teil der Wesenheit wird. Ich sehe den Ursprung dieser dämonischen Machtübernahme in der Heraufbeschwörung bestimmter Bilder des jeweiligen Glaubenssystems und damit in der Aktivierung einer Dynamik, die ein statisches Glaubensbild mithilfe der agierenden Person in die Dimension eines lebendigen Zustands umwandelt, um darin eine Grundidee zu vollenden, den Triumph des Bösen. Die Person, welche die Bilder gedanklich heraufbeschworen hat, wird letztendlich von dieser unkontrollierbaren Dynamik mitgerissen und gewissermaßen instrumentalisiert, um die Idee auf körperlicher Ebene zu vollenden. Auf dem Weg zur Belebung bzw. Vollendung dieser geistigen Bilder (Auserkorene von Satan, von Dämonen Besessene), entwickelt sich in beiden Frauen eine Kraft, die sich schließlich verselbstständigt und sich damit jeder Kontrolle entzieht. Die Rituale, die in beiden Fällen vollzogen wurden, lassen sich, zusammen mit dem gesamten verzerrten und überaus eindimensionalen Lebenshintergrund, nur sehr widerwillig in die Schablone einer psychischen Krankheit pressen. Selbst eine psychotische Krankheitsphase mit stark ausgeprägter Positivsymptomatik, ist niemals durch eine solch richtungsweisende und verheerende Zielführung charakterisiert, deren Symbolik bereits in der Vergangenheit der beiden Frauen ersichtlich ist.

Während es bei der Thematik der psychischen Krankheiten darum geht, dass unbewusste Inhalte kompensiert werden und seelische Abwehrmechanismen zur Ich-Rettung mobilisiert werden, die den Betroffenen so stark verwirren, dass er zunächst kaum handlungsfähig ist. Es findet eine Ich-Entfremdung statt, während bei Ruda und Michel eine Dynamik Überhand gewinnt, die sich aufgrund der Themenbezogenheit eindeutig in deren Vergangenheit wiedererkennen lässt und keinesfalls als wesensfremde, verworrene Spinnerei im Zuge von psychischen Kompensationsmechanismen bezeichnet werden kann. Ruda und Michel haben über Jahre hinweg Rituale praktiziert, und hatten damit eine eindeutige Absicht.

Anneliese Michel geriert jedoch mit ihrer Absicht, sich dem katholischen Glauben zu verschreiben, in eine existentielle Sackgasse, in der eine Verschiebung der Prioritäten erfolgen musste, die für sie gleichermaßen die Illusion eines letzten Auswegs darstellte. Hier drängt sich eher die Vermutung auf, dass sie durch den Umstand, dass ihr Fall in kirchliche Hände gelegt wurde, zu einem Teil in diese Rolle hineingedrängt wurde. Da sie die fachärztlich gestellte Diagnose der Epilepsie ablehnte, ergab sie sich infolge selbst der Kehrseite ihres Glaubens. Diese Tragik wurde durch ein zusätzliches Dilemma ausgelöst: Anneliese war angehende Lehrerin. Ihre Eltern wollten um jeden Preis verhindern, dass sie in einer psychiatrischen Klinik behandelt wird, da sie durch diesen Umstand ihre berufliche Zukunft bedroht sahen. Sie waren der Ansicht, dass ihre Tochter keine Anstellung als Lehrerin finden würde, wenn sie mit dem Stempel »verrückt« gebrandmarkt wäre. Aus Michel's handschriftlichen Ausführungen kurz vor der Zeit des beginnenden Exorzismus, geht hervor: *»Ich befinde mich an einem Scheideweg. Entweder Leben oder Tod.«*

Der Theologe Uwe Wolff kommt in seinem Buch »Der Teufel ist in mir« zu folgendem Schluss: »Wahrhaftig zu leben, hätte für Michel bedeutet, sich endgültig aus den Konventionen des Elternhauses lösen zu müßen und eine völlig neue Lebensausrichtung jenseits des Elternhauses einzuschlagen. Die Verstrickungen der Umstände und ihre schwache gesundheitliche Konstitution, schienen ihr diesen Schritt jedoch nicht zu erlauben.«

Beide Frauen haben sich letztendlich den führenden Wesenheiten ihres Glaubenssystems verschrieben. Die Irrungen und Wirrungen einer Positivsymptomatik jedoch, führen den Erkrankten, wenn er wirklich nur krank ist, nicht als Hauptakteur in sämtliche Abgründe eines Glaubenssystems und sie geben ihm auch keine solch umfassende Einsicht in zugehörige Inhalte. Am allerwenigsten jedoch, erlauben sie ihm eine glasklare eindeutige Linie zwischen Gedanke, Gefühl und Handlungsabsicht. Die psychischen Krankheiten zeichnen sich eben gerade durch das Auseinanderfallen von Denken, Fühlen und Handeln aus, durch eine Störung von Koordination, Orientierung und Zusammenhangserfassung. Es ist keine Definition einer psychischen Krankheit bekannt, die aussagt: »...*zeichnet sich durch eine Dynamik aus, die eine klare Kongruenz zwischen Gedanken, Verhalten und Absicht (roter Faden) erkennen lässt und deren innewohnende Kraft sich schließlich von der Persönlichkeit abkoppelt, um diese zur Vollendung eines Glaubensbildes zu instrumentalisieren.*«

Ein Definitionsaspekt des religiösen Wahns: »Die Glaubensinhalte sind beim religiösen Wahn meist ohne Übereinstimmung mit den Glaubensinhalten der jeweiligen religiösen Gemeinschaft und inhaltlich falsch.« Dieses Kriterium, welches auf einen religiösen Wahn hinweist, wurde von Anneliese Michel *nicht* erfüllt.

Für Besessenheit gebe es eindeutige Merkmale, damit der Priester echte Besessenheit nicht etwa mit einer geistigen oder seelischen Krankheit verwechsle. Pater Rodewyk zählt sie auf:

»*Der Mensch müsse eine ihm unbekannte Sprache sprechen oder verstehen. Er müsse hellseherische Fähigkeiten besitzen, Gedanken lesen oder Auskunft geben können über Geschehnisse an einem fernen Ort und über außergewöhnliche Körperkräfte verfügen.*« (*Uwe Wolff, Der Teufel ist in mir*)

Durch die Brisanz der Ereignisse und die medial verbreitete Gerichtsverhandlung, gerät Manuela Ruda noch im Wahn in einen unrühmlichen Mittelpunkt, in dem sie sich vor Gericht geradezu selbst zelebriert. Während sie noch vom Dunst des Bösen umgeben ist, scheint die Welt ihrer Wahrnehmung nur mit Spiegeln ausgestattet, die ihre Bösartigkeit zu einer für sie faszinierenden Schönheit verklären und sie gefangen halten wie einst die Wasseroberfläche den Narziss.

Ganz unfreiwillig, da ohne zielgerichtete Handlungsabsicht, gerät Anneliese Michel in den Mittelpunkt des öffentlichen Interesses. Hier gerät die Betroffene in eine höchst unglückliche Verflechtung von Umständen und in ein Netzwerk von Beteiligten, deren Anwesenheit ihr Befinden und ihre Lebensqualität maßgeblich herabsetzen und gleichzeitig den Nährboden für die Entwicklung der Phänomene bilden, die sie schließlich das Leben kosten. Diese Frau verkörpert das Prinzip des passiven Geschehenlassens, weil sie der großen Verwirrung, in die sie eingewoben ist, nichts mehr entgegensetzen kann. Der Autor und Theologe Uwe Wolff, sieht in ihrer dämonischen Besessenheit eine letzte verfügbare Option, eine Rolle, in die sie schlüpft, in welcher ihr die Rebellion gegen die Fesseln ihres konservativen Elternhauses gelingen würde. Sie hatte zuvor nie die Mentalität einer Ausbrecherin und der jugendliche Widerstand gegen die Konventionen des Elternhauses gelang ihr nicht.

Der Physiker und Psychologe Walter von Lucadou, der in Freiburg eine parawissenschaftliche Beratungsstelle ins Leben gerufen hat, äußerte sich im Rahmen eines Interviews folgendermaßen zum Fall der Anneliese Michel:

»Sie selber hat die Diagnose der Epilepsie nicht angenommen und ihr Leiden dann religiös uminterpretiert, als Sühnebesessenheit. Es ist notwendig, solche Fälle nicht nur einseitig (religiös, medizinisch, psychologisch) zu beurteilen. Solche Fälle gibt es und es ist keineswegs der einzige. Man muss sich da interdisziplinär zusammentun und vorgehen. Es nutzt überhaupt nichts,

so zu tun, als seien die Psychologen oder die Psychiater Herr des Geschehens, aber genauso falsch ist es, anzunehmen, dass die Theologen das im Griff haben. Bei einer Bischofskonferenz kam heraus, bestimmte Formen des Exorzismus, beispielsweise das imperative Gebet zu unterlassen. Weil man aus der Psychodynamik heraus weiß, dass, wenn man den Teufel gewissermaßen evoziert durch ein Ritual, durch das gesamte Umfeld, dass man dann solche Phänomene auch erzeugt. Das heißt, Anneliese Michel war sicherlich einerseits Opfer aber in einer gewissen Weise auch selbst Täterin von ihrem eigenen Unglück und die anderen haben alle mitgespielt, weil sie nicht wussten, um was es geht.«

Der Fall des Satanistenpaares wurde von dem Autoren und ehemaligen italienischen Exorzisten Gabriele Amorth so kommentiert:

»Die psychiatrische und psychologische Beurteilung des Paares, narzisstische Persönlichkeitsstörung und Minderwertigkeitsgefühle, die sie durch aggressives Auftreten zu überdecken suchten, zeugt von anthropologischer Hilflosigkeit angesichts des Faktums eines realen personalen Bösen, das ganz offensichtlich den Mann und die Frau geistig, psychisch und physisch massiv im Griff hatte: Weder extremer Narzissmus noch starkes Minderwertigkeitserleben allein führen zu einem solchen perversen und brutalen Verhalten, wenn es nicht zusätzlich dämonisch infiltriert angeheizt wird.«

Unter Einbeziehung der oben geschilderten und höchst befremdlichen Verhaltensentgleisungen, stellt sich mir folgende Frage: Schließt eine psychische Krankheit eine dämonische Besessenheit aus bzw. wird eine dämonische Besessenheit als psychische Krankheit verklärt? Wird das Etikett »psychisch krank« in derartigen Fällen als Totschlagargument eingesetzt, um nicht tiefer in eine Materie eindringen zu müssen, in der alle zur Analyse befähigten Instanzen der jeweils anderen vorwerfen würde: »*Wer nichts weiß, muss alles glauben*«, bzw. im Umkehrschluss »*Die Wahrheit liegt nicht im Wissen, sondern nur im Glauben.*« ?

Die Brücke, die diese Materie zwischen den konträren Instanzen zu schlagen versucht, wird wohl erst dann beschritten, wenn die Wissenschaft ihren Hochmut ablegt, um die Wirklichkeiten hinter der Macht des Glaubens zu erkennen.

Außersinnliche Wahrnehmung im Rahmen psychischer Erkrankungen

Der Hamburger Psychiater Markus Preiter beschreibt in seinem Buch »Die Logik des Verrücktseins« den Fall einer Patientin, die in ihrem psychotischen Erleben eine evolvierte Partneridee im Rahmen eines Liebeswahns entwickelt hat:

Im Bannkreis von Prinz Charles

»Ein anderer Fall irritiert mich nachhaltig bis heute, obwohl er schon viele Jahre zurückliegt. Damals befand sich eine zu diesem Zeitpunkt 65-jährige Patientin zum wiederholten Male in der stationär psychiatrischen Behandlung. Seit Jahrzehnten bestand eine paranoid halluzinatorische Psychose aus dem sogenannten schizophrenen Formenkreis. Der Themenschwerpunkt des paranoiden Erlebens lag in einem genealogischen Wahnsystem, in dessen Rahmen sich die Patientin von adliger Abstammung wähnte, und einer liebeswahnhaften Beziehungssetzung. Als

junge Frau war die Patientin ein Jahr als Au-pair in England gewesen und hatte dabei Zutritt zu einem adligen Haus gehabt. Im Verlauf ihrer psychiatrischen Erkrankung, die erst einige Jahre später einsetzte, entwickelte sie die Vorstellung, selbst adliger Herkunft zu sein. Da unehelich gezeugt, aber von hoher adliger Abstammung, sei sie nach ihrer Geburt heimlich zur Adoption freigegeben und nach Deutschland gebracht worden. Ihre scheinbar leiblichen Eltern in Deutschland hätten ihr die Wahrheit immer vorenthalten. Zuzüglich bestand ein Liebeswahn zu Prinz Charles. Seit Jahrzehnten hörte sie seine Stimme, die auf Englisch in kommentierender und imperativer Weise auf sie einsprach. Sie war felsenfest überzeugt, dass er sie eines Tages zu sich nach England holen werde und sie die Königin von England würde. In die Klinik kam sie mit der Unterstützung ihres geduldigen Ehemannes immer dann, wenn die Stimmen zu bedrängend wurden und sich sogenannte Meinhaftigkeitsstörungen einstellten, in deren Folge sich die Patientin in ihrem Denk- und Handlungsablauf unangenehm und beängstigend beeinträchtigt und beeinflusst fühlte. Sie hatte dann den Eindruck, dass ihre privatesten Geheimnisse öffentlich bekannt seien, sie darüber hinaus in ihren Gedanken, Gefühlen und Bewegungen fremdgesteuert und gegen ihren Willen beeinflusst werde. Es war, als verschmelze sie dann mit Prinz Charles zu einer Personenkonfiguration und verliere dabei ihren personellen innerlichen Kern. Der Aufenthalt in der Klinik mit diskreter Veränderung der Dauermedikation wirkte immer ausreichend entängstigend und konnte die psychotische Überflutung zurückdrängen. Völlige Remission der Symptomatik war viele Jahre nicht mehr gelungen und auch kein Behandlungsziel mehr. Die Patientin lebte dauerhaft in einer privaten Parallelwelt, in der die neuesten »Updates« der Windsorfamilie und ihre Skandale nicht mehr eindrangen.

So hatte sie nie wirklich realisiert, dass Charles und Diana seit 1996 offiziell geschieden waren.

Eines Tages suchte mich die Patientin während des stationären Aufenthalts aktiv auf und erklärte mir, dass sie sich verabschieden wolle. Morgen werde sie endlich und endgültig von Prinz Charles abgeholt und nach England gebracht. Sie habe heute wieder seine Stimme gehört und er habe erklärt, vom nächsten Tag an für sie frei zu sein. Näheres könne sie mir aus Gründen der Staaträson nicht mitteilen. Sie packte erstmalig ihre Sachen und wartete auf den nächsten Tag. Das Behandlerteam machte sich keine weiteren Gedanken, natürlich würde Prinz Charles trotz seiner »Ankündigung« nicht kommen. Der nächste Tag war der 31. August 1997. Diana verunglückte tödlich in Paris bei einem Verkehrsunfall. Der Weg zu Prinz Charles war frei …«

Im Zuge dieses psychotischen Erlebens, dessen Finale auch für den nicht Erkrankten Beobachter einen gewissen Aha-Effekt birgt und aufgrund der Tatsache, dass Phänomene dieser Art im Rahmen psychischer Erkrankungen gehäuft auftreten, möchte ich ein Erklärungsmodell des Physikers Gary Bruno Schmid aus seinem Werk »Tod durch Vorstellungskraft« anbringen:

Nichtlokale Wirkungen im Geist-Gehirn: Ferndenken in lebenden Systemen (FDILS)

Bei den folgenden Ausführungen, handelt es sich um ein Postulat des Physikers Gary Bruno Schmid aus dem Buch »Tod durch Vorstellungskraft.«

Ferndenken in lebenden Systemen (FDILS) ist ein Quan-
ten-Teleportation-Phänomen.

»Physiker reden von Quanten-Teleportation, wenn sie mittels
eines entsprechenden Experiments den Quantenzustand ei-
nes Teilchens einem anderen Teilchen teleportieren, d.h. den
Quantenzustand augenblicklich über eine beliebige Entfernung
ohne den Transport irgendwelcher Energie oder irgendeines in-
formationstragenden Signals übermitteln. Auf diese Art und
Weise werden vermutlich auch Gedanken zwischen entfernten
Geist-Gehirnen teleportiert. Selbstverständlich kann diese Hy-
pothese empirisch verifiziert oder falsifiziert werden. In Analogie
zu den Quanten-Teleportationsexperimenten vermute ich, dass
die Verknüpfung menschlicher Geist-Gehirn-Zustände durch
das gegenseitige Zusammenspiel mit einer gemeinsamen, charis-
matischen Drittperson oder – agens ermöglicht und optimiert
werden kann. Diese charismatische Drittpartei kann ein Fa-
milienmitglied, Freund, Experimentleiter, Geistheiler, Guru,
Häuptling, Medizinmann, Psychotherapeut oder Zauberer etc.
sein oder sogar ein abstraktes Agens wie z.B. eine Glücksfee,
ein Gott, ein gemeinsamer Liebesmythos oder irgendein anderes
Glaubenssystem.

Die gemeinsame erwartungsvolle Aufmerksamkeit, der gemein-
same Glaube, das kollektive Vertrauen oder die allgemeine Hoff-
nung in diese Drittpartei ist meiner Meinung nach die »ver-
knüpfende Voraussetzung« jedes reliablen FDILS-Phänomens
oder – Experiments:

Die charismatische Drittpartei spielt hier die Rolle einer son-
derbaren Quelle (im physikalischen Fachjargon: einer Ein-
stein-Podolsky-Rosen [EPR] Quelle). Diese sendet in den

analogen Quanten-Teleportationsexperimenten ein dienendes
Paar verschränkter Teilchen aus, das die zwei Experimento-
ren, zwischen denen die Teleportation eines Quantenzustan-
des stattfinden soll, bekommen; das verschränkte Hilfspaar im
Quantenexperiment ist hier die gemeinsame erwartungsvolle
Aufmerksamkeit, der gemeinsame Glaube etc. der zwei über das
Ferndenken verknüpften Personen. Dies charismatische Agens
bzw. diese EPR-Quelle ist notwendig für den Erfolg und für die
Reliabilität der Fern- bzw. Quanten-Kommunikation zwischen
den zwei Gläubigen bzw. zwischen den zwei Experimentatoren.
Die folgende Tabelle soll die Analogie deutlicher machen.

Phänomen	Notwendige verknüpfende Voraussetzung für die Optimierung der Reliabilität	Mechanismus
Quanten-Teleportation	EPR-Quelle	verschränktes Teilchenpaar von der EPR-Quelle an die zwei Experimentatoren geschickt
FDILS	charismatische Drittpartei: Geistheiler, Guru, Medizin-mann etc. oder abstraktes Agens bzw. dessen Stellver-treter, z.B. ein Glaubenssystem bzw. ein Priester	gemeinsame unbewusste Haltung aller drei Personen: erwartungsvolle Aufmerk-samkeit, Glaube, Ver-trauen, Hoffnung etc.

In diesem Postulat geht Schmid von einer nichtlokalen Wechselwirkung zwischen entfernten Geist-Gehirnen aus, die durch ein drittes charismatisches Agens zustande kommt, bzw. besteht. In Bezug auf das oben erwähnte Beispiel »Im Bannkreis von Prinz Charles« ist es jedoch so, dass zwischen Prinz Charles und der Patientin keinerlei reale Verbindung besteht, geschweige denn, dass Prinz Charles eine Kenntnis über die Existenz der Patientin, bzw. ihrer Gedanken hat. Dennoch besteht diese der Pathologie ihres Wahns zugeschriebene Verbindung seitens der Patientin, die darüber hinaus noch mit einer scheinbar zufälligen Vorahnung das Finale dieser Verbindung abschließt. Ich halte es für möglich, dass die nichtlokale Korrelation von entfernten Geist-Gehirnen auch in diesem Fall, bedingt durch das charismatische Drittagens besteht, welches in der gemeinsamen Verbindung zum Adel liegt. Einerseits die reale Adelsabstammung des Prinz Charles und andererseits die Überzeugung, bzw. der Glaube der Patientin, von adliger Abstammung zu sein.

Zu dem Geist-Gehirn der Patientin scheint Prinz Charles, bedingt durch seinen »undurchlässigen« Bewusstseinszustand jedoch keinen bewussten Zugang zu haben, was aber nicht ausschließt, dass auf einer unbewussten Ebene eine Verbindung zu ihr besteht. Eine einseitige außersinnliche Wahrnehmung scheint jedoch, aufgrund der spontanen vorausahnenden Eingebung der Patientin tatsächlich zu bestehen. Es ist nichts darüber bekannt, inwiefern Prinz Charles und die Patientin unabhängig voneinander Übereinstimmungen an dasselbe Glaubenssystem oder eine gemeinsame erwartungsvolle Aufmerksamkeit auf ein bestimmtes übergeordnetes Ziel teilen.

An dieser Stelle sei Folgendes erwähnt:

»Das individuelle Bewusstsein mag Teilnahme an einer globalen Manifestation (Weltseele) haben, welche eine kollektive, interpersonale Funktion des aufmerksamen Geist-Gehirns einschließt. Diese globale Teilnahme an den Ereignissen in der Welt, scheint auf eine sonderbare, pathologische Art und Weise auch bei den psychotischen Erlebnissen beteiligt zu sein.

Die psychische Durchlässigkeit, die allen Pathologien des Selbst und den meisten schizoiden und schizophrenen Störungen gemeinsam ist, kann zu einer bedrohlichen Überflutung von »Sinnen«, »Fühlen«, »Schauen«, »Erinnern« etc. mit Tendenz zum Glauben an übernatürliche Einflüsse, Ereignisse, Geschehnisse und dergleichen führen. Ich gehe davon aus, dass FDILS (Ferndenken in lebenden Systemen) zum Teil für einige dieser ungewöhnlichen Wahrnehmungen psychotischer Menschen verantwortlich sein könnten.«

(G.B. Schmid, Tod durch Vorstellungskraft)

Ich sehe in dem oben erwähnten Fall, der übergeordneten Verbindung der Patientin zu Prinz Charles, Parallelen zu meinen Erfahrungen, die ich bereits im Kapitel »Nirvana – eine unmissverständliche Antwort« und »Der Todesengel von Udo Ulfkotte« beschrieb.

Ich gehe jedoch davon aus, dass das charismatische Drittagens, welches als Verknüpfungsvoraussetzung für die Wechselwirkung zwischen zwei Geist-Gehirnen notwendig ist, nicht nur in einer Drittperson oder einem gemeinsamen Glaubenssytem liegen kann, sondern auch in einer gemeinsamen »Entsprechung«, einer Affinität, die man im Geburtshoroskop ablesen kann. Beispielsweise kann es eine Geist-Gehirn-Verbindung zwischen zwei Menschen geben, die unabhängig voneinander ein ähnliches Schicksal teilen und deren Geburtshoroskope zusätzlich im Vergleich eine identische Häuserverteilung aufweisen, aufgrund der Tatsache, dass sowohl die Sonnenzeichen als auch die Aszendenten identisch sind. Die identische Quersumme der Geburtsdaten kann ebenfalls eine Rolle spielen. Es kommt also eine Wechselwirkung zwischen zwei Geist-Gehirnen zustande, die dieselbe energetische Ausgangsposition haben.

Bei der Patientin aus oben erwähntem Beispiel, liegt im psychiatrischen Sinn eine absurde, evolvierte Partneridee vor, die jedoch auch für den gesunden Beobachter mysteriöse Schnittstellen zur Realität aufweist. Der Weg zu Prinz Charles war frei, aber er war in der Realität nicht für die Patientin frei, sondern für Charles' Geliebte Camilla.

In Analogie dazu waren die Songtexte von Kurt Cobain zwar vermutlich seiner Frau Courtney Love gewidmet, auf einer ganz subjektiven Ebene jedoch erkannte ich eine Vielzahl symbolischer Inhalte, die sich in einer offensichtlichen Übereinstimmung mit bestimmten Perioden meines realen Lebens und letztendlich mit meinem Wesenskern deckten. Das vebindende Drittagens sehe ich hier in der identischen astrologischen Grundenergie, in der gemeinsamen Affinität zur Geburts- und Todessymbolik, sowie in der gemeinsamen Disposition für die bipolare Erkrankung.

»Durch ihre Sensitivität stehen Psychosepatienten ganz allgemein in Kommunikation mit anderen Bewusstseinsebenen und haben dadurch eine verstärkte Fähigkeit, FDILS-Phänomene wahrzunehmen, die durch diesen anderen, außergewöhnlichen Bewusstseinszustand bedingt sind.« (G.B. Schmid, Tod durch Vorstellungskraft)

Es ist offensichtlich, dass innerhalb der erwähnten psychotischen außersinnlichen Wahrnehmung einer der Beteiligten nichts von der Existenz des anderen weiß, während der andere, in diesem Fall der psychotische Patient, die Verschaltungen und Verknüpfungen zu dieser anderen Person durch seinen außergewöhnlichen Geisteszustand spürt, ahnt, bzw. durch Eingebung in Form von konkreten Inhalten Gewissheit zu haben glaubt. Kann man die Existenz dieser Bewusstseinsebene in Frage stellen oder ad absurdum führen, nur weil diese für den Gegenpart, also die Person, auf die sich der Wahninhalt bezieht, auf einer bewussten Ebene nicht zugänglich ist?

Es gibt eine hoch interessante Theorie aus dem Bereich der Kosmologie, die sich auf bewährte Theorien, z.B. die Relativitätstheorie und Theorien der Quantenmechanik stützt. Die Wissenschaftler gehen in dieser kosmologischen Theorie von der Exitenz eines »Multiversums« aus. Dieses Multiversum besteht wiederum aus unzähligen Paralleluniversen und aufgrund des unendlich großen Raumes muss davon ausgegangen werden, dass sogar die unwahrscheinlichsten Dinge irgendwo geschehen. Der Theorie zufolge, existieren in diesen Paralleluniversen unzählige Kopien von uns selbst, mit dem gleichen Namen, dem gleichen Aussehen und dem gleichen Leben. Allerdings unterscheiden sich die Kopien durch eine spezielle Abweichung deutlich von unserem irdischen Ich: Sie treffen andere Entscheidungen. Während mein irdisches Ich darüber zweifelt, ob es sich für die Ausbildungsstelle A oder B entscheiden soll und schließlich doch die Ausbildungsstelle A wählt, wählt meine Kopie im Paralleluniversum die Variante B. Das ist der Kern dieser Theorie auf die einfachste Ebene des Verstehens heruntergekürzt.

Könnte es im Zuge dieser Theorie sein, dass die »adlige Patientin« aus dem Beispiel in Folge ihres psychotischen Erlebens einen wie auch immer gearteten Zugang zu einer ihrer

»Kopien« in einem der Paralleluniversen hat, in dem sich Prinz Charles tatsächlich für sie entschieden hat? Wäre das auszuschließen?

Ein weiteres Phänomen der »aufgelagerten Fernwahrnehmung«:

»In der Tat berichten alleinlebende schizophren veränderte Menschen, dass sie während der Phasen der floriden Psychose oft im Besitz einer Gewissheit sind, durch eine ihnen unheimliche Art der Bewusstheit mehr oder weniger genau zu wissen, wo sich z.B. die Nachbarn (normalerweise ihnen völlig unbekannte Menschen) in ihren jeweiligen Wohnungen aufhalten, wie sie sich dort bewegen oder sonst irgendwie mit den Gedanken oder Energien dieser Nachbarn in Verbindung stehen. Und die Betroffenen können diese lästige »Fähigkeit« kaum ab – oder ausschalten. Es dauert nicht lange bis der leidende Mensch z.B. so paranoid bzw. so stark von einem Verfolgungswahn besetzt wird, dass sein Verhalten die erwartungsvolle Aufmerksamkeit der Mitbewohner auf sich zieht und der Betroffene unfreiwillig hospitalisiert werden muss. Das medizinische Personal schreibt diese Erlebnisse der Pathologie der Krankheit zu. Bis jetzt nimmt anscheinend niemand die Möglichkeit ernst, dass schizophrenes oder psychotisches Erleben im allgemeinen die pathologische Folge einer zufällig wahrgenommenen Hintergrund-FDILS-Aktivität sein könnte: Diese Fernwahrnehmung ist dermaßen auf die sonstige und normale lokale Denkaktivität des lebenden Systems aufgelagert, dass der Organismus sich der Gedanken der anderen ebenso sehr oder sogar mehr wie der eigenen bewusst wird. Diese Hypothese könnte unter Umständen auch das Phänomen des Stimmenhörens teilweise erklären.« (Tod durch Vorstellungskraft, G.B Schmid)

Ambivalente Kommunikation – die alltägliche Schizophrenie

Das schizophrenietypische Auseinanderfallen von Denken, Handeln und Fühlen ist nicht nur den pathologisch Schizophrenen vorbehalten. Wie selbstverständlich und deshalb oft unbemerkt, tritt diese Widersprüchlichkeit zwischen Gedanke, Gefühl und Aktion im alltäglichen Zusammenleben mit völlig normalen Menschen zu Tage. Da diese alltägliche Verwirrungsstiftung allerdings niemanden maßgeblich zu beeinträchtigen scheint, wird sie auch nirgendwo zur Debatte gestellt. Es ist die alltägliche Schizophrenie.

Damit meine ich nicht, dass sich Person A im Restaurant ein paarmal zwischen Fisch und Fleisch umentscheidet, sondern die Tatsache, dass eine spontane Gefühlsregung die Gültigkeit von Grundsätzen, die im Wesenskern verankert liegen, schlagartig erlöschen lässt. Ich meine die daraus resultierende Irreführung jener, die sich im Dunstkreis dieser Verwirrung stiftenden Mitmenschen befinden.

Ich unterteile die Phänomene der ambivalenten Kommunikation in 4 Kategorien:

- Die Verwerfung solider Grundsätze im Zuge einer spontanen Gefühlsregung, die durch andere Personen ausgelöst wird
- Die Verurteilung des eigenen Makels am Bild eines anderen durch Projektion auf einen Stellvertreter
- Starke ambivalente Reaktion auf Menschen, die in einer bestimmten Hinsicht als Gefahr wahrgenommen werden

– Endogen bedingte Meinungsverwerfungen, die ausschließlich von der seelischen Großwetterlage des Betroffenen abhängig sind

Kategorie 1: Verwerfung solider Grundsätze im Zuge einer spontanen Gefühlsregung

Beispiele:
Person A betont, dass Toleranz zur ihrer Grundeinstellung gehört und dass man den Großmut haben sollte, alle anderen, egal welcher Gesinnung und Couleur, einfach machen zu lassen. Kommt es dann jedoch zu einer Situation, in der genau diese Menschen mit Person A zusammentreffen und diese von ihrer unbegrenzten Toleranz Gebrauch machen könnte, reagiert diese plötzlich aus einer spontanen Gefühlsregung heraus abwertend und verurteilend gegenüber genau den Menschen, die von ihr vermeintlich toleriert werden. Diese spontane Gefühlsregung, die zur Verwerfung des Grundsatzes führt, kann beispielsweise durch Eifersucht oder eine bestehende Antipathie gegenüber den anderen anwesenden Personen ausgelöst werden. Auch eine ablehnende Haltung gegenüber der vermeintlich toleranten Person, kann schließlich auch das Gefühl der Intoleranz in ihr auslösen und somit verliert der Grundsatz: »Ich bin jedem gegenüber tolerant«, durch konträre Gefühle, seine Gültigkeit.

Person A zu Person B: »Meine Schwester ist furchtbar. Im Grunde verachte ich sie, für das, was sie mir angetan hat und am liebsten würde ich den Kontakt abbrechen.«

In einem späteren Gespräch zwischen Person A und Person B:

Person B: »*Aber deine Schwester hat dein Unglück ja mit zu verantworten, weil sie so schrecklich ist ...*«

Person A: »Wenn du dich noch einmal negativ bezüglich meiner Schwester äußerst, lernst du mich von einer anderen Seite kennen.«

Person B: »*Aber du hast doch selbst gesagt ...*«

Person A verlässt seine Partnerin, weil diese sich ein Haustier, einen Hund zugelegt hat. Er begründet das vor seiner Partnerin so, dass er Hunde noch nie gemocht habe und dass dies nun der Anlass zu seiner Entscheidung sei, sie endgültig zu verlassen. Ein halbes Jahr später hat Person A eine neue Partnerin, die stolze Besitzerin zweier Hunde ist.

Wenn ich mich im Bekanntenkreis oder auf kommentierenden Onlineplattformen umsehe, fällt mir immer wieder auf, dass viele dieser Menschen für sich selbst festgestellt haben, dass die Menschheit im Gro eine überflüssige Schöpfung ist: parasitär, schlecht und bösartig.

Wenn dann allerdings in den Nachrichten über Todesfälle vereinzelter Menschen berichtet wird, heißt es: »Oh, das ist ja furchtbar ...«

Wenn die Menschheit jedoch so überflüssig ist, dann müsste es doch logisch sein, dass man erfreut ist, wenn es mal wieder ein paar weniger geworden sind.

Kategorie 2: Die Verurteilung des eigenen Makels am Bild eines anderen durch Projektion auf einen Stellvertreter

Beispiele:
Autofahrer regen sich über Fußgänger und Radfahrer auf, die im letzten Moment den Zebrastreifen überqueren wollen.

Sind dieselben Autofahrer jedoch als Fußgänger unterwegs, regen sie sich über den hektischen und unachtsamen Fahrstil der Autofahrer auf.

Nichtraucher, die bis vor kurzem noch Raucher waren, regen sich nun über Raucher auf.

Ehemalige Empfänger von staatlichen Sozialleistungen, verurteilen später aus einer anderen gesellschaftlichen Position heraus die aktuellen Empfänger von staatlichen Transferleistungen.

Da es nicht in der menschlichen Natur liegt, in die Rolle seines eigenen Beobachters zu schlüpfen und sein eigenes Verhalten distanziert und differenziert zu beurteilen, verlegen wir diesen Prozess einfach nach außen, sehen einen Makel, von dem wir selbst betroffen waren, an einem Mitmenschen, um ihn dann dafür zu verurteilen. Dabei vergessen wir, dass wir im Grunde das verurteilen, was wir selber einmal waren. Wenn uns jedoch eine außenstehende Person für einen Makel aus unserer Vergangenheit verurteilt, reagieren wir sofort mit einer Verteidigungshaltung. Eine weitere Absurdität innerhalb der zwischenmenschlichen Kommunikation.

Kategorie 3: Starke ambivalente Reaktion auf Menschen, die in einer bestimmten Hinsicht als Gefahr wahrgenommen werden

Beispiele:
Ich selbst habe während meiner Zeit in einem Studentenwohnheim folgende Erfahrung gemacht: Eines morgens saß ich zusammen mit einem Mitbewohner und dessen Freundin zum Frühstücken im Gemeinschaftsraum. Ich war schon da, während die beiden dazukamen. Der Mitbewohner, Sebastian, begann ein zwangloses Gespräch über den Inhalt der Zeitung, die ich nebenbei las. Seine Freundin reagierte gereizt. Sie machte mir gegenüber eine abfällige Bemerkung und bewog Sebastian dazu, den Raum schnellstmöglich zu verlassen. Diese Frau zeigte mir seitdem mit aller Offensichtlichkeit ihre Ablehnung und Verachtung, indem sie die Augen verdrehte, wenn ich mich mit anderen unterhielt oder indem sie mich einfach nur abschätzig musterte. Während einer feierlichen Zusammenkunft fiel mir auf, dass sie ständig Schnappschüsse mit ihrer Kamera von mir machte und mich schließlich sogar fragte, ob ich mich mal positionieren könnte, damit sie ein Foto von mir machen könne. Sie rückte mich an diesem Abend in den Mittelpunkt, aus dem sie mich vorher immer zu verdrängen versuchte. Sie war wie ausgewechselt. Später erfuhr ich sogar von einer schwärmerischen Reaktion ihrerseits, auf einen Beschwerdebrief von mir, der an einen bestimmten Mitbewohner gerichtet war und der am schwarzen Brett aushing. Dieser Brief hatte jedoch nichts mit ihr zu tun.

Während ich einem Nebenjob nachging, fiel mir das ambivalente Verhalten einer jungen Kollegin mir gegenüber auf. Sie arbeitete in einer anderen Abteilung, suchte jedoch jeden Vormittag die Abteilung auf, in welcher ich meiner Arbeit nachging, stellte sich dicht neben mich, musterte mich von der Seite, sah mich mit einem lachenden Gesicht an und gab jeden Tag in Kombination mit dieser Mimik einen abwertenden bzw. verhöhnenden Kommentar in meine Richtung ab. Wenn sie das nicht tat, imitierte sie meine Bewegungen, die Art, wie ich lief oder wie ich sprach, in starker Übertreibung. Parallel dazu, fragte sie mich, ob ich sie in meine Freizeitunternehmungen einspannen könne und ob man sich mal zu einem Besuch auf dem Weihnachtsmarkt verabreden könne, obwohl sie mich jedesmal, wenn wir uns im Flur begegneten, starr ignorierte. Dieses Verhalten verwirrte mich, sodass ich dieser Kollegin infolge nur noch mit Ignoranz begegnete.

Ich erkläre mir die Reaktionen dieser beiden Personen so, dass ich durch einen mir nicht bewussten Umstand, sehr gegensätzliche Gefühle in diesen auslöste und sie mich gleichermaßen in einem bestimmten Sinn als Bedrohung wahrnahmen, der man nur durch den Versuch einer Schwächung des Selbstbewusstseins Herr werden konnte.

Kategorie 4: Endogen bedingte Meinungsverwerfungen, die ausschließlich von der seelischen Großwetterlage des Betroffenen abhängig sind

Erste Situation:
Zwei Bekannte während einer Autofahrt. Person A legt eine CD ein.

Person B: »*Oh, ich mach das mal ein bisschen lauter, der Rhythmus begeistert mich.*«

Vier Wochen später dieselbe Situation mit denselben Personen und derselben CD

Person B: »*Das ist ja furchtbares Getrommel. Ich mache das jetzt mal aus.*«

Zweite Situation:
Person C zu Person A: »*Du bist ein Vergewaltiger der Logik ... Nein, du kannst gar kein Vergewaltiger der Logik sein, weil du gar nicht weißt, was Logik überhaupt ist.*«

Einige Wochen später:

Person C zu Person A: »*Du denkst einerseits wahnsinnig logisch, hinterfragst aber nicht.*«

Dritte Situation:
Person D: »*Ich halte überhaupt nichts von Psychologen. Die machen immer die Eltern dafür verantwortlich, wenn die Kinder missraten sind.*«

Einige Zeit später die Beurteilung einer Situation aus dem Umfeld:

Person D: »*Die vierjährige Tochter von XY ist schon jetzt verhaltensgestört und hat Jähzornsanfälle. Kein Wunder, bei der Mutter ...*«

Bei der Zusammenstellung meines sozialen Umfeldes, achte ich darauf, dass ich mich vorwiegend mit Menschen umgebe, die übereinstimmende Kommunikations- und Handlungsmuster umsetzen. Ich habe für mich selbst herausgefunden, dass man, gerade als psychisch Vorbelasteter, seine knapp bemessenen Energieressourcen nicht in die Enträtselung der Beweggründe Verwirrung stiftender Zeitgenossen stecken sollte. Ich kann die fragilen Standpunkte dieser Menschen nicht als Standpunkte bezeichnen, wenn sie bereits durch einen Launenumschwung, eine dritte Meinungseinholung oder eine spontane Gefühlsregung zu erschüttern sind. Ich erkenne in diesen Menschen keinen soliden Wesenskern, da sie ihre Ansichten immer wieder verwerfen und sie in sich keine Struktur bilden können, die auf Stabilität oder wahrhaftiger Überzeugung beruht. Aufgrund dieser Unfähigkeit, ist es ihnen auch nicht möglich, ihren Mitmenschen durch ihr Handeln eine Kontinuität, eine Verlässlichkeit zu vermitteln. Man kann als Außenstehender nur noch anhand der nonverbalen Kommunikation spekulieren, wozu der »Wendehals« tatsächlich tendieren könnte.

Ich selbst kenne drei Schizophreniepatienten, welchen es gelingt, in der alltäglichen Kommunikation fortwährend eine Kongruenz zwischen Gedanken, Gedankenäußerung und Handlung herzustellen. Man erkennt in ihrem Wesenskern ein nachvollziehbares, logisches Gefüge.

Beispiele:

Person E: »*Ich fühle mich in meinem sehr überschaubaren sozialen Umfeld wohl und bevorzuge ein ruhiges Leben. Ich habe zwei Freunde, aber das genügt mir vollkommen. Mein einziges Hobby ist das Computerspielen, dabei kann ich mich entspannen. Ich mag japanische Anime-Figuren. Ich mochte diese schon in meiner Jugend und ich mag sie jetzt immernoch. Es hat sich nie etwas an meiner Leidenschaft für Anime geändert, auch wenn andere versucht haben, mir einzureden, dass es kindisch sei. Es gibt hin und wieder Menschen, die mir einreden wollen, mein Leben sei eintönig und ich hätte mehr vom Leben, wenn alles anders wäre. Ich lasse mich davon jedoch nicht beeinflussen und lebe mein Leben weiterhin so, wie ich es seit Jahren tue. Zu den Menschen, die sich in meinem sozialen Umfeld befinden, habe ich schon seit vielen Jahren Kontakt und meine wenigen Verbindungen erweisen sich als langfristig haltbar, weil ich ein Maß zwischen Bindung und Distanz lebe, welches ich für mich selbst als angenehm erachte. Ich verwirre meine Mitmenschen nicht damit, dass ich sie manchmal mit meinem Nähe-Bedürfnis erdrücke um mich schließlich wieder komplett von ihnen zu distanzieren, sondern mein Nähe-Distanz-Verhalten ist ausgewogen und seit vielen Jahren beständig. Die Menschen in meinem Umfeld akzeptieren das.*«

Person F: »*Seit meiner frühen Jugend, also etwa seit 25 Jahren, habe ich denselben politischen Standpunkt. Ich mache mir Gedanken über die politischen Entwicklungen und komme dabei immer wieder zu demselben Resümee. Ich verteidige meinen Standpunkt vor andersdenkenden Mitmenschen und liefere solide Argumente. Ich bin zuverlässig und wenn ich etwas vereinbare, dann halte ich mich an meine Absprachen und sage nicht grundlos kurz vorher ab. Im Bekanntenkreis nutze ich meine*

Mitmenschen nicht aus, sondern achte darauf, dass ein Gleichgewicht aus Geben und Nehmen besteht. Ich achte darauf, nicht mit leeren Händen bei meinen »Gastgebern« zu erscheinen. Ich interessiere mich für Kunst und Sprachen und baue diese Talente aus. Ich wäre nie auf die Idee gekommen, meine Hobbys gegen ein Leben mit diversen Rauschmitteln einzutauschen. Ich konsumiere nichtmal Alkohol und wenn mir auf einer Party Alkohol angeboten wird, dann bleibe ich bei meiner Überzeugung und lehne dankend ab.«

Person G: *»Die Dinge, für die ich brenne, haben sich schon in meiner Kindheit abgezeichnet. Wenn ich von einer Sache, einer Lebensphilosophie oder einem Menschen überzeugt bin, dann bleibe ich dabei und verteidige meine Überzeugungen, anstatt sie wegen äußerer Einflüsse zu verwerfen. Die Sympathien und Antipathien für Mitmenschen, bilden sich meistens bei der ersten Begegnung heraus und haben Bestand, was bedeutet, dass aus einer feindlich gesonnenen Person nicht über Nacht ein bester Freund wird.«*

Im Laufe mehrerer Jahre, habe ich in meinem Bekannten – und Freundeskreis mehr Menschen aus der »normalen« Liga erlebt, die verwirrende Widersprüchlichkeiten kommunizierten und lebten, als dass ich dieses bei der »schizophrenen« Liga festgestellt hätte. Die wenigen Gegenbeispiele, die ich benennen kann, liegen bei manchen Patienten in einem spontanen Stimmungsumschwung, die eine Unzuverlässigkeit zur Konsequenz haben. Das bezieht sich auf gemeinsam geplante Unternehmungen, die kurzfristig abgesagt werden.

Wenn die Handlung jedoch dem Grundgedanken, der Grundabsicht widerspricht, wenn ein rationales Konzept keinem roten Faden folgt und damit zu einer Absurdität wird, kann kein solides Ziel von allgemeinem Nutzen angestrebt werden. Wenn einflussreiche Persönlichkeiten durch Manipulation ständig einer Meinungsänderung unterworfen wären, dann könnten sich im gesellschaftlichen Zusammenleben keine sozialtauglichen, zielführenden Strukturen herausbilden. Wenn die Frauenrechtlerin Alice Schwarzer damals gesagt hätte: »Wir müssen dafür sorgen, dass Vergewaltigung in der Ehe ein Straftatbestand wird ...« und eine Woche später hätte sie ihre Meinung verworfen, weil sie eine politische Instanz zu dieser Entscheidung manipuliert oder durch Schmiergelder bestochen hätte, dann wäre Vergewaltigung in der Ehe bis heute kein Straftatbestand. Hätte Otto von Bismarck aus einer Laune oder einer Bestechlichkeit heraus seinen Plan zur Einführung des Sozialsystems verworfen, dann ständen wir heute nicht auf den tragenden Säulen dieses Systems.

In den letzten Jahren, hat sich der Begriff der »situativen Ethik« eingebürgert, der dafür steht, dass dieselbe, verwerfliche Situation von einem anderen Standpunkt aus betrachtet völlig unterschiedlich bewertet wird.

Beisiel: Ein Familienvater, der in seiner Freizeit die Dienste von Prostituierten in Anspruch nimmt, aber zutiefst ablehnend reagiert, wenn seine Tochter demselben Beruf nachgeht.

Ein Erwachsener ist nicht dazu gezwungen, sich über Jahre hinweg derartigen Kommunikationsmustern seiner Mitmenschen auszusetzen. Ein Kind jedoch, dass sich in einem unauflösbaren Abhängigkeitsverhältnis zu seinen familiären Bezugspersonen befindet und dass vorerst keine Vergleichsmöglichkeiten hat und davon ausgeht, dass die einzige Wahrheit im gesprochenen Wort der Eltern liegt, kann in eine ernsthafte seelische Schieflage geraten, wenn die Bezugspersonen die Absicht haben, es verrückt zu machen.

Das Bestreben, den anderen verrückt zu machen

Menschen, die ernsthaft davon ausgehen, dass die Entstehung einer Schizophrenie absolut nichts mit der unglücklichen Kombination von innerfamiliären Verflechtungen und deren gruppendynamischer Schieflage zu tun hat, die wenden wiederum einen Mechanismus an, der ebenfalls eine große Rolle in der Schizophrenieentstehung spielt: Die Verleugnung. Es kann nicht sein, was nicht sein darf.

Aus einer Reihe von Beobachtungen und Untersuchungen führender Schizophrenieforscher geht hervor, dass innerhalb der Familien Schizophrener, ein immer wiederkehrendes Kommunikationsmuster existiert, welches fortwährend auftaucht und teilweise völlig unbewusst angewandt wird: Es ist eine Form der Kommunikation, die in der Absicht angewandt wird, den anderen verrückt zu machen.

Der Schizophrenieforscher Harold F. Searles betont, dass dieses Bestreben nur einen Aspekt der komplexen Entstehungsgeschichte der Schizophrenie darstellt und dass ein Mensch nicht allein deshalb schizophren wird, weil ein anderer versucht, ihn verrückt zu machen. Es handelt sich vielmehr um eine Form der Kommunikation, die den Ausbruch der Krankheit begünstigt, wenn bereits weitere kritische Faktoren, die ursächlich für Schizophrenie sind, vorliegen. Die neuere systematische Sicht auf psychosoziale Interaktionsprozesse in Familien zeigt, dass diese Prozesse immer einen zirkulären Hintergrund haben: Eltern beeinflussen nicht nur die Entwicklung ihrer Kinder, sondern auch umgekehrt.

Der Psychiater Arieti, entdeckte das Phänomen der »externalisierten Psychose«: Hier handelt es sich um Menschen, die ihre eigene latent vorhandene Psychose auf eine Drittperson verlegen bzw. übertragen, indem sie beispielsweise Situationen einer »Win-Lose-Kommunikation« schaffen, die bei regelmäßiger Anwendung bei dem anderen Menschen eine Psychose verursacht, während sie selbst von offenen Symptomen verschont bleiben.

Die Mitwirkenden einer weiteren Forschergruppe (Johnson und Mitarbeiter), kamen unabhängig voneinander nach paralleler Therapierung von Schizophreniepatienten und deren Familienmitgliedern zu folgendem übereinstimmenden Ergebnis, wonach » ...*der Ausdruck elterlicher Feindseligkeit durch ein Kind in bestimmten Fällen sowohl in dem Kind eine Psychose verursachen, als auch die Eltern vor der Psychose bewahren konnte. In vielen Fällen entdeckten sie eine Geschichte der psychischen Verletzung des Kindes durch eine und/oder beide Bezugspersonen, die sich in den frühesten Wahnvorstellungen des Patienten in spezifischer Weise widerspiegelte. Von besonderem Interesse ist hier, dass zu den verschiedenen Arten der Verletzung, die sie beschreiben, die Drohung gehörte, der Patient könne geisteskrank werden ...*«
(Searles, Schizophrenieforschung)

Hill sagt, dass die betreffende Bezugsperson, die ihre eigene latent vorhandene Psychose schließlich überträgt, den

Grundstein dafür legt, dass das Kind mit Sicherheit so lebt, wie es ihren eigenen Abwehr- und Aggressionsbedürfnissen zur Vermeidung einer Psychose entspricht.

»Der Sinn der Nutzlosigkeit des Abhängigkeits-Selbstständig-keits-Kampfes, den der Schizophrene führt, besteht in seinem auf Beobachtung gegründeten Glauben, seine Besserung und Gesundung im normalen Sinne, würde die betreffende Bezugs-person psychotisch werden lassen ...« (Searles, Schizophrenie-forschung)

Insgesamt sind die an den Auswertungen Beteiligten Bowen, Hill, Reichard & Tillman, Lidz & Lidz sowie Limentani nach simultaner Therapierung schizophrener Patienten und ihrer Familien zu ähnlichen Schlussfolgerungen gekommen.

Methoden, den anderen verrückt zu machen

Searles betont in seinen Aufsätzen zum Thema immer wieder, dass das Bestreben, den anderen verrückt zu machen, auf ei-ner vorwiegend unbewussten Ebene abläuft und dass es nur *eine* Komponente einer komplexen pathologischen Beziehung darstellt, die einer der Beteiligten oder auch beide keineswegs vollauf kontrollieren können. Generell kann man sagen, dass der Einsatz jeglicher Art von zwischenmenschlicher Inter-aktion, die darauf abzielt, im anderen emotionale Konflikte zu begünstigen, die dazu führen, dass verschiedene Bereiche seiner Persönlichkeit in Widerspruch zueinander gebracht werden, die Tendenz hat, ihn verrückt, (d.h. schizophren) zu machen.

Beispiel: *»Eine Frau berichtet darüber, dass ihr Mann, stän-dig »die Anpassung« ihrer jüngeren Schwester, einer unsicheren*

jungen Frau in Frage stellt, die dadurch zunehmend in Angst
gerate; und er tut das offensichtlich, indem er sie immer wieder
auf Bereiche ihrer Persönlichkeit aufmerksam macht, die ihr
allenfalls schwach bewusst sind – Bereiche, die ganz im Wider-
spruch zu der Person stehen, als die sie sich betrachtet.« (Searles)

Diese Vorgehensweise bewirkt, dass die zur Aufrechterhal-
tung eines funktionsfähigen Ichs notwendigen Verdräng-
ungen geschwächt werden, sodass plötzlich Konflikte und
Ängste auftreten. Ähnliche Mechanismen, lassen sich beim
unerfahrenen oder unbewusst sadistischen Analytiker feststellen, der dazu neigt, den Patienten mit verfrühten Deutungen psychotisch zu machen. Es erfolgt dementsprechend
eher eine Ich-Schwächung und damit das Gegenteil des
eigentlichen analytischen Ziels, welches darin besteht, das
Ich des Patienten zu stärken, indem man ihm durch zeitlich
angebrachte Deutungen dazu verhilft, das bisher verdrängte
Material allmählich aufzuarbeiten.

Konflikt zwischen Stimulierung und Frustration

In den Familien Schizophrener, wird an zahllosen Beispie-
len offensichtlich, dass Bedürfnisse aller Art, die gleichzeitig oder im raschen Wechsel beim Kind zunächst stimuliert
und schließlich frustriert wurden, einen heftigen Konflikt
in ihm auslösten bzw. einen desintegrierenden Effekt hatten. Ähnlich verhält es sich, wenn das Kind den Wunsch hat
oder sich verpflichtet fühlt, z.B. einem Elternteil zu Hilfe zu
kommen: Häufig entdecken wir in der Geschichte schizophrener Patienten, dass eine der Bezugspersonen das Kind
ständig um Sympathie und Verständnis bemühten während

sie zugleich seine Bemühungen, Hilfe zu leisten, zurückwiesen sodass seine echte Zuneigung und sein Wunsch zu helfen, durchsetzt wurden mit Schuldgefühlen, Wut und vor allem vielleicht mit einem Gefühl der eigenen Hilflosigkeit und des eigenen Unwertes. In diesem Zusammenhang haben Bateson, Jackson, Haley und Weakland elterliche Gebote, die einen Grundwiderspruch nach Art des »double bind« enthalten, als wichtig für die Verursachung von Schizophrenie dargestellt.

Ein weiterer verwirrender Mechanismus der Kommunikation, ist das plötzliche Umschalten von einer emotionalen Wellenlänge auf die andere, wie man das so häufig bei den Eltern schizophrener Patienten findet. Ein ständiges, sprunghaftes Umschalten von einem Gesprächsthema auf ein anderes, ohne dass eine deutliche Änderung der Gefühlslage erkennbar wird, ist an sich schon ein Modus der zwischenmenschlichen Gerichtetheit, der auf die psychische Funktion des anderen eine wesentlich desintegrierende Wirkung haben kann. Jeder Therapeut, der mit einem Patienten gearbeitet hat, der eine anhaltende oder starke Verwirrtheit zeigte, wird das bestätigen.

Jede einzelne von diesen Techniken, hat die Tendenz, das Vertrauen des anderen in die Zuverlässigkeit der eigenen Gefühlsreaktionen und in seine Wahrnehmung der äußeren Realität zu untergraben.

In einem Aufsatz von Johnson (1956), findet sich folgende treffende Schilderung der Kindheitsbeziehung schizophrener Patienten zu ihren Eltern: » ...*Wenn diese Kinder den Ärger und die Feindseligkeit eines Elternteils wahrnahmen, wie sie dies bei vielen Gelegenheiten taten, verleugnete der Elternteil seinen Zorn und verlangte vom Kind, ihn ebenfalls zu verleugnen, sodass dieses sich in dem Dilemma befand, entweder dem Erwachsenen oder seinen eigenen Sinnen zu glauben. Glaubte es seinen Sinnen, so behielt es ein ungebrochenes Verhältnis zur Realität. Glaubte es dem Erwachsenen, so behielt es die benötigte Beziehung, jedoch um den Preis einer verzerrten Wahrnehmung der Realität. Verleugneten die Eltern wiederholt ihre negativen Gefühle, so konnte das Kind nicht dazu kommen, eine adäquate Realitätsprüfung zu entwickeln.*« (Searles)

Searles erkannte, dass diese unbewussten Techniken, die darauf abzielen, die Ich-Entwicklung zu stören bzw. zu unterminieren, in einer größeren Dimension, auf dem Gebiet der internationalen Politik und der Kriegsführung ganz bewusst in Form der Gehirnwäsche eingesetzt werden.

Im Leben des Kindes, das einmal schizophren werden wird, sind die elterlichen Verhaltensweisen, die seine Integration hintertreiben, regelmäßig von einem Verbot begleitet, sich anderen Personen zuzuwenden, die seine Gefühlsreaktion bestätigen und es gegen die von den Eltern eingegebene Angst absichern könnten, es müsse »verrückt« sein, wenn es so »unvernünftig« auf die Erziehungsperson reagiert.

Motive hinter der Absicht, den anderen verrückt zu machen
Das Bestreben, den anderen verrückt zu machen, gleicht in einigen Fällen, einem psychologischen Tötungsakt. Dabei liegt der Drang zugrunde, den anderen zu zerstören, sich seiner gänzlich zu entledigen, als wäre er körperlich vernichtet. In diesem Zusammenhang muss festgestellt werden, dass eine Psychose, die schwerwiegend genug ist, jahrelange stationäre Aufenthalte zu erfordern, in der Tat dazu dient, den Patienten

fast so wirksam an der ständigen Teilnahme am Leben zu hindern, wie sein Tod es tun würde. Das führt in einigen Fällen so weit, dass Eltern eines lange psychotischen, hospitalisierten Kindes verlauten lassen, es sei gestorben oder die verbliebenen Familienmitglieder vermeiden jeden Hinweis auf den Patienten in ihrem alltäglichen Umfeld. Sie vermeiden es, den Patienten bei der Klärung anstehender Familienfragen zu konsultieren oder ihn darüber zu informieren, ganz so, als hätte er bereits das Zeitliche gesegnet.

Hinter der Absicht, den anderen verrückt zu machen, kann sich außerdem der Wunsch verbergen, die bedrohliche Verrücktheit in einem selbst nach außen zu übertragen und damit loszuwerden. Es ist bekannt, dass die Familien von Schizophrenen dazu neigen, den Patienten als *den* »Verrückten« in der Familie zu brandmarken und ihn zu einem Sammelbecken für sämtliche unliebsame Eigenschaften, für die Verrücktheiten der verschiedenen anderen Familienmitglieder zu machen. Nach den Auswertungen einiger wertvoller Beobachtungen der o.g. Schizophrenieforscher, kommt man zu der Auffassung, dass die Verrücktheit des Patienten in beträchtlichem Maße zurückführt auf die Introjektion eines verrückten Elternteils. Es gelingt dem betreffenden Elternteil so, durch bestimmte, verzerrte innerfamiliäre Interaktionsmuster, dem Kind schließlich die eigene »Verrücktheit« aufzubürden.

Ein weiteres Motiv, das hinter diesem Bestreben erkennbar ist, ist der Wunsch, einer unerträglich konfliktreichen und höchst angespannten Situation ein Ende zu bereiten. Droht einem beispielsweise ein Elternteil fortwährend damit, er werde verrückt werden, wobei er unterschwellig signalisieren will, welche Katastrophe es für einen wäre, wenn diese unersetzliche Person die Szene verlassen würde, so kann man aus guten Gründen versucht sein, alle Hebel in Bewegung zu setzen, um sie verrückt zu machen und damit selbst den Faden zu kappen, an dem das Damoklesschwert über dem eigenen Kopf hängt; wenn es sowieso fallen wird, dann hat man wenigstens die Genugtuung, dass die unvermeidliche Katastrophe durch die eigene Hand ausgelöst wurde.

Durch regelmäßige Beobachtungen, konnten die Forscher feststellen, dass die Patienten dazu neigen, sich irgendeine Katastrophe zuzuziehen, die als unvermeidlich empfunden wird, um auf diese Art unerträgliche Gefühle der Hilflosigkeit und der Anspannung zu vermindern. Diese Hilflosigkeit wird durch die quälende Unsicherheit der ständig ambivalent-symbiotischen Beziehung zu dem entsprechenden Elternteil verursacht.

Die weiteren Motive hinter dem Bestreben, den anderen verrückt zu machen, möchte ich nur kurz anreißen. Harold F. Searles beschreibt sie in seinem Buch »Der psychoanalytische Beitrag zur Schizophrenieerforschung« ausführlich.

Hinter den Motiven der Verwirrungsstiftung, verbirgt sich des Weiteren der Wunsch zur Linderung einer unerträglichen Einsamkeit. Dieser Wunsch entsteht in dem Elternteil, der eine symbiotische Beziehung mit dem Kind eingegangen war. Eine andere Absicht ist der Wunsch, zu einer gesünderen Intimität in der Eltern-Kind-Beziehung zu kommen.

Ein Elternteil kann dem Kind gegenüber die Drohung aussprechen, dass es diesen verrückt mache, wenn es zu einem

Individuum werde, wenn also eine psychologische Ablösung erfolgen würde. Hier liegt das Motiv in einer ständigen Wiedererlangung der Befriedigung, die der symbiotischen Beziehung zum Kind innewohnen. Diese Symbiose wird, trotz ihrer destruktiven Merkmale vom Elternteil als befriedigender empfunden als eine psychologische Ablösung des Kindes.

Die Gesamtheit der destruktiv-bindenden Kommunikationsmuster, die in dem Verdacht stehen, den Ausbruch einer drohenden Schizophrenie zu begünstigen, werden als »double bind« bzw. als Doppelbindung bezeichnet. Die Mechanismen dieser Kommunikationsformen, führen denjenigen, der einmal an Schizophrenie erkranken wird, zielsicher in die Sackgasse der Handlungsunmöglichkeit. Er erlebt eine solche Doppelbindung als aussichtslos, undurchsichtig, unabänderlich und existentiell bedrohlich.

Dieses Erleben ist dadurch begründet, dass
— seine Reaktion in diesen Situationen immer negativ bewertet wird und er durch seine Bezugsperson/en immer wieder mit seinem falschen Verhalten konfrontiert wird. Alle ihm zur Verfügung stehenden Reaktions-Alternativen würden sich in Gegenwart seiner Bezugspersonen ebenfalls als falsch erweisen.
— nach Durchführung destruktiver Kommunikationstechniken dieser Art, ist es von Seiten des Verursachers nicht erwünscht, eine Meta-Kommunikation mit dem späteren Patienten einzuleiten, die unter Umständen zur Benennung der einseitig erlebten Destruktivität führen könnte. In einer Meta-Kommunikation unterhalten sich zwei an einer vorherigen Kommunikation beteiligten Personen über die Wirkungsweise, die Absicht und die Dynamik ihres Gespräches

und bekommen so einen Einblick in die jeweilige Sicht des anderen. Dadurch können Verständigungsfehler bereinigt werden.. Eine Doppelbindung lässt jedoch keine Meta-Kommunikation zu.

- durch das bestehende Abhängigkeitsverhältnis sieht er sich dennoch dazu gezwungen, es den Bezugspersonen recht zu machen.
- der Betroffene kann die Situation nicht verlassen

Interessant, weil überraschend, ist auch die Erkenntnis darüber, von welchen Parametern es abhängt, wer innerhalb einer familiären Kritikäußerung letztendlich mit seinen Ausführungen »recht hat.«

Es liegt immer derjenige falsch, der das schwächer ausgeprägte Selbstvertrauen hat und dessen Position im bestehenden Machtgefälle unterhalb angesiedelt ist. Die Beantwortung der Frage wer unrecht hat, wird also nicht aus der Berechtigung der Kritik generiert und ist somit keine Frage von inhaltlichen Wahrheiten.

Eine gesunde Akzeptanz der Kritik erfolgt nur, wenn eine vertrauensvolle Beziehung zwischen Bezugsperson und Kind besteht. In diesem Falle bewirkt die Kritik keine Beschädigung der kindlichen Persönlichkeitsintegrität. Sie wird dann negativ uminterpretiert, wenn bezüglich des Kindes eine Feindbildprojektion vorliegt.

Eine immer wiederkehrende Aussage der Opfer von Double-Bind-Beziehungsmustern lautet: »Ich kann es meinen Eltern nie recht machen.«

»Nach der Libidotherapie im Sinne Freuds und Abrahams, besteht der Kern der schizophrenen Störung in einer Aufgabe von Objektbeziehungen und einer Regression in primären Narzissmus – ein psychotischer Zustand, in dem zwischenmenschliche Beziehungen noch nicht existieren.« (Alanen, Schizophrenie: Entstehung, Erscheinungsformen und bedürfnisangepasste Behandlung)

Innerhalb der Kommunikationsstruktur der Familien Schizophrener, hat sich gezeigt, dass die Kommunikationsstörung dadurch bedingt ist, dass einerseits eine generelle Vermeidung von Gefühlsäußerungen zu erkennen ist und andererseits eine gestörte Kommunikationsdynamik, die sich durch ein rigides Festhalten am Thema äußert und nicht etwa durch einen abschweifenden, unorganisierten Stil.

In Bezug auf die Zeit nach der stationären Behandlung von Schizophreniepatienten, hat der Schizophrenieforscher Brown herausgefunden, dass die Patienten, die in Familien mit einem ausgeprägten emotionalen Engagement zurückkehrten zu einem Anteil von fünfzig Prozent innerhalb der ersten neun Monate nach ihrer Entlassung rückfällig wurden. Dieses emotionale Engagement äußert sich u.a. durch »eindringende Verhaltensweisen«. Die Untersuchungen ergaben, dass tatsächlich ein eher beruhigender, weniger schädlicher Einfluss von Familien mit niedrigem emotionalen Engagement ausgeht.

Prinzhorn und die schizophrenen Meister

Eine besonders eindringliche Form von Kunst, die weniger aus den Freuden der Ästhetik entstand, sondern aus einem Überlebenskampf des Selbst heraus geboren wurde und die jahrzehntelang in den Archiven einer Heidelberger Psychiatrie zu verstauben drohte, gelangt seit dem Jahr 2001 an eine breite Öffentlichkeit. Der Psychiater und Kunsthistoriker Hans Prinzhorn widmete einen Teil seines Lebens seiner Leidenschaft für die stigmatisierte Kunst von »Geisteskranken«. Es sind die Werke psychisch kranker Patienten, die Prinzhorn zwischen 1919 und 1921 durch Recherche und Korrespondenz mit psychiatrischen Einrichtungen in einer groß angelegten Sammlung zusammentrug. Kunst, die in etablierten Künstlerkreisen nie salonfähig wurde und deswegen als »Outsider-Kunst« bezeichnet wird. Prinzhorn erkannte die Aussagekraft der Parallelwelten, die sich in den Kunstwerken der Patienten widerspiegeln. Er sah in den kreativen Äußerungen so etwas wie eine eigene Sprache und betrachtete den unversiegbaren Inspirationsfluss der Patienten als den Schlüssel zur wahren Kunst. Er war sich sicher, dass nur Menschen in einem bestimmten Geisteszustand einen Zugang zu dieser Welt hatten, die sie dann in kreativen Prozessen festhielten.

Zu einigen Patienten stellte Prinzhorn einen persönlichen Kontakt her und ernannte am Ende der analytischen Interpretationen seine 10 schizophrenen Meister.

Unter ihnen der Elektrotechniker August Natterer. Er wurde mit 39 Jahren infolge psychotischer Symptome in eine psychiatrische Einrichtung eingewiesen. Dort verbrachte er ein viertel Jahrhundert. Als Kompensationsmechanismus in Folge sexueller Unausgeglichenheit, schuf er sich im Wahn eine zweite Identität. Er machte ein Familiengeheimnis zum Mittelpunkt seines künstlerischen Schaffens, entwarf ein imaginäres Familienstammbuch und fand sich selbst als Nachfahre Napoleons wieder. Sein Großvater war mit einer Französin verheiratet. Während das Land vom ersten Weltkrieg erschüttert wurde, richtete Natterer schriftliche Petitionen an Fürsten und Regierungen. Er ging davon aus, dass der erste Weltkrieg zu seiner Befreiung geführt werde.

Natterers wohl bekanntestes Werk »Weltachse mit Haase«, war die kreative Aufarbeitung seiner großen Vision, in der ihm nach eigenen Aussagen in einer halben Stunde die Welt in tausenden Bildern offenbart wurde. In seiner Parallelwelt lag sein Fokus auf einer Hexe, die in seinen Augen die Welt erschuf und deren Wesenszüge sich in allem was existiert, wiederfanden. Ihre Gestalt manifestierte sich immer wieder in seinen Werken. Sie schien der Dreh- und Angelpunkt seiner Gedanken. In einem naiven, feingliedrigen Landschaftsbild, ist sie als ätherisches Wesen zu erkennen, das farblich nahezu mit dem Hintergrund verschmilzt.

Ein weiterer Patient, der sich der Gestaltung dreidimensionaler Objekte widmete, war der Maurer Karl Genzel. Bevor er mit 36 Jahren in die psychiatrische Anstalt kam, wurde er mehrfach als Kleinkrimineller auffällig, der sich gegen das Gesetz auflehnte. Er war Vater zweier Töchter. Seine Ehe wurde bereits nach sieben Jahren geschieden. Als er in der Anstalt seine Leidenschaft fürs Modellieren entdeckte, verwendete er zunächst gekautes Brot als Provisorium, um daraus erste Figuren zu formen, die eindeutig sexuellen Charakter hatten. Erst später, als das nötige Material zur Verfügung gestellt wurde, entstanden Figuren aus Holz. Genzel's Skulpturen sind kulturübergreifend und weisen teils indianische, teils afrikanische Züge auf.

Ein Wesen, welches in seinen Schnitzereien immer wieder Gestalt annahm, war das Zwitterwesen. Es handelte sich um Doppelfiguren, die bei frontaler Ansicht zunächst ein männliches Wesen erkennen lassen und deren Rückansicht die weibliche Seite darstellt. Genzel wollte den Gegensatz zwischen männlich und weiblich aufheben. Er ging davon aus, dass der Distanz schaffende Kontrast zwischen Mann und Frau in einer bestimmten geistigen Dimension außer Kraft tritt. Um den Wunsch nach Unabhängigkeit vom weiblichen Teil des Schöpfungsaktes darzustellen, modellierte er einen König, der seinen eigenen Nachwuchs gebärt. Die Ärzte diagnostizierten Schizophrenie. In der Anstalt war sein Temperament durch unablässigen Tatendrang charakterisiert, dem Resignation und Tatenlosigkeit folgten. Im Wahn kämpfte er gegen seine Verfolger und erging sich in Wut und Isolation. Er verbrachte die restlichen achtzehn Jahre seines Lebens in der Anstalt.

Eine ganz eigenständige und auf sich selbst zurückgeworfene Ausdrucksform, bilden die Sehnsuchtsbriefe der Patientin Emma Hauck. Prinzhorn jedoch verkannte die Energie, die in diesen schriftlichen Botschaften steckte, die er damals nur als »ansehnliches Gekritzel« bezeichnete. Emma Hauck's Briefe bestanden aus einer fortwährenden Wiederholung von Aufforderungen, Bitten und der Wunschformulierung nach Nähe, die an ihren Mann gerichtet waren. Aus der Ferne wirken Ihre Briefe wie Zeichnungen.

In einem wesentlich umfassenderen Aktionsradius erging sich der Kaufmann Josef Heinrich Grebing.

Er schuf sich in seiner Parallelwelt ein globales imaginäres Handelsimperium, in dessen Strukturen sämtliche Familienmitglieder eingewoben waren. Seine Welt war gespickt mit geheimnisvollen Symbolen, die er in selbst entworfenen Kalendarien festhielt, die bis weit ins 21. Jahrhundert hineinreichten. Es waren die Symbole der Planeten, die sich auch heute noch in der Astrologie wiederfinden. Er sah sich selbst als »Zeit- und Welt-Verwalter«. In der Ereignislosigkeit und der Isolation hinter unüberwindbaren Anstaltsmauern, schuf sich Grebing über einen Zeitraum von mehr als 40 Jahren eine eigene Welt, mit der er seinem Leben eine Struktur gab.

Der Bauzeichner Joseph Schneller erschuf in einem Dauerprojekt den Grundriss für ein überdimensionales Bordell: Das »Lustspur-Depot«. Nach seinen Einschätzungen würde es 400 Jahre dauern, um diese Gebäude zu realisieren. Er sah sich selbst in der Bestimmung als »Niveau-Welt-Naturleiter« und unterzeichnete Schriftstücke mit selbst entworfenen kunstvollen Initialen. Er glaubte, dass er eine besondere Verbindung zum Hochadel unterhielt, dessen Lebenserhaltung er gewährleistete. Eine Maschine saugte demnach seine Körperflüssigkeiten ab, die wiederum den Machthabern und Regenten in einer »Substanzen-Auswechslungs-Transmission« zugeführt wurden.

Infolge der Paranoia, entwickelte der Patient ein ausgeprägtes Misstrauen gegenüber Mitmenschen. Er war außergewöhnlich verschlossen und wegen hoher Reizempfindlichkeit und

cholerischem Temperament die meiste Zeit in einem Einzel-
zimmer untergebracht. Seine kreativen Ergüsse bezeichnete er
selbst als »gleichgültigen Zeitvertreib«. Im Gegensatz zu seinem sadistischen Lebenswerk. In einem Konvolut von Zeichnungen, stellte er halbnackte Frauen in Korsetts dar, die sadis-
tisch miteinander interagieren. Folter, Verstümmelung und
hierarchische Gefälle wurden auf den Bildern ersichtlich. Die
Frauen besetzten verschiedene Positionen in Erziehungsein-
richtungen und Zuchthäusern. Die sadistischen Handlungen
wurden in sterilen Räumlichkeiten vollzogen, vorwiegend in
gefliesten Baderäumen. Seine Depression gründete sich auf
der Furcht vor dem weiblichen Geschlecht.

Die Furcht vor dem Unbekannten, manifestierte sich auch in
Wahnvorstellungen, in welchen der Fokus der Patienten auf
scheinbar leblosen Objekten lag.

Die technischen Errungenschaften der 20er Jahre waren die
Ursache einer allgemeinen Ambivalenz. Die maschinellen
Konstruktionen riefen Faszination und Einschüchterung
zugleich hervor. So wurden Maschinen in dieser Zeit auch
immer häufiger zum Symbol in Psychosen.

Eine eindrucksvolle und beängstigende Konstruktion aus
Holzfässern, Lederschläuchen und Planken ist der Air-Loom,
der Luftweb-Stuhl, der nach Zeichnungen eines Patienten
von einem britischen Künstler dreidimensional realisiert
wurde. Dieser »Beeinflussungsapparat« bildete das Zentrum
der Wahnvorstellungen des britischen Patienten James T.
Matthews. Der Patient erging sich in der Überzeugung, dass
diese Maschine abstoßende Gerüche verströme und dadurch
seinen Willen steuere. Er ging davon aus, dass feindselig ge-

sonnene übergeordnete Strategen die Maschine nutzten, um die Bevölkerung zu manipulieren.

Gerade bei männlichen Patienten schleicht sich die Maschine ins Wahnsystem ein, die in den kreativen Intervallen der Betroffenen als übermächtiges Symbol erscheint. Der Landarbeiter Josef Mohr ging in seinem Wahn von einem mobilen Beeinflussungsapparat aus. Auf dem Höhepunkt seiner Psychose sah der Patient seine Gesundheit bedroht. Die elektrisch erzeugten Wellen, die die Maschine aussendete, sollten durch ein Hemd aus Alufolie abgewehrt werden. Er bestand schließlich darauf, zu seinem Schutz ein solches Hemd zu tragen. In einer seiner Zeichnungen stand er selbst als Opfer vor Gericht. Seine Feinde, die den Beeinflussungsapparat steuerten, hatten die Macht, über Leben und Tod zu entscheiden.

In einem umgekehrten Machtverhältnis, standen die Wahninhalte des Baron Heinrich von Wieser. In seinen selbst geschaffenen »Willenskurven« wird der Betrachter durch aufmerksame Beobachtung von gefährlichen Energien heimgesucht. Seine Napoleonskurve gründete sich auf einer bestimmten Logik. Auf einer Landkarte markierte der Patient namenhafte Schauplätze von napoleonischen Kämpfen, verband dieses Punktesystem zu einer Kurve und erdachte schließlich eine Gebrauchsanweisung für diese Napoleonskurve. Zeichnet der Betrachter die Linie dieser Kurve mit dem Kopf nach, würde sich ein Teil von Napoleons eigener Kraft in ihm entwickeln. Von Wieser schrieb der Kurve magische Bedeutung zu. Diese aufgenommene Kraft konnte wiederum von dem Betrachter der Kurve weitergegeben werden. Von Wieser glaubte schließlich, dass er lose Graphitkörner auf einem Blatt allein durch seine visuelle Aufmerksamkeit dazu zwingen könne, Form und Gestalt anzunehmen, ohne auch nur eine Hand zu bewegen. Mit Magie kämpfte er gegen die Gefangenschaft in zu engen inneren und äußeren Bewusstseinsgittern an. Ein Kompensationsmechanismus, der damals wie heute präsent ist.

Der Künstler, den Prinzhorn von seinen zehn schizophrenen Meistern am höchsten schätzte, war der Kunstschlosser Franz Karl Bühler. Nach seiner Entlassung als Lehrer an einer Straßburger Kunsthandwerkschule, entwickelte er eine ausgeprägte Paranoia und verbrachte seitdem mehr als 4 Jahrzehnte in psychiatrischen Anstalten. Bühler kann sich nicht mit seinem Patientenstatus arrangieren und sieht sich selbst als Arzt Dr. Bühler. Er sammelte Informationen über seine Mitpatienten und fertigte Steckbriefkarteien an, die skizzenhafte Porträtabbildungen der Patienten enthielten und dokumentierte den Anstaltsalltag. Der Kunstschlosser gelangte vor seinem Anstaltsleben durch bedeutende Auszeichnungen in seinem Fach zu Ruhm und Ehren. Auch während seines Lebens in der Anstalt, wurden seine Tore mit den gewaltigen Ornamenten vielfach ausgestellt. Er galt als Virtuose auf seinem Gebiet. In der psychiatrischen Einrichtung, erschloss sich ihm eine neue Art der Kunst. Er begann zu zeichnen und zu malen. Seine Ergebnisse beeindrucken durch die Komposition der Farben. Immer wieder bildete er selbst einen Bestandteil seiner Werke. Als Harlekin, umgeben von weiblichen Wesen. Als Maler, schutzbedürftig in den Armen eines Engels, wo er selbst seine Palette wie einen Schild zur Abwehr vor sich hält.

Selbst die anerkannten, namenhaften Künstler dieser Zeit waren beeindruckt von der Tiefe dieser Werke. So kam Alfred Kobin, ein Expressionist der damaligen Zeit zu dem Resümee: »Man fasst sich an den Kopf bei dem Gedanken, dass dies ein Irrer gemacht haben soll.«

Selbst in den Pariser Kunstkreisen sorgte Prinzhorns Buch für Aufsehen. Die Outsider-Kunst von Prinzhorns Meistern hatte eine anregende bis inspirierende Wirkung auf Expressionisten wie Klee oder Max Ernst.

Eine weitere weibliche Künstlerin aus Prinzhorns Sammlung war Else Blankenhorn. Ihre Werke hatten nachhaltige Wirkung auf den damaligen Expressionisten Ernst Ludwig Kirchner, der selbst Patient im Kreuzlinger Sanatorium Bellevue war. Das Ölgemälde »roter Reiter auf rotem Pferd« kommentierte er mit den Worten: »Sie hat alles erreicht, was ich anstrebe.«

Erst nach sieben Jahren ihres Anstaltsaufenthaltes, begann sie zu malen. Ihre schriftlichen Ausführungen und ihre Ölgemälde, die sie vorerst niemandem zugänglich machte, zeugten von ihrer nach außen hin abgeschotteten Innenwelt. Zu ihrem Lebenswerk wurde sie schließlich durch innere Stimmen motiviert. Sie hielt sich für die Ehefrau von Kaiser Wilhelm II. und hatte aus dieser gesellschaftlichen Position heraus ein großes karitatives Projekt zu erfüllen: Sie gestaltete bunte Geldscheine, mit welchen sie die Ausgrabung, die Erlösung und die physische Ernährung aller begrabenen Liebespaare finanzieren wollte, die vor dem jüngsten Gericht auferstehen würden. Die Summen dieser Geldscheine überstiegen alle weltlichen Zahlenvorstellungen und wurden von ihr selbst mit erfundenen Fantasiewerten, wie Quadruplonen und Zentruplonen versehen. Sie gestaltete die Scheine mit immer neuen Ausführungen von engelsgleichen, geschlechtslosen Flügelwesen. Die Beine dieser Wesen waren zu einem Schwanz zusammengewachsen, damit nichts passieren konnte. Else Blankenhorn standen damals Kunstmaterialien zur Verfügung, auf die andere Anstaltsinsassen verzichten mussten. Sie verfügte über Leinwand und Ölfarbe.

Die Frauen auf ihren Ölgemälden wirken durchlässig, fast ätherisch. Ihre Körper sind nur angedeutet. Mit ihren fantasievollen Ausführungen kompensiert sie das Ausgeschlossensein von ihrer Rolle als Frau in einem bürgerlichen Leben. Ihre Werke symbolisieren eine innere Sehnsucht. Obwohl ihr Werk bis heute nicht an Faszination verloren hat, gehört Else Blankenhorn nicht zu Prinzhorns 10 Meistern.

Prinzhorn hat die Verbrechen der Nazis an seinen Künstlern nicht mehr erlebt.

Einige Werke der Sammlung wurden den Nazis für ihre Ausstellung »Entartete Kunst« zur Verfügung gestellt. Die Wanderausstellung zog 1937 durch verschiedene deutsche Großstädte. Eine propagandistische Filmdokumentation der damaligen Zeit berichtete über diese Ausstellung, mit dem Kommentar, dass diese Werke »Fieberfanatsien unheilbar kranker Hirne« seien, die nur von den Juden als künstlerische Offenbarung angesehen wurden. Der Vernichtung unwerten Lebens, welche im Herbst 1939 durch Hitler eingeläutet wurde, fielen insgesamt 200 000 Menschen zum Opfer. Unter ihnen diverse Künstler der Prinzhorn-Sammlung.

Von der Zeit des Sammelprojekts bis zur Wiederentdeckung und Aufarbeitung der über 5000 Einzelstücke, sollten 40 Jahre vergehen. Erst Anfang der 60er Jahre durchsuchte man die alten Holzschränke der psychiatrischen Klinik Heidelberg, die randvoll mit Aktendeckeln aus früheren Zeiten waren, in welchen sich die Kunstwerke befanden. In den ersten Jahren nach dem Krieg interessierte sich niemand für die verrückte Kunst. Heute hat die Sammlung zu weltweitem Ansehen gefunden. In ganz Europa, Japan und den USA können sich nun die Besucher selbst ein Bild davon machen, welches Maß an emotionaler Wirkung von diesen kreativen Hinterlassenschaften ausgeht.

Ein imposantes und einem höheren Zweck gewidmetes Kunstwerk fand vor einigen Jahren Einzug in die Sammlung Prinzhorn. Es ist die Papierbatterie der Vanda Viera Schmidt, die sie selbst als »Friedensbatterie« bezeichnet. Das gewaltige Werk der 67 jährigen Patientin, die in einer betreuten Wohngruppe lebt, war wegen eines Umzuges beinahe dem Untergang geweiht. Eine engagierte Mitarbeiterin der Wohngruppe wusste dies jedoch in letzter Minute zu verhindern, indem sie sich bei der Sammlung Prinzhorn meldete und einen Termin zur Besichtigung des Kunstwerkes vereinbarte. Es handelte sich um mehr als 250 000 bemalte Blätter, die im Keller der Wohneinrichtung aufgetürmt waren. Vieira Schmidt zeichnete zu diesem Zeitpunkt bereits seit zehn Jahren obsessiv. Ihre Zeichnungen, die teilweise wie naive Kinderbilder wirken, sind mit magischen Mustern und Zeichen versehen. Die Anzahl der Blätter hat sich in den letzten Jahren verdoppelt. Sie sind in mehreren Stapeln aufgetürmt und entfalten nur in exakt dieser Stapelreihenfolge ihre Wirkung. Die Malereien sind größtenteils nicht komplex, sondern folgen einfacheren Grundmustern, wobei jedoch eine ausgeprägte Sicherheit in der Blattgestaltung sichtbar wird. Vieira Schmidt hatte in ihrer Vergangenheit immer wieder Malunterricht bei Privatlehrern parallel zu ihrer beruflichen Tätigkeit. Es folgten vermehrt Aufenthalte in der Psychiatrie. Beim Wiederaufbau der Papierbatterie im Museum der Sammlung Prinzhorn wurden jedoch auch ausgeklügelte Zeichnungen gefunden.

Sie ist davon überzeugt, dass Leponex, ihre Medikation, Uran ist und dass sie durch Uran-Elektrizität über mehrere Stunden pro Tag Stromschlägen am ganzen Körper ausgesetzt ist. Sie geht davon aus, dass Menschen, die Botschafter des Teufels sind, Unschuldige mit Stromschlägen und Uran foltern und töten. Mit ihrer Kunst will sie gegen das Böse in der Welt ankämpfen und auf einem übergeordneten Weg dafür sorgen, dass die Menschheit für alle Ewigkeit in Frieden lebt. Sie selbst sagt, dass sie schon fast fertig sei mit ihrer Friedensbatterie. Sie bezeichnet sich als Medium, als Mittlerin zwischen der göttlichen und der hiesigen Welt. Die Ärzte diagnostizierten Paranoia und Schizophrenie. Die Kunst hilft ihr stabil zu bleiben, denn seit fünf Jahren haben sich ihre Symptome nicht verschlimmert. Die Aktualität ihres Werkes resultiert aus ihrer intensiven Beschäftigung mit politischen, wirtschaftlichen und sozialen Problemen, die unseren Alltag begleiten. Sie ist immer auf dem neuesten Stand bezüglich der Kriegsentwicklung und deren Auswirkungen. Ihre Zeichnungen sind ein kreativer Widerstand gegen das Böse. Zusätzlich besiegelt sie ihre Arbeiten mit Codes in Form von Zahlenfolgen. Die Friedensbatterie soll das Böse entmachten und den zukünftigen Weltfrieden sicherstellen.

Sie zeichnet mit einem weichen Bleistift ein Zick-Zack Muster großflächig auf ein A4-Blatt. Sie teilt das Muster in 4 Bereiche auf und erklärt: »Es gibt 3 Seelen: Gottes Seele (oben), ein Kind (Mitte), ein Erwachsener (unterhalb) und die deutsche

Armee (ganz unten). Mit dieser Zeichnung habe ich erreicht, was ich machen wollte: Frieden, Zuversicht. Es ist schon bald ohne Hass. Ich male für eine Menschheit in Frieden.«

Belanglose Äußerungen in der heutigen Kunsttherapie

Über die heutige Form der Kunsttherapie im Rahmen der psychiatrischen Behandlung, äußert sich der Kurator A. Rainer folgendermaßen: *»Das mag seine heilende Wirkung haben. Aber das wird sehr überschätzt, dass dabei relevante künstlerische Äußerungen herauskommen. Über 99 Prozent der Resultate in diesen Kunsttherapien sind eigentlich wirklich belanglos. Das ist eher so, dass da etwas ernst zu nehmendes im Weg steht und zwar dort, wo Kunst wirklich passiert.«*

Die heutige Kunsttherapie in den psychiatrischen Kliniken, wird immer von einem Kunsttherapeuten geleitet. Jeder Therapeut geht dabei anders vor. Manche Therapeuten geben den Patienten ein bestimmtes Thema vor, von welchem sie sich inspirieren lassen sollen. Gerade depressive Patienten und Patienten, die unter starken Medikamenten stehen, fehlt es oft an Gestaltungsdrang und an Ideen. Man kann diese Form der Therapie nicht einmal ansatzweise mit dem Anstaltsleben der Patienten vergleichen, die zu Prinzhorns Lebzeiten, also zwischen 1880 und 1930 eingewiesen wurden und nahezu einen Großteil ihres Lebens in diesen Einrichtungen ohne Therapieplan verbrachten. Die Prinzhorn-Künstler lebten alle in der Zeit vor der medikamentösen Psychotherapie. Ihre geistigen und emotionalen Regungen wurden nicht gedämpft oder ausgeschaltet. Sie waren vorwiegend auf sich allein gestellt. In einer Atmosphäre der ausgeprägten Isolation und der totalen Zurückgeworfenheit auf sich selbst in Vollkonfrontation mit den eigenen psychischen Qualen, Dämonen und Geistern, entstanden ganz andere Voraussetzungen für das Schaffen einer Kunst, die durch den Ausdruck ganz individueller und konkreter Inhalte den Kern dieser Krankheiten darstellt. Damals gab es keinen Gruppenraum und kein auswertendes Gespräch mit den anderen Patienten und den Ärzten. Da wurde Kunst in Einzelzellen geschaffen, im Dunstkreis einer ureigenen Geisterwelt, die unberührt von den Schwingungen der Mitpatienten blieb und unberührt vom chemischen Mief der Medikamentenausdünstungen.

Ich bin mir sicher, dass derartige Werke, wie die von Prinzhorns Künstlern, nur in mönchshafter Klausur, längerfristiger Isolation und frei von jeglichen chemischen Mitteln der Sinnestrübung entstehen können. Die Patienten heutzutage werden um diese Voraussetzungen gebracht. Auf dem Boden der betreuten gemeinschaftlichen Kunsttherapie, der medikamentösen Einflüsse und der Kurzfristigkeit der heutigen Klinikaufenthalte kann nicht dasselbe entstehen, was andere unter anderen Voraussetzungen in jahrelanger Arbeit vollbrachten. Kreativität entsteht dann, wenn man nicht weiß, was dabei herauskommen soll. Die Ergo- und Kunsttherapie arbeitet jedoch größtenteils themenorientiert und zielgerichtet, das heißt, dass den Patienten Empfehlungen gemacht werden oder dass man ihnen sagt, was sie im Spektrum der angebotenen Materialien realisieren können.

Dennoch spricht es für eine Sensibilisierung im Umgang mit Patienten, dass sich heutzutage ganze Personalteams in Supervisionen zusammenfinden, um von Patientenbildern auf deren Seelenzustand zu schließen, während tiefgründige, künstlerische Äußerungen noch vor einigen Jahrzehnten als Müll entsorgt wurden.

Um Platons Feststellung: »...*denn alles Grandiose ist im Wahnsinn entstanden*« zu entwerten, werden unter den Fachleuten und Analytikern immer wieder Stimmen laut, die folgendes behaupten:

»*Psychisch Kranke sind nicht wegen, sondern trotz ihrer Krankheit kreativ.*«

Das ist schlichtweg falsch. Tatsächlich ist es so, dass die Krankheit als Impuls gesehen werden muss, denn *sie* ist für den Kranken der aktive Wegbereiter in die Welt der Kunst. Wird der Patient infolge einer Manie unter starke Medikamente gesetzt, dann ist er infolge seiner »geistigen Verunreinigung«, die durch Medikamente entsteht, also infolge einer nicht vorhandenen mentalen Hygiene, auch nicht mehr in der Lage, *trotz* seiner Krankheit wahrhaftig kreativ zu sein. Der psychisch Kranke ist dementsprechend durch seine Krankheit kreativ geworden und er wird nur dann kreativ bleiben, wenn Inspiration, Schaffenskraft und mentale Hygiene vorhanden sind.

Van Gogh beispielsweise, hat seine berühmtesten Kunstwerke kurz nach Ausbruch seiner Krankheit geschaffen. Der Kunsthistoriker Prinzhorn hat erkannt, dass es ein aussergewöhnlicher Geisteszustand ist, der die Patienten zu diesen Kunstwerken inspiriert. Es ist letztendlich die Krankheit, die den Geist für grandiose Einfälle öffnet, die Krankheit sorgt für die Entrückung der belanglosen irdischen Bewusstseinsgitter und legt schließlich nach Auffassung des Psychiaters Benjamin Rush, die »prächtigen und kostbaren Fossilien, in Form eines verschütteten archaischen Potentials frei.«

Kunst als übergeordnete Widmung

Wenn Musiker, Lyriker oder bildende Künstler gefragt werden, woher sie ihre Inspiration nehmen, dann antworten diese nicht selten, dass die Kunst nicht in ihnen selbst entsteht, sondern dass sie von einer kreativen Energie durchdrungen werden, für deren Gestaltwerdung sie gewissermaßen als Sprachrohr agieren. In Folge einer Reihe von persönlichen Erfahrungen, in denen ich mich selbst als »irdische Schnittstelle« für künstlerische Inhalte verschiedener Bands erkannte, stellt sich mir folgende Frage:

Ist es möglich, dass ein Kunstwerk eine Widmung für *die* Person enthält, die sich am deutlichsten mit diesem identifizieren kann, vorausgesetzt, dass ihr eine Kenntnis von der Existenz dieses Kunstwerkes vorliegt? Eine Widmung in einem übergeordneten Sinn, ohne dass der Künstler etwas davon weiß?

Ein Mensch, der sich für Kunst interessiert, entdeckt möglicherweise im Laufe seines Lebens ein Kunstwerk, von dem er sich magisch angezogen fühlt oder eines, das eine besondere Bedeutung für ihn hat, weil es irgendetwas in ihm anspricht, womit er sich identifizieren kann oder was ein bestimmtes Gefühl in ihm auslöst. Dieses Kunstwerk muss nicht immer etwas klar Erkennbares enthalten, es kann auch durchaus moderne Kunst sein, eine Abstraktion, ein Musikstück mit oder ohne Text oder ein Video. Umgekehrt kann es auch passieren, dass ein Mensch von einem Kunstwerk angesprochen wird, der sich vorher nie für derartiges interessierte und erst über ein solches Erlebnis zur Kunst findet.

Angenommen, ich mal ein Bild, das teilweise aus meinen Gedanken kommt und teilweise durch Menschen aus meinem Umfeld inspiriert wurde. Dieses Bild zeigt einen alten Mann mit einem grünen Hut und einem auffälligen Muttermal unter der linken Augenbraue. Er steht inmitten einer Winterlandschaft. An einem bestimmten Tag während der Ausstellung, betritt nun eine Gruppe kunstinteressierter Senioren die Galerie. Ein älterer Mann innerhalb dieser Gruppe, ist gerade von diesem Porträt beeindruckt, weil er dieselben optischen Merkmale aufweist, die auf dem Motiv zu sehen sind: Er trägt einen grünen Hut und hat ein markantes Muttermal unterhalb der linken Augenbraue.

Angenommen, das Bild wäre zusätzlich mit schriftlichem Inhalt in Form eines Lyrikauszuges versehen, dann hätte man folgende Begebenheit: Man sieht also einen alten Mann mit grünem Hut und Muttermal inmitten einer Winterlandschaft und daneben steht folgender Satz, als Teil des Kunstwerkes: »*Irgendwo da draußen gibt es einen jungen Knaben mit einer schwarzen, wallenden Mähne. Er wurde im Zeichen des Löwen geboren ...*«

Es treten folgende Veränderungen auf:

1. Der Interpretationsspielraum verändert sich durch konkretere Informationen

2. Durch die widersprüchlichen Informationen stiftet der Künstler Verwirrung

3. Der zur Identifikation in Frage kommende Personenkreis wird kleiner

Mögliche Interpretation der Lyrik: Ein Mensch, der im Zeichen des Löwen geboren wurde, ist im Juli oder August zur Welt gekommen. Den Löwen interpretiere ich in diesem Fall astrologisch, da es heißt: »Im Zeichen des Löwen.« Juli bzw. August ist also das Gegenteil einer Winterlandschaft und der Knabe mit dem wallenden schwarzen Haar, hat auf den ersten Blick nichts mit dem Galeriebesucher zu tun, der den grünen Hut trägt. Angenommen, der Galeriebesucher hatte in seiner Jugend schwarze, lange Haare und ist vom Sternzeichen Löwe: Dann hat er schon drei Übereinstimmungen, mit denen er sich identifizieren kann und das macht das Bild für ihn noch interessanter.

Wenn ich nun als Künstler von dem Galeriebesucher gefragt werde, wen ich mit diesem Bild meine oder wie es entstanden ist und ich sage: »Das ist ein Porträt, das meinen Ehemann zeigt, das Muttermal hat er allerdings nie besessen, dieses Element habe ich mir ausgedacht und der Text dazu stammt aus meinen Trauminhalten oder der Fantasie.«

Der Galeriebesucher hat nun konkretere Informationen zur Entstehung dieses Bildes und weiß nun auch, wen es zeigt. Er fragt sich jedoch, woher die Künstlerin die Inspiration bekam, den Mann auf dem Bild mit einem Muttermal und einem Text auszustatten, in dem der *Löwe* und das *wallende schwarze Haar* erwähnt wird. Elemente, die er eindeutig als »zu sich gehörend« erkennt und er fragt sich nun auch, warum gerade er heute ein Besucher dieser Galerie ist.

Je mehr konkrete Details ein Bild enthält, die der Galeriebesucher bereits in seinem Leben birgt, desto wahrscheinlicher ist es, dass er in einer undefinierbaren Korrelation zu dem Künstler steht. Genauso wahrscheinlich ist es, dass das Gesamtkunstwerk gerade dieses Künstlers, eine übergeordnete Botschaft für ihn bereithält, die nur er decodieren kann.

Louis Wain und die schleichende Veränderung seiner Katzen

Kunst gibt der Seele ein Gesicht und wenn die Seele krank wird, dann werden ihre entrückten Züge in der Kunst offenbar.

Louis Wain war ein britischer Maler, dessen vermenschlichte Katzenbilder zahlreiche Kinderbücher schmückten. Als er 26 Jahre alt war begann er, Katzenbilder zu malen und zu zeichnen, die in England und in den USA sehr populär wurden. Seine Katzen waren immer in menschlicher Aktion zu sehen. So etwa beim gemeinsamen Feiern von Gartenpartys, beim Golfspielen, beim Jagen, beim gemeinsamen Kaffeetrinken, beim Jonglieren mit den Katzenkindern. Kleidung, Mimik und Gestik entsprachen exakt denen der Menschen. Die Katzen gingen immer aufrecht, also standen auf zwei Beinen und bewegten sich auch so fort. Aus den Bildern spricht Leben, Gemütlichkeit und ein beinahe ansteckender Frohsinn. Die Katzen in Gruppensituationen sind vielseitig beschäftigt und jede einzelne von ihnen scheint in dem Gemeinschaftsgefüge ihre Aufgabe zu haben. Sie sind neugierig, listig, warmherzig und liebevoll. Sie kneifen ein Auge zu, wenn sie gewitzt wirken wollen. Sie spitzen ihre Mäuler zu einem »O«, wenn sie gemeinsam Weihnachtslieder singen, sie lachen höhnisch während einer abendlichen Skatrunde und schauen demütig empor, wenn sie einem größeren Tier begegnen.

Wain studierte Kunst und war auch kurze Zeit Lehrer. Er lebte mit mehreren Schwestern zusammen bei der Mutter, bevor er eine zehn Jahre ältere Frau heiratete, die jedoch später einem Krebsleiden erlag. Seine jüngste Schwester kam in die Psychiatrie. Keine seiner Schwestern war jemals verheiratet und sie lebten wie auch er, zusammen mit der Mutter, die 1910 verstarb. Nach dem Tod seiner Mutter, begann für Wain eine seelische Krisenzeit, in der sich bei ihm eine Schizophrenie entwickelte, was sich auch auf seine Kunst auswirkte. Sein Gestaltungsstil veränderte sich dramatisch in Richtung Abstraktion. Gegenüber seinen Schwestern entwickelte er ein unbegründetes Misstrauen und wurde launisch, teilweise aggressiv. 1924 wurde er in eine Armenstation eingewiesen.

Laien beschreiben die Bilder, die er nach seiner Erkrankung zeichnete, als »von wilder Ornamentik umwucherte Augen.«

Tatsächlich sind es oft filigrane Ornamente, die den Umriss einer Katzengestalt darstellen. Er malt keinen dichten Fellkörper mehr, sondern nur noch Umrisse, in grellen, unnatürlichen Farben. Auffällig verändert ist nun auch die Mimik der Gesichter. Die Augen der Katzen sind oftmals leer, manchmal sogar hohl. Mit der Mimik verschwindet auch das Leben aus ihren Gesichtern. Manchmal verschmelzen seine Katzenköpfe mit dem Hintergrund, da sie in derselben Farbe gemalt wurden. Lediglich die Umrisse grenzen den Kopf farblich ab. In diesen Bildern heben sich besonders die Augen durch eine starke Kontrastfarbe hervor und sind teilweise sehr ausdrucksstark. Auf manchen Bildern sind die Katzen von verschiedenfarbigen Linien umrandet, die wie mehrere Aurakörper wirken. So als würden die Katzen immer ätherischer und durchlässiger. Auf anderen Bildern wirkt der Augenausdruck bedrohlich, kalt und fremd.

Eine Katze abstrahiert er derart, dass sie nur noch wie ein leerer Geist erscheint, mit offenem Maul und mit von Ornamentik aufgefüllten Augen, die weder Iris noch Pupille besitzen. Das Leben, was hier symbolisiert wird, ist eines jenseits von Freude und seligem Beisammensein. Es ist jenseits einer erkennbaren Struktur. Es wirkt, als befinde sich dieses Wesen in der Auflösung und kurz davor, wieder mit seiner Umgebung zu verschmelzen und eine Einheit zu bilden. Ja, es wirkt geradezu so, als wäre das Wesen schon Bestandteil einer Ganzheit und die Existenz der Katze in ihrer wesenstypischen Form, die durch zarte Umrisse kurz festgehalten wird, nur eine vorübergehende Illusion. Die Bilder wirken auf eine andere Art lebendig. Wenn man nur eine Ornamentlinie in ihrer Richtungsgebung verändern würde, wäre die Katze in ihrer Form gar nicht mehr erkennbar. So kann man diese Bilder auch als Synonym für die schnelle Vergänglichkeit und die Zerbrechlichkeit der Formgebung deuten.

Seine lebendigen, sympathischen und kuscheligen Katzenfiguren sind zu erstarrten, entfremdeten und von der Gruppe isolierten Geistwesen geworden, in die alles einzudringen scheint, was sie umgibt und die diese Substanz wiederum nach außen hin ausstrahlen. Nach seiner Krankheit verändert sich auch die Gruppendynamik der Tiere in seinen Bildern. Sie scheint völlig abhanden gekommen zu sein. Die Katzen treten nicht mehr gemeinsam in Erscheinung. Nur noch die einzelne Katze steht im Fokus seiner kreativen Aufmerksamkeit.

Ich sehe in der Veränderung seiner Darstellungen einen Ausdruck für die schizophrene Durchlässigkeit, die eine Begleiterscheinung dieser Krankheit ist und auch ein Residualsymptom. Etwas, was die Schizophrenie beim Betroffenen hinterlässt.

Diese Durchlässigkeit bezeichnet die schwindenen Grenzen gegenüber der Umwelt. Schizophrene können irgendwann nicht mehr genau definieren, wo sie selbst beginnen und wo die Außenwelt anfängt. Sie haben eine verschobene Ich-Umwelt-Grenze. Das bedeutet, dass sie empfänglich für alle Außenreize werden, auch und gerade für die unwesentlichen. Sie können schließlich nicht mehr unterscheiden, welche Information wichtig und welche unwichtig ist und ignoriert werden kann. Dieser Mechanismus, der bei gesunden Menschen automatisch abläuft, tritt bei Schizophrenen außer Kraft. Man kann die vielen kleinen filigranen Formgebungen seiner Bilder auch als Informationen verstehen, die ihn durchdrangen und die bei ihm als eine Art Energie ankamen, die er dann künstlerisch umsetzte.

Wer die Kunst des amerikanischen Visionärs Alex Grey kennt, der findet vermutlich eine Schnittstelle zwischen seiner Botschaft und der Botschaft von Louis Wain. Man könnte vermuten, dass seine Bilder nur noch einen energetischen Auftrag erfüllen und keinen formabhängigen. Wain's spätere Bilder, stellen eine schrittweise Visualisierung seiner Persönlichkeitsauflösung dar. Seine wilde Ornamentik reicht immer mehr ins Florale und scheint das Katzenwesen schließlich vollständig zu verlassen. Und doch – wenn man genau hinsieht, könnte man in seinem abstraktesten Ornamentikbild den oberen Kopfteil einer Katze vermuten. Genausogut könnte es sich auch um eine optische Täuschung handeln. Sie würde das Zentrum des Werkes bilden und aus ihr heraus entspringen farbenfrohe, florale Kreationen. Man sieht in seinen Ornamentikbildern ganz deutlich seine veränderte Wahrnehmung der Außenwelt. Alles geht aus allem hervor. So werden seine Muster, Kreise und Blüten immer üppiger, sie überwuchern fast schon das Bild. Er zeichnet keine losgelösten Wesenheiten mehr, sondern nur noch zusammenhängende Ornamente, aus denen wiederum neue Muster entwachsen. Manche von ihnen erinnern in ihrer Symmetrie schließlich an Rorschach-Kleckse.

Wahn und Traum

Könnte der Wahn in all seinen Formen nicht die Antwort auf eine Frage sein, die sich schon immer stellt und die aufgrund ihrer Unbeantwortbarkeit von der Menschheit seit jeher ans Unbewusste abdelegiert wurde? Hat der Wahn etwas gemeinsam mit der tiefsten Traumebene, an die wir uns nie erinnern, weil die Zeichen, mit welchen sie uns konfrontiert zu fremdartig, zu unenträtselbar erscheinen, als dass wir in unserer bewussten Welt irgendein Erscheinungsbild finden würden, zu welchem wir sie in Beziehung setzen könnten?

Das Traumempfinden wird oft auf einer besonders intensiven Ebene erlebt. »Es hat sich so *wirklich* angefühlt«, stellt man in der Minute des Erwachens intuitiv fest. Es scheint so, als verschafft uns die Traumebene Zugang zu dem Konzentrat unseres verschütteten emotionalen Spektrums. Gefühlszustände, die sich uns im alltäglichen Wacherleben scheinbar nie in ihrer Reinform offenbaren, sondern durch unzählige weitere Außenreize geschwächt werden, begegnen uns im Traum mit einer Intensität die dafür verantwortlich ist, dass wir unsere Träume in einigen Fällen als realer und lebendiger empfinden als jegliche Begebenheiten des Wacherlebens. Wir spüren Menschen im Traum, ohne sie darin sehen zu müssen. Wir identifizieren sie anhand ihres spezifischen energetischen Musters und wir erleben den Trauminhalt in einer Präsenz, die so wirkt, als habe uns das energetische Muster dieses Menschen gerade durchdrungen. Wir sehen eine Traumlandschaft, die von einer Atmosphäre begleitet wird, in die wir gewissermaßen eingewoben sind und die nicht nur einen flüchtigen Eindruck hinterlässt, wie die Wirkung einer Landschaft im Wachleben, sondern die Traumlandschaft offenbart uns scheinbar ihr Wesen und all die ihr innewohnenden Informationen, als eine übersteigerte Impression. Es liegt allein in unserer Intuition, ob wir einen Traum als bedeutsam empfinden oder ihn lediglich als einen Kompensationsmechanismus verdrängter Inhalte und Bilder erleben.

Träume sind Wunscherfüller. Träume übernehmen eine Ausgleichsfunktion, einen Kompensationsmechanismus. Träume sind Warner und Verkünder. Sie können eine Prävisualisierung der Zukunft sein. Sie zeigen dem Träumenden codierte Baustellen seiner Selbst in Form von Symbolen oder Sinnbildern. All das kann ein Traum sein. Das sind alle bekannten Interpretationsmöglichkeiten von der Erscheinung des Traumes.

Die gemeinsame Schnittstelle zwischen Wahn und Traum liegt darin, dass alle geltenden Ordnungen außer Kraft treten. Die Zeit und die Naturgesetze spielen überhaupt keine Rolle in ihnen. Man stürzt im Traum sowie im Wahn gleichermaßen ins Chaos. Persönliche Attribute, denen wir im Laufe von zivilisatorischen Prozessen eine immer höhere Relevanz zuschreiben, wie Intelligenz, geistige Ausrichtung auf ein bestimmtes Wissensgebiet, gesellschaftliche Position, Ansehen, egoistisch motivierte Bestrebungen, verlieren im Traum vollständig an Bedeutung, können sich jedoch im Größenwahn zu einer Obsession steigern.

Was für den Gesunden das Konzentrat des emotionalen Spektrums auf der Traumebene ist, ist für den Kranken der Wahn. Schizophrene werden häufig von inneren Bildern, wuchernden Assoziationen und äußeren Eindrücken überschwemmt, von denen sie irgendwann nicht mehr wissen, ob sie zu ihnen selbst gehören oder losgelöst, unabhängig von ihnen existieren. Der Unterschied zwischen Wahn und Traum ist, dass der Wahn als Realität des Kranken stattfindet und wie ein Betonmassiv in ihn hineinfällt, während die Ebene des Traumes in einem wesentlich feineren Schwingungsbereich liegt und in ihm sogar ein selbst herbeigeführtes Aufwachen erfolgen kann. Aus dem Wahn gibt es kein Erwachen. Es gibt nicht einmal den Gedanken daran, eine Flucht aus ihm überhaupt in Erwägung zu ziehen. Bevor man im Traum stirbt, erwacht man. Wenn ein Schizophrener aus seinem Wahn erwacht, ist er tot.

Eine Schizophreniepatientin erwähnte einst im Rahmen einer Selbstdarstellung:

»Wir wollen nicht vergessen, dass alle Menschen die Anlage zur Innen-Außen-Spaltung in sich tragen, und keiner weiß, wann für ihn die Stunde schlägt, daß er die Kontrolle über seinen Geist und damit sein Denken und Handeln verliert. Der geisteskranke Mensch befindet sich in einer inneren Hölle, in der ihm die Freiheit des Geistes genommen ist und damit sein Gehirn einem göttlichen Bann unterliegt, wobei der freie Wille völlig abgeschaltet ist. Im Inneren des Menschen spielen sich sichtbar und hörbar ganze Filme ab. Man durchlebt im Laufe der Jahre die ganze Geschichte der Welt, lernt das Leben der Götter kennen und dringt so in die Möglichkeit und Wirklichkeit von Urzuständen, Vorgeschichte und Ursprung Gottes ein und wird selbst bis ins Nichts versetzt. Inwendig wird man in die Hölle geführt mit furchtbaren Schauspielern, mystischen Zeichen und okkulten Erlebnissen.« (Psychotherapie und Sozialtherapie der Schizophrenie: Stierlin, Wynne, Wirsching)

Paradoxerweise steht an der Spitze des bipolaren Wahnerlebens, ob Depression oder Manie, die Selbstauflösung. Nur unter umgekehrten Vorzeichen. Einerseits das Vergehen als Nichts im Nichts und andererseits das Aufgehen in der Ganzheit und Eingehen in dieselbe. Die Empfindung des Wahn-Finales ist also abhängig von der zugrunde liegenden Stimmung. Dasselbe neutrale Element wird in der Depression als »Nichts« wahrgenommen und in der Manie als »Ganzheit«.

Unklar ist jedoch in letzter Konsequenz, ob der Wahn aus dem Innersten kommt oder von außen ins Bewusstsein installiert wird. Fast scheint es so, als infiziert der Wahn den Betroffenen mit der Erkenntnis, dass die Begriffe Innen und Außen Illusionen sind, dass sie umgekrempelt werden zu einem vollständigen Ganzen. Er empfindet sich als Ballungszentrum von Vergangenheit und Zukunft und muss feststellen, dass der Zeitablauf nicht chronologisch ist, sondern dass alle Ereignisse in einem konzentrierten Mittelpunkt zusammenfallen. Man kann sich die Gesamtheit der Ereignisse als einen schneidenden Strahl vorstellen, der auf einen Mittelpunkt trifft und ihn in zwei Teile spaltet. Der linke Teil wird Vergangenheit getauft und der rechte Teil Zukunft. Der erwähnte Mittelpunkt ist die kollektive menschliche Auffassungsgabe, die diesen ätherischen Ereignis-Strahl fragmentieren muss, die für die Grenzen ihres Verstandes Vergangenheit und Zukunft konstruieren muss, um nicht von dem Ereignis-Strahl aufgesaugt zu werden. Der Mensch kann nur um das Ereignis herum existieren, aber er kann nicht mit ihm verschmelzen. Der Wahnhafte verschmilzt mit dem Ereignis und weiß deshalb um die Gleichzeitigkeit von allem. Sein Ereignis-Strahl wird von keinem Mittelpunkt begrenzt und daher erfolgt auch keine Spaltung in vorher und nachher.

Was den Wahn gravierend vom Traum unterscheidet, ist die als qualvolle empfundene Omnipräsenz des eigenen Leibes und die Tatsache, dass der Wahn nicht innerhalb eines Erholungsprozesses des Körpers stattfindet, sondern dass die Schreckensszenarien des Wahns jeglichen Erholungsprozess wirksam unterbinden. Es ist schließlich unmöglich, in einen erträglichen »Körper-Geist-Zustand« mit seinem vom Wahn überlagerten Ich zu gelangen. Im Traum wird das Ich von einer Losgelöstheit getragen, während der Wahn ein immerwährendes Ausweichen ist: Das *Ich* darf nicht hier sein, denn hier wird es zerschmettert, das *Ich* darf nicht dort sein, denn dort widerfährt ihm dasselbe. In den Traumebenen wird das

Ich verfeinert und entkrampft wahrgenommen, während Wahn maximale Beengung und Verdichtung bedeutet.

Was erlebt der Schizophrene im Traum, nachdem sich sein Geist von den Strapazen der Psychose erholt hat? Die Traumqualität dieser Menschen kann periodenhaft eine ungewöhnliche Klarheit und Schärfe annehmen.

Ein mir bekannter Schizophreniepatient erzählte mir eines Tages von einem seltsamen und vorausahnenden Traum. Wie viele Schizophrene, lebte er relativ zurückgezogen mit nur sehr wenigen sozialen Kontakten, die im Rahmen eines Online-Computerspiels entstanden. Man tauschte sich also nur über Headset bzw. Skype aus. In diesem Onlinespiel kam er mit einer Frau mittleren Alters ins Gespräch, die alleinerziehende Mutter war. Der Kontakt erfolgte über Headset und später gelegentlich telefonisch. Als ich später mit ihm telefonierte, erzählte er mir von seinem Traum. Er sah im Traum, wie die kleine Tochter der Frau mit Skeletten tanzte. Einige Tage später erfuhr er von der Frau, dass ihre Tochter die Diagnose Knochenkrebs bekommen habe. Später starb das Mädchen daran. Er träumte das, ohne vorherige Informationen über das Mädchen.

Einen sonderbaren Traum hatte ich während meiner Zeit in Jena, wo ich mich einem immer größer werdenden Stresspensum ausgesetzt sah, denn ich hatte nicht mehr viel Zeit, mich auf die Abiprüfungen vorzubereiten und der Druck, der dadurch entstand, schien sich auf mein körperliches Befinden zu legen. Ich träumte eines Nachts, dass ein Rotfeuerfisch förmlich an meinem Hals klebte und gleichzeitig mehrere Stacheln von diesem in meinem Hals steckten. Rotfeuerfische sind Skorpionfische, denn sie besitzen sog. Brustflossenstacheln. Dieser Fisch war mir nicht unbekannt, denn als Kind spielte ich oft mit meiner Mutter Tiermemory, in dem dieser Fisch vorkam. Ich wusste zwar, dass es diesen Fisch gibt und erkannte ihn anhand seiner Erscheinung, aber über seine Eigenschaften hatte ich keine Informationen. In diesem Zeitraum, als ich den Traum hatte, stellte ich folgende körperliche Veränderung an mir fest. Im Ruhezustand begannen die Finger meiner linken Hand sich nacheinander selbstständig zu bewegen, ohne, dass ich diesen Vorgang willentlich eingeleitet hätte. Es waren schließlich sehr langsame Zuckungen, die im Zeigefinger begannen und schließlich in chronologischer Reihenfolge auf die anderen Finger übergingen. Die Zuckungen traten in diesem Zeitraum nahezu täglich auf. Als ich mich näher mit der Symbolik meines Traumes beschäftigte fand ich heraus, dass Rotfeuerfische im Falle eines Stichs, ein Gift namens »Acetylcholin« abgeben, das Muskelzuckungen auslöst.

Wie Bipolare ihre Krankheit empfinden

Die spirituellen Wahnvorstellungen der bipolaren Störung

Der bipolare Patient Jonas Rankin aus den USA, erkennt eine sich inhaltlich wiederholende Wahnstruktur bei manisch-depressiven Patienten. Er stellt fest, dass diese Wahninhalte oft sehr spiritueller Natur sind. Er sieht den Ursprung dieser Wahnvorstellungen nicht in den Fehlleistungen eines kaputten Hirns, sondern in einer bis zum Maximum strapazierten (kritischen) Differenz zwischen der Seele und dem Ego. Er erwähnt, dass die erste krankheitstypische Wahnvorstellung von Bipolaren oft darin besteht, dass die Betroffenen glauben, dass sie entweder tot sind oder sterben. Er selbst erkennt in dieser Wahnvorstellung einen sinnbildlichen Wahrheitsgehalt, denn er geht davon aus, dass die Ursache für eine Psychose immer den Zusammenbruch des Egos darstellt. Er stellt fest, dass das Grundgefühl des Ich-Empfindens ein ganz anderes ist, als das, was die Betroffenen bisher erfahren haben. Er sieht einen Teil dieses vorherigen Selbst als ein falsches Selbst, welches aus allen Gedanken und Ideen zusammengesetzt ist, die der Betroffene als Ich bezeichnet. Dieses Selbst bezeichnet er als den Egoteil.

Er sieht den Zusammenbruch des Egos als Transformationserfahrung für das eigentliche Ich. Die Auflösung des falschen Selbst empfindet er als den Wechsel zu einem höheren energetischen Niveau, welches diese neue Ich-Empfindung hervorruft. Dieser neuartige Zustand gleicht tatsächlich dem Vorgang des Sterbens oder dem Gefühl, wirklich tot zu sein. Für einen Teil des Ich trifft diese Annahme zu. Wenn das psychotische Chaos des Betroffenen dann wieder in geregelte Bahnen gelenkt wird, hat sich ein Großteil des falschen Selbst bzw. des Egos aufgelöst. Daraus resultiert ein erweiterter seelischer Spielraum, eine Leichtigkeit und das Gefühl der Befreiung aus inneren Zwängen.

Die zweithäufigste Wahnvorstellung, beinhaltet den Gedanken, dass der Betroffene sich selbst als Jesus oder eine Art Messias empfindet. Rankin führt das darauf zurück, dass nach dem Zusammenbruch des Ego nur das wahre Selbst und die wahre Seele zurückbleibt. Er sieht im Streben des Ego die Tatsache begründet, dass wir uns den Ansprüchen, die die Welt an uns stellt, oft nicht gewachsen fühlen und dass wir, um unsere Existenz zu rechtfertigen, etwas sein müssen, was wir nicht sind. Dazu müssten wir uns eine künstliche Maske zulegen und in eine Rolle schlüpfen. Dafür kämpft unser falsches Selbst. Wenn dieses maskenhafte Ego zusammenbricht, fühlen wir uns perfekt und grenzenlos und schließlich heilig. Er sieht die Wahnvorstellung mit der Botschaft: »Ich bin ätzend«, als Ego-zugehörig und erfährt durch den Zusammenbruch des Ego genau die gegenteilige Botschaft. Die Wahnvorstellung wird also gegen das komplette Gegenteil eingetauscht. Eingehüllt vom Gefühl der Perfektion und der Heiligkeit und befreit von den Grenzen der Ratio, liegt es Nahe, zu der Schlussfolgerung zu gelangen, dass der Betroffene zu Jesus geworden ist. Das stärkste Symbol für Perfektion in unserer Kultur.

Die Vorstellungen ein Messias zu sein, ist ein weit verbreitetes Symbol innerhalb der bipolaren Störung.

Die dritthäufigste Wahnvorstellung ist das Gefühl bzw. die Eingebung, allwissend zu sein. Wissen scheint in unserer Gesellschaft immer eine Art Mangelware zu sein. Es ist eine Mangelerscheinung, Wissenslücken aufzuweisen. Wissen gilt als der wichtigste Faktor für das Verstehen des Lebens. Wenn nun das Ego abermals zusammenbricht, eröffnet sich den Betroffenen eine Intuition der Seele, die sie fühlen lässt, dass alles so ist, wie es sein soll und in diesem Moment ist man umgeben vom Gefühl der Vollkommenheit. Dadurch stellt sich das Gefühl der Allwissenheit ein. Es ist ein Gefühl, das sich spontan einstellt und dennoch kann man es nicht mit Worten erklären. Es ist wie ein überdimensionaler Aha-Moment.

Nun bildet die Überzeugung, ein heilbringender Messias zu sein und das Gefühl der Allwissenheit für viele Betroffene den Rahmen für ein übergeordnetes, karitatives Projekt: Die Rettung der Welt bzw. der Menschheit. Der Betroffene macht nun gewisse soziale Probleme zum Mittelpunkt seiner Aufmerksamkeit. Probleme, wie Obdachlosigkeit, Armut und den Treibhauseffekt. Abhängig von der spezifischen persönlichen Entsprechung, nutzen einige Patienten diese Energie, um ihre eigene Religion zu definieren und diese der Welt in Buchform näher zu bringen, wie beispielsweise Dr. David. Lukoff.

Durch den Zusammenbruch des Ego werden einerseits die Sinne belebt und andererseits entwickeln die Betroffenen eine unglaubliche Sensibilität. Im Laufe der Zeit bemerkt man, dass die meisten normalen Menschen viel Wert darauf legen, die gesellschaftliche Rolle, die sie angenommen haben, perfekt zu verkörpern. Auf Kosten ihrer wahren Gefühle. Sie alle schauspielern und betrügen sich dadurch selbst. Dennoch erkennt man in der Manie auch diesen Teil des Lebens als vollkommen an. Maniker kann man nicht durch die Androhung einer Zwangseinweisung verunsichern. Viele gehen sogar freiwillig in die Klinik mit dem Bewusstsein, dass alles ein Teil von Gottes Plan ist und sich alles so perfekt anfühlt und alles zur richtigen Zeit geschieht. Mit einem Blick auf die antiken Hindu-Schriften der Vedas, in denen das Leben als ein göttliches Schauspiel beschrieben wird, ist der Eindruck, in einem Film zu sein, gar nicht so abgehoben.

Die sechste Wahnvorstellung ist das Sehen von Menschen in Gestalt von Engeln oder Dämonen. Obwohl diese Erfahrung sehr essentiell sein kann, bringt sie eine große Verwirrung mit sich. In unserer Ratlosigkeit suchen wir bei Wahnvorstellungen dieser Art oft nach Hilfe. Wenn wir nach Hilfe suchen, achten wir nicht auf den beruflichen Status oder den Dienstgrad einer Person, sondern wir die suchen die Hilfe auf dem Grund der Liebe und wenn wir diese Liebe finden, finden wir sie in den Augen derer, die uns lieben. Wenn uns aus menschlichen Augen Liebe entgegen strömt, dann erkennen wir diesen Menschen als Engel. Wenn wir jedoch einer Person begegnen, die unsere Lebensgewohnheiten, unseren Erfahrungsschatz oder unsere Freunde abwertet, uns kontrolliert, manipuliert, dann sehen wir einen Dämonen vor uns, den wir aus unserem Dunstkreis verbannen.

Die bemerkenswerteste Wahnvorstellung kann man auch als Resümee bezeichnen. Es ist das Gefühl, von Gott getestet zu werden. Dieser Test jedoch, ist bei allen Menschen auffallend gleich. Es ist die Entscheidung darüber, ob man sein Leben auf der materiellen oder auf der spirituellen Ebene weiterführt. Für einige Menschen liegt in dieser Entscheidung eine große Verantwortung, denn sie gehen davon aus, dass sie mit dieser Entscheidung nicht nur sich selbst, sondern ihre gesamte Familie oder sogar die ganze Welt retten. Wenn sich die Betroffenen dafür entscheiden, in der höheren Dimension zu leben, fühlt es sich für sie an, wie ein Art von ritualisiertem Selbstmord. Es hat nichts mit dem Abbruch des eigenen Lebens zu tun, sondern eher mit der Ausrichtung des Lebens für ein übergeordnetes Wohl. Ähnlich dem Kreuztod von Jesus. Einige dieser Versuche erscheinen absurd, andere sind hochgefährlich. Dennoch wird man auf seinem Weg durch die Psychose von außenliegenden Kräften beschützt. In der Psychose kann das Ausschalten eines Lichtschalters eine Analogie für die eigene persönliche Vernichtung sein. Durch einen Sprung aus dem Fenster bewahrt man andere Seelen vor Unglück und Tod. Für einen Psychosepatienten, der sich in einem Flugzeug befand, war die mehrmalige Betätigung der Toilettenspülung ein Symbol dafür, dass er andere Fluggäste in eine höhere spirituelle Dimension beförderte. Keiner, der diese Vorfälle auslöste nimmt heute noch Medikamente.

Ist es aus dieser Perspektive noch anzuzweifeln, dass das Leben wie ein Traum aussieht? Ist es verwunderlich, dass wir beginnen, den Begriff Realität in Frage zu stellen? In einer akuten Psychose werden wir zu Alice, die weit in den Kaninchenbau hinuntergeht. Letztendlich ist die Ursache weniger in einem gestörten Hirnstoffwechsel zu suchen. All diese sogenannten Wahnvorstellungen, repräsentieren die Realität eines außergewöhnlichen Bewusstseinszustandes. Aus dieser Erkenntnis heraus, ist es unmöglich, diese Erlebnisse als Wahnvorstellungen zu deklarieren. Tatsächliche sehen die Betroffenen sie als die Geburt von etwas ziemlich Essentiellen: Das Erwachen des christlichen Bewusstseins. Die einzelnen Stadien dieser Geburt können sehr chaotisch und unerträglich sein. Sobald das Ego danach wieder dominiert, sind viele ziemlich verängstigt und verwirrt über das, was ihnen gerade passiert ist. Bei einigen trägt dieses Erlebnis sogar zu einer noch größeren Entfremdung von dieser Welt bei und sie haben eine tiefe Sehnsucht, wieder zurück auf die andere Seite zu gehen.

Einige sind jedoch unfähig von dieser Erfahrung loszulassen und bleiben an dem hängen, was man als Größenwahn bezeichnet. In diesen Fällen erkennen die Menschen die Erfahrung nicht als Symbol für das Erwachen ihres christlichen Bewusstseins. Im Größenwahn beziehen die Menschen die

Erfahrung auf sich selbst, auf ihr Ego und sehen sie nicht als übergeordnete Botschaft. Sie sehen sich in ihrem Stellenwert über allen anderen angesiedelt. Doch auch die Menschen mit dieser Wahnvorstellung sind in der Lage, mit liebevoller Unterstützung und durch den richtigen Wegweiser, schrittweise zu verstehen, dass die wirkliche Kraft aus dem Erwachen ihres christlichen Bewusstseins kommt. Wenn sie dann imstande sind, im anderen das christliche Bewusstsein zu erkennen und in einer offeneren und liebevolleren Art mit anderen Menschen wahrhaftig in Verbindung zu treten, wird die spirituelle Evolution eines bipolaren Menschen zur spirituellen Evolution von uns allen.

Das von Jonas Rankin erwähnte Erwachen des christlichen Bewusstseins, lässt sich auch im zweiten Beispiel erkennen:

Richard Walinski vermutet zunächst Stress hinter seinem veränderten Ich-Empfinden. Er sollte sich irren. Es sind die ersten Anzeichen einer manisch-depressiven Erkrankung. Er kann seine Empfindungsveränderung nicht einordnen und ist von diesem Zustand befremdet. In seinen Hochphasen ist er unermüdlich und wird zu einem Workaholic. Sein Erleben wird unwirklich und er deutet es bruchstückhaft um. Er bewertet alltägliche Begebenheiten plötzlich über und setzt sie in Zusammenhang. Er meint, darin ein System zu erkennen. Seine Manie hält vier Wochen an. Zeitnah erfolgt die Depression, der Absturz in die Einsamkeit. Alles wird ihm zuviel, er isoliert sich vom alltäglichen Geschehen.

Mehr als zwanzig Jahre befindet sich Richard W. in den Fängen von Manie und Depression.

»Die ersten Zeichen waren Verfolgungsgedanken und ich habe in über zwanzig Jahren der Krankheit, 11 Krankheitsphasen durchlitten und jede war auf ihre Weise andersartig. Auf die Paranoia folgten Wahnvorstellungen. Ich wurde größenwahnsinnig und erkannte Systeme, die mich beeinflussten und mein Handeln bestimmten. Immer wurde die Manie von einer Depression abgelöst.«

Was ist in der Manie abgelaufen?

»In der Manie lief alles wie von selbst. Ich war ständig in Aktion und mein Aktionspensum steigerte sich unaufhörlich. Ich habe all meine Aktivitäten in meinem Terminkalender notiert. Während der Manie gab es kaum freie Zeilen in dem Kalender und ich verzettelte mich, denn die Zeit arbeitete gegen mich. Daraus folgte eine permanente Selbstüberforderung. Ehe ich mich versah, folgte der Absturz in die Depression. In ihr wurde ich zum Sklaven einer überdimensionalen Lähmung. Ich war zu nichts mehr fähig. Ich lag nur noch im Bett oder saß im Sessel, musste mich ausruhen. Mein Antrieb versiegte und auch die Lust auf irgendeine Tätigkeit. Es war eine furchtbare Zeit. Meine Ehe scheiterte aufgrund dessen und daraufhin verlor ich meine Arbeit. Mein soziales Umfeld lag in Trümmern. Ich musste mich 3 Monate krank schreiben lassen. Ich befand mich auf dem dünnen Seil zwischen Vision und Wahnvorstellung. Es gab zwar immer wieder symptomberuhigte Phasen, die jedoch nur einige Monate anhielten. In dieser Zeit kehrte ich zur Normalität zurück.

Ich war in Frankreich und wurde durch die Flut von positiven neuen Eindrücken, die ich dort hatte und die Erfahrungen, die ich machte, akut krank und musste schließlich dort psychiatrisch behandelt werden. Es war schrecklich. Im Patientengespräch,-

schilderte ich dem behandelnden Arzt, dass ich in der Hölle gelandet sei. Bei unserer Verabschiedung sagte er zu mir: »Dein Apotheker wird Jesus-Christus sein.« Diese Aussage beschäftigte mich noch bis in die Nacht. Als ich am nächsten Morgen erwachte, fühlte ich mich wie im Paradies. Meine Frau kam nach Frankreich und holte mich aus der Psychiatrie wieder zurück nach Deutschland. Kaum war ich zuhause, setzte ich mich für einige Minuten vor den Fernseher um zu entspannen, schaltete ein und blieb auf einem dritten Programm hängen, welches die Sendereihe »Bilder aus hessischen Museen« ausstrahlte. Das Thema der Sendung:

»Jesus-Christus als Apotheker.« Ein Bild aus dem Universitätsmuseum in Marburg.

Das Bild zeigt Jesus in seiner mittelalterlichen Apotheke. Er hat die Zutaten Glaube, Liebe, Hoffnung und Barmherzigkeit in Arzneiflaschen. Dieser Tag war für mich der Anlass, mich auf die Suche nach diesen Zutaten zu begeben.«

Richard W. hat seine Erkrankung unterdessen im Griff. Er ist der Leiter von Malkursen für Patienten der Psychiatrie. Er übernimmt damit auch eine seelsorgerische Tätigkeit. Richard W. ist voller Demut und Dankbarkeit. Er will keinen Tag seines Lebens und seiner Krankheit missen.

»Ich habe durch meine Krankheit Dinge erfahren und erlebt, die mein Leben verändert haben. Mir wurden Welten eröffnet, die mir im Falle eines gesunden Lebens verschlossen geblieben wären. Ich habe gelernt, im Rahmen der Nächstenliebe mehr auf meine Mitmenschen und besonders auf hilfsbedürftige Mitmenschen einzugehen und mich um deren Sorgen und Probleme zu küm-

mern. Mein Wunsch ist es, ihnen zu helfen. Ich bin dankbar für diese Krankheit und dass ich in ihr Jesus und dieser Umgebung näher kommen durfte.«

Was ist das für eine Erfahrung, die scheinbar doch bedeutungsvoller ist, als ein berufliches Glück? Sie haben ihre Frau und ihre Arbeit verloren und sagen heute: »Ich bin dankbar für dieses Schicksal?«

»Damals hat mir mein Beruf alles bedeutet, aber meine jetzige Du-bezogene Arbeit mit psychisch belasteten Menschen, hat eine viel tiefere Dimension. Es ist wunderbar für diese Menschen da sein zu können.«

Welche Bedeutung hat denn dieses Bild, »Jesus als Apotheker« für Sie ganz konkret?

»Es in in letzter Konsequenz eine Erfüllung der Ankündigung des französischen Arztes, denn ich habe in Jesus alles gefunden. Er ist mein Mentor, mein Helfer, er hat mich auf den richtigen Weg gebracht. Ich bin jetzt seit 6 Jahren symptomfrei. Durch die richtige Medikation.«

Während der Dokumentation des Psychiaters und Autoren, Manfred Lütz: »Irre! Das Problem sind die Normalen«, wurden Passanten zum Thema: »Was ist für Sie verrückt?« befragt und einer der Passanten antwortete folgendermaßen:

»Ich glaube, dass viele Heilige heute behandelt oder aus dem Verkehr gezogen würden und das nur aufgrund der großen zeitlichen Entfernung, wo man vieles auch nicht mehr so genau weiß und vieles verklärt ist und man darin dann das Heilige erkennt.«

Vorahnung (Gedicht 1999)

Es weht ein verlorenes Blatt, geplagt von einer seltsam sehnsuchtsvollen Vorahnung, geweckt durch vorgetäuschte Eindrücke, die das schwebende Blatt verwirren und die es in einen tiefen Sog ziehen, der es ihm nicht ermöglicht, sich ein klares Bild von seiner Welt zu machen. Und manchmal scheint es, als ob es von Sonnenschein wimmelt, als ob sich alle auf einer Ebene bewegen mit dem Blatt. Keinerlei Anzeichen von tiefgründigen Anspannungen von Hass. Und jeder schaut manchmal empor zu dem Blatt, und lässt sich von seinen Strömungen mitziehen, manchmal …, wenn sich der Himmel voller Erwartungen ausbreitet, wenn er die Wolken verdrängt und voller Enthusiasmus seine Unendlichkeit verbreitet. Und dann irgendwann, wenn die Erdlinge ihren letzten erdlichen Hoffnungsschimmer verloren haben, sehen sie ein Licht am Horizont und es wird greifbar sein für einige Zeit, aber es hat die Falschheit schon seit jeher durchleuchtet und für einige wird es für immer erloschen sein und andere werden ihren Zweck darin erkennen … Aber nur diejenigen, denen es sich öffnet … Aber der Schmerz wird es irgendwann aussaugen, sodass die geheimnisvolle Strömung irgendwann erlischt. Dieses Wesen wird dann vereinheitlicht sein und es wird vergänglich sein und wenn es irgendwann zu kosmischem Staub zerfällt, wird es irgendjemanden geben, der den Staub einatmet und er wird ergriffen, von einer seltsam sehnsuchtsvollen Vorahnung.